LES EXPLOSIFS

ET

LES EXPLOSIONS

AU POINT DE VUE MÉDICO-LÉGAL

DU MÊME AUTEUR

COURS DE MÉDECINE LÉGALE DE LA FACULTÉ DE MÉDECINE DE PARIS

La Mort et la mort subite. Paris, 1895. 1 vol. in-8, 455 p....... 9 fr.

Les Asphyxies par les gaz et les vapeurs. Paris, 1896. 1 vol. in-8, 420 p. avec 8 pl. et 5 figures.................................... 9 fr.

La Pendaison, la Strangulation, la Suffocation et la Submersion, Paris, 1897, 1 vol. in-8, 584 p. avec 3 pl. col. et 43 fig........ 12 fr.

Les Explosifs et les Explosions, au point de vue médico-légal, Paris, 1897, 1 vol. in-8, 300 p.,avec 39 fig........................... 6 fr.

L'Infanticide, 1897. 1 vol. in-8, avec 2 pl. col. et 15 fig......... 9 fr.

Traité de Médecine et de Thérapeutique, publié sous la direction de P. BROUARDEL, doyen de la Faculté de médecine de Paris, médecin de la Charité, membre de l'Institut; A. GILBERT, professeur agrégé à la Faculté de médecine de Paris, médecin de l'hôpital Tenon; et J. GIRODE, médecin des hôpitaux de Paris. 1895-1897. 10 vol. in-8 de 750 p., avec fig. Prix de chaque volume........................... 12 fr.

Le Secret médical. Honoraires, mariage, assurances sur la vie, déclarations de naissance, expertise, témoignage, etc., 2° édition, 1893, 1 vol. in-16 de 280 p. (*Bibliothèque scientifique contemporaine*) 3 fr. 50

La fièvre typhoïde, par P. BROUARDEL et L. THOINOT, médecin des hôpitaux de Paris. 1895, 1 vol. in-8 de 350 pages avec figures.. 9 fr.

Le Laboratoire de Toxicologie, méthodes d'expertises toxicologiques, travaux du laboratoire, par P. BROUARDEL et J. OGIER, 1891, 1 vol. gr. in-8 de 224 p. avec 30 fig. .

Déclaration des causes de décès, moyen de la rendre compatible avec le secret professionnel, déclaration obligatoire des maladies épidémiques, 1889, in-8, 23 p... 1 fr. 25

Organisation du service des autopsies à la Morgue. 1879, in-8, 32 p. 1 fr.

Des causes d'erreur dans les expertises d'attentats à la pudeur. 1884, in-8, 60 p.. 1 fr. 50

Relation médicale de l'affaire Pastré-Baussier, 1880, in-8, 96 p. 2 fr. 50

Affaire Pranzini. Triple assassinat. Relation médico-légale. 1887, in-8, 44 p... 1 fr. 50

Affaire Gouffé. 1891, in-8, 28 p.................................... 1 fr.

Étude médico-légale sur la mort du baron de Reinach, 1893, in-8, 38 p.. 1 fr. 50

De la consommation de l'alcool dans Paris, 1888, in-8, 24 pages. 1 fr.

Du diabète traumatique, au point de vue des expertises médico-légales par BROUARDEL et RICHARDIÈRE, 1888, in-8.................... 1 fr. 25

De la responsabilité des patrons dans certains cas de maladies épidémiques. 1893, in-8, 44 p... 1 fr. 50

Intoxication par le chlorate de potasse, par BROUARDEL et LHOTE, 1881, in-8... 1 fr. 25

Affaire Valrof, double tentative de meurtre, somnambulisme allégué, par BROUARDEL, MOTET et GARNIER, 1893, in-8, 32 p........... 1 fr.

1361-96. — CORBEIL. Imprimerie ÉD. CRÉTÉ.

LES EXPLOSIFS

ET

LES EXPLOSIONS

AU POINT DE VUE MÉDICO-LÉGAL

PAR

P. BROUARDEL

PROFESSEUR DE MÉDECINE LÉGALE
ET DOYEN DE LA FACULTÉ DE MÉDECINE DE PARIS
PRÉSIDENT DU COMITÉ CONSULTATIF D'HYGIÈNE
MEMBRE DE L'INSTITUT (Académie des Sciences) ET DE L'ACADÉMIE DE MÉDECINE

Avec 39 figures intercalées dans le texte

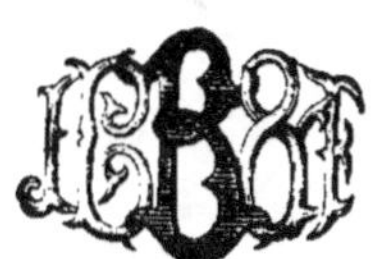

PARIS

LIBRAIRIE J.-B. BAILLIÈRE ET FILS

Rue Hautefeuille, 19, près du Boulevard Saint-Germain.

1897

PRÉFACE

Le médecin est appelé à s'occuper des *explosions* dans deux circonstances : au Palais de justice, lorsqu'est survenu un accident; au sein des Conseils d'hygiène, pour étudier les mesures propres à en prévenir la possibilité.

Qu'il s'agisse d'une explosion accidentelle ou criminelle, ou d'une autorisation à donner à un industriel, les problèmes à résoudre sont surtout de la compétence des ingénieurs, des chimistes et des architectes. Cela est vrai, et une longue tradition leur a, dans les Conseils d'hygiène, presque exclusivement attribué ces enquêtes. Pour préciser les conditions dans lesquelles peuvent être établis une fabrique de dynamite, une cartoucherie, un dépôt d'artifices, celles dans lesquelles peuvent être installés des appareils doués d'une force motrice puissante, et enfin celles dans lesquelles peut être créée la fabrication de nouveaux moyens d'éclairage, l'avis des ingénieurs et des chimistes est indispensable. Il vient en première ligne.

Mais si le médecin a en apparence un rôle secondaire, il assiste à la discussion du rapport, il peut avoir à mettre en lumière la gravité de certains accidents, il prend part au vote, par suite sa responsabilité est engagée, il est donc nécessaire qu'il ait sur ces diverses questions des connaissances personnelles.

Il suffira d'ailleurs de parcourir les observations placées à la fin de ce volume pour se convaincre de l'utilité de l'intervention médicale dans ces enquêtes.

Dans les affaires médico-légales, l'expert ne pourra prévoir et déterminer avec précision les conséquences des blessures que s'il sait que chacune de ces explosions provoque des lésions qui lui sont propres. Ainsi presque toutes produisent des brûlures, mais alors que celles-ci sont légères dans les explosions par la dynamite, elles sont portées à leur maximum dans les explosions dues au pétrole; elles sont absolument différentes d'aspect et de gravité lorsqu'elles sont le résultat d'un explosion gazeuse ou de l'inondation de l'eau bouillante sortant d'une machine à vapeur.

Le médecin peut parfois, dès les premiers moments d'une enquête, par un simple examen microscopique, préciser les causes d'une explosion. Dans tous les cas, il est appelé à prendre part à l'expertise, et il doit avoir des connaissances plus étendues que celles sur lesquelles son avis est spécialement invoqué. Il faut qu'il ait embrassé dans leur ensemble les problèmes que soulèvent les explosions, pour prévoir les incidents qui surgiront au cours de l'instruction ou pendant les débats des assises. Il ne faut pas qu'il se trouve désarmé contre les objections présentées par l'accusation ou la défense. Le médecin expert ne doit pas sortir de son rôle, mais pour en savoir assez, il faut qu'il en sache beaucoup plus qu'il ne semble tout d'abord nécessaire.

Je n'ai pas la prétention d'avoir satisfait à la double nécessité que je viens d'indiquer. J'ai marqué le but à atteindre, j'ai tenté de grouper les éléments de cette étude, j'ai réuni les documents fort peu nombreux, épars dans les recueils médico-légaux, j'ai utilisé les observations que j'ai recueillies dans les enquêtes qui m'ont été confiées, j'ai analysé et reproduit les rapports qui ont été gracieusement mis à ma disposition par MM. Ch. Girard, Ogier, Socquet, Bordas. Je les remercie très vivement du concours qu'ils m'ont prêté, ainsi que M. le docteur Reuss, qui cette fois encore a bien voulu rédiger mes leçons.

Je me suis efforcé de préciser dans chacun des chapitres les caractères des blessures propres aux diverses explosions, mais je n'ai pas osé faire un exposé dans lequel ils auraient été didactiquement résumés. Je craindrais, n'ayant qu'un trop petit nombre de faits, de considérer comme probants des signes qui pourraient, suivant des circonstances variables, se trouver accidentellement réunis.

Si, comme je l'espère, ce travail provoque des critiques, si mes confrères publient les enquêtes auxquelles ils auront pris part, il sera possible de faire dans quelques années cette description didactique, que je considère aujourd'hui comme prématurée.

P. BROUARDEL.

18 octobre 1896.

LES EXPLOSIFS

ET

LES EXPLOSIONS

AU POINT DE VUE MÉDICO-LÉGAL

Messieurs,

Depuis le commencement du siècle, l'industrie a successivement utilisé : comme source de force motrice, la compression des gaz ou des vapeurs ; comme source de lumière, les combinaisons chimiques des gaz, des liquides, des essences ; comme moyen de briser les matériaux, la puissance expansive résultant de la décomposition brusque de corps capables de fournir en un instant une quantité considérable de gaz.

Cette substitution d'agents mécaniques ou chimiques à l'emploi de la force humaine directe ou accumulée par des systèmes de leviers, de contrepoids, etc., a créé pour la collectivité des dangers inconnus à nos prédécesseurs. Il n'est pas sans péril d'emmagasiner des vapeurs ou des gaz comprimés, d'utiliser des substances qui, répandues dans des espaces à peu près clos, constituent des mélanges détonants, de manier des produits dont la décomposition instantanée brise tout ce qui fait obstacle à l'expansion des gaz produits.

Pendant la première moitié du siècle, le médecin expert n'avait guère eu à intervenir que devant les tribunaux civils.

Il s'agissait de déterminer la gravité et les conséquences de blessures par imprudence ; le constructeur ne s'était pas conformé aux prescriptions réglementaires, un ouvrier maladroit avait mal conduit la machine qui lui était confiée, ou quelque imprudent avait négligé de prendre les précautions indispensables dans le maniement des substances explosives.

Aussi les recueils médico-légaux sont-ils extrêmement pauvres sur l'étude de ces questions. L'intérêt de l'expertise était tout entier dans l'enquête des ingénieurs et le corps médical est trop peu familier avec les recherches techniques de cet ordre pour que le médecin expert, uniquement chargé de constater les conséquences des blessures, ait pensé à publier des enquêtes qui médico-légalement ne présentaient rien de spécial.

Depuis quarante ans et surtout pendant ces dernières années, les substances explosives ont été utilisées dans un but criminel. Le rôle du médecin légiste s'est modifié.

Dès 1858, Tardieu a publié une étude fort intéressante sur l'attentat d'Orsini (1). Depuis lors, les faits analogues se sont multipliés et l'ignorance sur les différents modes de lésions produites par les explosifs, tolérable antérieurement, ne saurait se perpétuer sans grave inconvénient.

Il importe en effet à la justice de savoir, dès les premiers instants, quelle est la nature de l'explosion, s'il s'agit d'un accident ou d'un crime; or les caractères des blessures présentent dans un grand nombre de cas des différences qui permettront à l'expert d'éliminer de suite quelques-unes des hypothèses qui au premier abord semblaient légitimes. C'est un des côtés par lesquels l'étude de ces questions s'impose au médecin légiste. Sans empiéter sur le terrain réservé aux ingénieurs et aux chimistes, il peut recueillir des débris, qui

____

(1) Tardieu. *Relation médico-légale sur l'attentat du 14 janvier* 1858 *Ann. d'hyg.*, 1858, t. IX, p. 395).

examinés au microscope permettront parfois de préciser immédiatement la composition de l'engin explosible. Enfin j'ai pensé que le rapprochement de ces enquêtes disséminées dans les différents recueils provoquerait des comparaisons et des réflexions qui laisseraient les experts et les magistrats moins désarmés dans les premiers moments des enquêtes.

Définition. — Ayant à définir les explosifs, l'auteur qui a traité cette question dans la *Grande Encyclopédie* dit [1] : « L'emploi des matières explosives repose sur la production brusque d'un volume gazeux considérable au sein d'un espace trop petit pour le contenir sous la pression atmosphérique. De là résulte une force expansive capable de lancer des projectiles, de briser les parois des récipients, etc. »

Scientifiquement nous pouvons nous approprier cette définition, mais en nous plaçant sur le terrain médico-légal, elle est pour nous à la fois trop large et trop limitative.

Elle est trop large, car nous ne voulons pas faire rentrer dans cette étude les explosions qui ont pour résultat de lancer un projectile hors d'un canon, d'un fusil ou d'un revolver. Les lésions qui en résultent seront décrites à propos des blessures par les armes à feu. Ce qu'il importe de réunir et de comparer ce sont les explosions ayant pour conséquence des accidents collectifs, qu'elles soient accidentelles ou criminelles. Les conditions de l'expertise dans une blessure par arme à feu et dans une explosion telle que nous l'entendons sont en effet absolument différentes.

D'autre part, il n'y a pas qu'un explosif qui détermine une explosion. La compression des vapeurs ou des gaz, même sans décomposition chimique, qu'il s'agisse d'appareils de chauffage, de machines à vapeur, peut produire par rupture de la chaudière ou des tuyaux de conduite des accidents

(1) *La Grande Encyclopédie*, t. XVI, p. 954.

collectifs comparables aux précédents, et tous deux au point de vue médico-légal doivent être rapprochés dans une étude commune.

Nous nous efforcerons surtout de caractériser la *diversité des blessures causées par la rupture de récipients contenant des vapeurs ou des gaz comprimés ou des substances qui par une transformation chimique brusque produisent un volume de gaz considérable dans un espace incapable de les contenir sous la pression atmosphérique. Lorsque ces actions chimiques se développent dans un espace à peu près clos, tel qu'une chambre une cave, un égout, etc., les effets sont presque analogues et peuvent être étudiés avec les précédents.*

Questions médico-légales. — Les questions médico-légales soulevées par les explosions sont les suivantes : Quelles sont la nature et la cause de l'explosion ? Quelles sont les responsabilités ou les culpabilités engagées ? Quelles sont les conséquences des blessures ?

Nature de l'explosion. — Les principales substances qui donnent naissance à une explosion sont le *gaz d'éclairage*, l'*acétylène*, les *gaz des fosses d'aisances*, les *gaz méphitiques des puits*, les *vapeurs de pétrole*, de *gazéoline*, de *térébenthine*, les *essences*, l'*éther*, l'*alcool*, puis viennent les explosions des *poussières de charbon* dans les *mines*, des *farines*, celles enfin qui sont dues au *fulminate de mercure* dans les fabriques ou les dépôts de cartouches, à la *poudre* chez les artificiers, aux *picrates*, *dynamites* et *mélinites*.

On doit enfin en rapprocher les explosions des *machines à vapeur* et celles des appareils qui contiennent *des vapeurs ou des gaz comprimés*.

Cause de l'explosion. — Il est souvent très facile, parfois excessivement difficile, Messieurs, de déterminer la cause première d'une explosion.

Je puis vous citer une explosion qui s'est produite dans ces derniers temps dans une maison, elle a été suivie d'incendie. M. Ch. Girard, le distingué directeur du Laboratoire municipal, a été chargé de l'enquête; après de longues hésitations, il a pensé devoir attribuer l'explosion au gaz d'éclairage; mais si l'incendie a sûrement été produit par la combustion du gaz d'éclairage, il n'a pas osé affirmer que la rupture d'un conduit n'ait pas eu pour cause première un produit explosif.

Accidents communs à toutes les explosions. — Messieurs, les accidents communs à toutes ces explosions sont les suivants:

Il y a des blessures faites par l'enveloppe qui renfermait l'explosif, par les objets violemment déplacés ou brisés.

Il peut y avoir des brûlures superficielles ou profondes, il peut y avoir combustion. Nous pouvons par l'examen des brûlures nous rendre compte de la cause de l'accident: s'il s'agit d'une explosion de gaz d'éclairage, la victime est entourée de flammes, ses vêtements peuvent prendre feu, mais les lésions sont souvent superficielles; s'agit-il d'une explosion due au pétrole, les brûlures sont bien plus profondes, le liquide imbibe les vêtements, ceux-ci jouent le rôle de mèche de lampe et la combustion dure un plus long temps.

Le bâtiment dans lequel a eu lieu l'accident peut s'effondrer; nous aurons, de ce chef, à noter de nouvelles blessures.

Enfin les gaz produits au moment de l'explosion peuvent être toxiques et provoquer une mort rapide; je vous ai parlé de ces intoxications l'année dernière en étudiant avec vous les asphyxies par les gaz et les vapeurs (1).

Nous trouvons donc un certain nombre de caractères communs, mais nous constatons aussi des différences qui nous permettent dans certains cas de reconnaître la nature de l'explosion.

(1) Brouardel, *Les Asphyxies par les gaz et les vapeurs*, Paris, 1896.

I. — Explosions par le gaz d'éclairage.

Il y a mélange détonant du *gaz d'éclairage*, quand la proportion de gaz répandue dans l'atmosphère atteint 10 p. 100. L'explosion a encore lieu, quand cette proportion monte à 30 p. 100; elle n'a plus lieu, lorsqu'il y a 60 p. 100 de gaz répandu dans l'atmosphère ambiante.

Ces proportions ont été très bien étudiées et utilisées dans l'industrie : dans les machines à gaz, on s'est ingénié à réaliser la proportion détonante utile.

Quand le mélange est moindre que 10 p. 100, les gaz peuvent prendre feu, mais ils ne font pas explosion.

Un volume de ce mélange à 10 p. 100 donne, au moment de l'explosion, un volume vingt fois plus considérable; sa pression à l'air libre est de dix-huit atmosphères et en vase clos de vingt-trois atmosphères : pas un appartement ne peut résister à cette pression; heureusement les fenêtres et les portes volent immédiatement en éclats: la puissance de destruction se trouve donc rarement utilisée dans sa totalité.

Le plus souvent, l'explosion a pour cause une fuite de gaz par suite d'un robinet mal fermé, par rupture ou perforation d'un conduit, ou bien par l'imprudence d'un ouvrier qui cherche le lieu de la fuite en promenant une flamme le long des conduites de gaz. Dans ces conditions, il y a d'ordinaire une explosion localisée en quelque sorte dans une chambre, un appartement; cette explosion peut blesser les assistants, les brûler, renverser les murailles, etc.

Ces accidents peuvent, dans certains occasions, prendre les proportions d'une catastrophe, blesser des personnes qui n'habitaient pas là où l'explosion a pris naissance, et provoquer des expertises fort délicates.

Voici quelques exemples :

Je n'ai pas été témoin du premier accident dont je vais vous parler, je suis arrivé quelques heures après.

On avait construit à Versailles un énorme gazomètre dit télescopique. On avait rempli d'eau la cuvette en fonte, il fonctionnait bien. La nuit même où il a été mis en marche pour la première fois, il s'est produit une fissure dans la paroi de fonte, une partie de l'eau s'est échappée. La tôle du réservoir a frotté contre la fonte, il y a eu échauffement, peut-être y a-t-il eu une étincelle, peut-être le gaz en s'échappant a-t-il rencontré la lumière d'un bec de gaz de l'usine : le gazomètre a fait explosion. Les énormes colonnes en fonte du gazomètre ont été projetées à 60 mètres, les arbres tout à l'entour de l'usine à gaz ont été grillés ; l'eau du gazomètre a envahi l'usine, a éteint les fours et transporté les ouvriers qui se sauvaient contre un mur sur lequel ils ont été projetés. Ces ouvriers n'ont eu heureusement que des contusions sans gravité. Il s'agit dans ce cas d'une explosion à l'air libre.

Le second accident survenu en plein air dont je veux vous entretenir a eu lieu dans une tranchée ouverte par des ouvriers gaziers le 29 mars 1894, place Saint-Germain-l'Auxerrois. M. Socquet fut chargé de l'expertise.

Six personnes furent blessés : deux par projection à terre ou contre les murs, une eut une commotion cérébrale assez forte, une eut des plaies faites par des éclats de vitres, les autres furent flambées, les sourcils, les cils furent brûlés. Les vêtements de quelques-uns furent en partie grillés. Enfin, un homme fut à demi déshabillé, ses vêtements ayant été entraînés par la violence du courant gazeux. Nous nous expliquerons sur ce point en étudiant d'autres explosions (1).

Lorsque l'accident se produit dans des espaces clos, les conséquences sont infiniment plus graves.

L'accident de la rue François-Miron a eu lieu le 12 juillet 1882, il a donné naissance à une expertise qui s'est terminée il y a dix-huit mois, treize ans après l'événement. Onze personnes ont été tuées, quarante-cinq personnes ont été blessées, et de celles-ci huit ou dix survivaient seules au moment du règlement des indemnités.

Les deux coins de la rue François-Miron et de la rue du Pont-Louis-Philippe étaient occupés, l'un, celui de droite, par le café Duchêne; l'autre, celui de gauche, par le restaurant Garcin.

Dans la nuit du 11 au 12 juillet, un bal de noce avait eu lieu dans ce restaurant, les invités partirent vers 3 heures du matin; en même temps des fumistes installaient dans la cuisine un fourneau supplémentaire, en prévision de la fête du 14 juillet. Vers 3 heures du matin, ces ouvriers s'aperçurent que le gaz, qui les éclairait, baissait, il finit par s'éteindre, sans qu'on pût le rallumer; une forte odeur de gaz, venant de l'extérieur, s'était répandue dans l'atmosphère. Les ouvriers ne s'en préoccupèrent pas et continuèrent leur travail éclairés par des chandelles.

Vers 6 heures du matin, le 12 juillet, Mme Garcin en descendant dans la cave perçoit une forte odeur de gaz. Elle prévient son mari, qui descend à son tour, constate la même odeur et s'assure que ses becs de gaz sont fermés et que son compteur est en règle.

(1) Obs. I.

A la même heure, un ouvrier de la Compagnie parisienne du gaz, passant dans la rue, s'aperçoit qu'une forte odeur de gaz semble s'échapper du café Duchêne; il avertit la concierge, qui prévient M. Duchêne. Celui-ci visite son café, trouve tout en ordre, pense qu'il n'y a pas de danger pour son établissement, mais se rend néanmoins à la mairie, et à la Compagnie du gaz pour demander qu'on vienne aveugler la fuite.

Il a fait sa déclaration au bureau de la Compagnie du gaz à 7 h. 40. Un inspecteur est envoyé avec trois hommes; ils n'arrivèrent au carrefour de la rue François-Miron qu'après la première explosion, qui eut lieu à 8 h. 10, dans le restaurant Garcin.

Le garçon de ce restaurant était descendu dans la cave avec une chandelle allumée; au moment où il avait ouvert la porte de la cave, une explosion de gaz s'était produite et cet homme avait été renversé contre le mur placé derrière lui. Le gaz s'était enflammé en projetant un jet de flamme en dehors, puis la combustion du gaz s'étant propagée à l'intérieur, il s'était produit un vide qui avait fait rentrer les flammes dans la cave.

Cette première explosion a brisé quelques vitres, soulevé quelques lames du parquet, fracturé le comptoir, mais les dégâts n'ont pas été graves. Le gaz enflammé a pénétré dans la cave voisine appartenant à un coiffeur, où s'est faite une nouvelle explosion plus sérieuse, et un incendie s'est déclaré dans la boutique contiguë, celle d'un papetier qui avait conservé des rognures de papier dans un caveau.

Les ouvriers du gaz, quittant le café Duchêne, pénètrent dans le restaurant Garcin et sont fort intrigués de voir que dans les caves où l'explosion avait eu lieu, des flammes de gaz brûlaient le long des murs.

Convaincu qu'il se trouve en face d'une grosse fuite de

gaz, l'inspecteur envoie à l'Hôtel de Ville. Là, on apprend qu'un égoutier était descendu à 7 heures du matin dans l'égout de la rue du Pont-Louis-Philippe, qu'il avait posé sa lampe au pied du mur et que tout d'un coup il s'était vu entouré de flammes; il était remonté, son piqueur s'était moqué de lui, était descendu à son tour dans l'égout, avait constaté le même fait et était remonté précipitamment; à ce moment se produisait la première explosion dans le restaurant Garcin.

Les équipes d'ouvriers étaient en train de fouiller le sol, devant les boutiques de M. Garcin et du coiffeur, lorsque, à 8 h. 45, éclata une explosion terrible, éventrant le café Duchêne.

Voici ce qui s'était passé : Le cuisinier du café croyant que, après les explosions du restaurant Garcin et de la cave voisine du coiffeur, le danger était passé, alluma le fourneau de la cuisine, situé au rez-de-chaussée du café Duchêne. Immédiatement le plancher du café s'écroula, le plafond de l'entresol s'effondra, toutes les personnes qui s'y trouvaient furent précipitées dans la cave ; quelques-unes furent grièvement blessées, les autres furent tuées. Les glaces volèrent en éclats, les piles de pierre qui soutenaient la maison furent retournées, l'immeuble allait crouler, on fut obligé de l'étayer.

L'enquête a montré que les conduites de gaz, au nombre de sept, ayant environ de 15 à 16 centimètres de diamètre, qui arrivaient au carrefour de la rue François-Miron étaient anastomosées de telle façon que, si l'une ne fournissait pas, les autres fournissaient le gaz nécessaire.

En outre, sous le sol de la chaussée de la rue François-Miron, existaient trois conduites en fonte (fig. 1).

L'une, de 25 centimètres de diamètre, contenait de l'eau de l'Ourcq.

L'autre, de 16 centimètres, était alimentée par l'eau de la Vanne.

La troisième, de 16 cen-
timètres de diamètre également, contenait du gaz et
était plus enfoncée sous le
sol ; à ce niveau une excavation profonde existait, sous
l'asphalte comprimé et la
couche de béton placée au
dessous de l'asphalte, et cette
excavation s'étendait dans
la direction du café Duchêne.

Les fouilles ont permis de
constater qu'un joint de la
conduite de l'Ourcq laissait
écouler un volume d'eau considérable qui se perdait dans
l'excavation et que la conduite de gaz, placée au-dessous, s'était rompue par
porte à faux.

A la responsabilité de la
Ville de Paris, engagée par
ses égoutiers, venaient donc
s'ajouter celle de la Compagnie des eaux et celle de la
Compagnie du gaz.

Le gaz, en s'échappant de ce
tuyau brisé, s'est répandu
dans un terrain détrempé par
la rupture du conduit de
l'eau de l'Ourcq, et a gagné
peu à peu l'égout de la rue
du Pont-Louis-Philippe dont

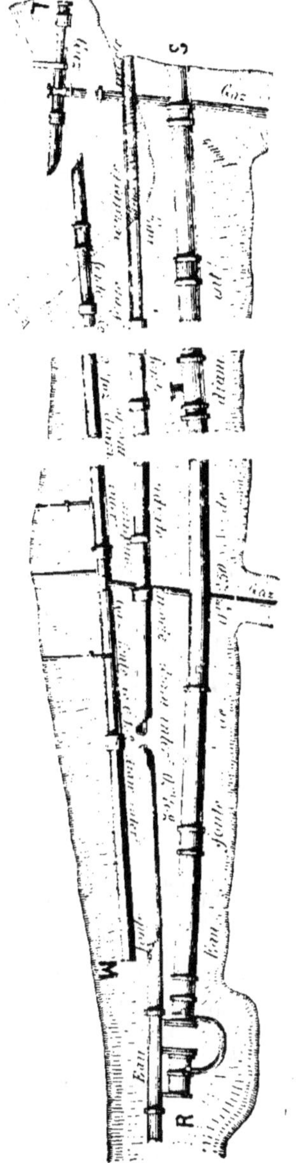

Fig. 1. — Canalisation de la rue François-Miron.

une partie présentait les traces d'une grande humidité
qui ne pouvait provenir que de la fuite de la conduite d'eau de
l'Ourcq, et les caves où il a fait explosion. La cave du café
Duchêne communiquait notamment avec cette partie de
l'égout au moyen d'un tuyau en fonte de 81 millimètres
de diamètre servant de manchon à la conduite d'eau de la
maison, qui n'avait qu'un diamètre de 4 centimètres ; le gaz
répandu dans l'atmosphère de l'égout avait donc un libre
accès dans cet immeuble.

Lorsqu'on a voulu étayer la maison où était situé le café
Duchêne, on a eu affaire à un sol tellement détrempé que
les madriers s'enfonçaient dans l'asphalte de la rue. Les ouvriers hésitaient à continuer leur travail, d'autant plus que
des explosions successives, sans gravité du reste, conti-
nuaient à se produire dans le café. Il a fallu de véritables
actes d'héroïsme de la part des ingénieurs, des entrepre-
neurs et des pompiers, pour entraîner et maintenir les tra-
vailleurs au milieu du danger.

Quoique toutes les conduites qui amenaient le gaz sur le
théâtre de la catastrophe aient été coupées à une certaine
distance, une nouvelle explosion se produisit à midi dans le
rez-de-chaussée du restaurant Garcin, dont le plancher
et la devanture volèrent en éclats, et dans la boutique du
papetier, dont les vitrines furent brisées et le parquet soulevé.

De nombreuses expertises eurent lieu, se prolongèrent
longtemps ; je ne fus commis que le 8 février 1888, c'est-
à-dire six ans après l'explosion.

Je vous ai dit qu'on eut à déplorer la mort de onze personnes, parmi lesquelles M. Duchêne. Quarante-cinq personnes furent blessées, frappées soit dans l'immeuble même,
soit dans la rue, au moment de l'explosion. Toutes ces
personnes ont été victimes de l'explosion du café Duchêne ;

les autres explosions, notamment celles du restaurant Gar-
ciu, n'ont blessé personne.

Les lésions constatées furent la commotion cérébrale, des
fractures, ayant entraîné après guérison des ankyloses, des
déformations persistantes; des brûlures superficielles produites par le jet de flamme dans la rue: des plaies causées
par les éclats de vitres ou de glaces, des lésions des yeux
et des oreilles : j'appelle votre attention sur les opacités
de la cornée, les décollements de la rétine dus au passage
du feu et à la commotion, sur les perforations du tympan, sur
les vertiges *ab aure læsa* (vertige de Menière : nous retrou-
verons ces lésions à chaque instant au cours de cette étude [1].

M. Socquet a été chargé d'une enquête à propos d'une
explosion de gaz survenue dans des conditions assez singu-
lières; elle s'est produite pendant la matinée du 18 mars
1896 (boulevard Malesherbes), dans une canalisation desservant toutes les salles de bains de l'immeuble et longeant
le cabinet de toilette de M. H... qui se trouvait, à ce moment,
dans cette pièce. Les débris des poteries composant la canalisation, projetés violemment de toutes parts, ont blessé
M. H... à la tête, et, en outre, ont détruit ou détérioré divers
meubles et objets garnissant le cabinet de toilette.

L'accident dont M. H... a été victime, dans son cabinet
de toilette, au 4ᵉ étage de l'immeuble, a eu son point d'origine à l'entresol, dans la salle de bains de Mᵐᵉ S..., dans des
conditions assez intéressantes.

Chaque appartement a sa salle de bains séparée du cabinet
de toilette par une cloison. Ces salles de bains sont toutes
munies d'un appareil chauffe-bains. Cet appareil se compose
essentiellement d'un cylindre en tôle, à l'intérieur duquel se

(1) Obs. 2, 3, 4.

trouvent les réservoirs qui reçoivent l'eau par un robinet situé à la partie haute du cylindre. Sous ces réservoirs sont les brûleurs à gaz, avec le robinet d'arrivée du gaz. Un autre robinet situé à la partie inférieure des réservoirs permet de déverser l'eau chaude dans la baignoire. L'orifice des réservoirs est ouvert, et la vapeur d'eau se dégage à l'intérieur du cylindre où elle se mêle aux gaz de la combustion. Au sommet de l'appareil se trouve l'amorce du tuyau de départ des gaz et de la vapeur d'eau.

M. Socquet a constaté qu'une canalisation unique, s'embranchant à chaque étage sur l'amorce dont nous venons de parler, monte dans toute la hauteur de l'immeuble et débouche à l'extérieur sur la toiture. Cette canalisation, en poteries carrées, est prise dans la cloison séparant les salles de bains des cabinets de toilette et fait saillie dans les deux pièces.

Le matin de l'accident, Mme S... a voulu préparer un bain, et, dans ce but, allumer le chauffe-bains. Mme S... a ouvert le robinet d'arrivée du gaz et approché une allumette enflammée des brûleurs; s'apercevant que le compteur était fermé, elle a laissé le robinet du gaz ouvert, est allée au compteur, puis est revenue près du chauffe-bains. Mais, dans l'intervalle, le gaz s'était échappé à l'intérieur du cylindre et du tuyau d'évaporation, et quand elle approcha pour la seconde fois une allumette des brûleurs, elle détermina une explosion, qui n'eut, à l'entresol, d'autre effet que de projeter violemment le chapeau du chauffe-bains dans la pièce, mais qui occasionna au 4e étage l'éclatement de la conduite en poterie dont les débris blessèrent assez sérieusement M. H... à la tête.

Le 23 avril, plus d'un mois après l'accident, on constatait sur M. H... la cicatrice récente d'une plaie contuse du cuir chevelu, mesurant 3 centimètres environ de longueur et située à la région postérieure et médiane du crâne. Le blessé a été obligé de suspendre tout travail pendant un mois, et actuellement il accuse encore quelques douleurs de tête, un peu de faiblesse dans la vue pendant une lecture prolongée, et un certain degré d'amnésie portant notamment sur les noms propres.

Tardieu (1) a décrit les conséquences d'une explosion survenue dans un espace clos le 2 janvier 1862 au casino Cadet. Chargé par le parquet d'examiner les cadavres de quatre individus qui avaient péri dans cet accident, il constata chez l'un d'eux une fracture du crâne, la région occipitale était fracassée. Les trois autres, dont l'un survécut dix jours, étaient morts par suite de brûlures profondes.

(1) Tardieu, *Étude médico-légale sur les blessures*, p. 296. Paris, 1879.

II. — Explosions d'acétylène.

L'application de l'acétylène à l'éclairage est de date toute récente, elle est la conséquence des beaux travaux de M. Moissan sur la production industrielle du carbure de calcium.

Son pouvoir éclairant dix à quinze fois supérieur à celui du gaz d'éclairage, la facilité apparente de sa production, font prévoir que l'acétylène entrera prochainement dans la consommation courante.

Mais son usage présente deux dangers : sa toxicité, la facilité avec laquelle il fait des mélanges détonants.

Les travaux récents, notamment ceux de M. Gréhant, portent à croire que les dangers d'intoxication sont moindres que ceux du gaz d'éclairage. Mais les dangers d'explosion sont plus grands.

Une commission composée de MM. Troost, Schutzenberger, Moissan, Riche, Michel Lévy, Bunel et Vieille, membres du Conseil d'hygiène, à laquelle furent adjoints MM. E. Chaperon, Dumont, Ch. Girard, Ogier et Bordas, étudia les moyens d'éviter ces dangers.

Je suis heureux de pouvoir emprunter au savant rapport de M. Vieille les passages qui suivent et qui résument nos connaissances actuelles sur ce sujet (1). Il a été présenté au Conseil d'hygiène dans la séance du 17 juillet 1896 :

« En ce qui concerne l'aptitude à la formation de mélanges explosifs avec l'air, l'acétylène présente des causes de danger

(1) Vieille, *Préparation et emploi du gaz acétylène pour l'éclairage* (*Ann. d'hyg.*, 1896, t. XXXVI, p. 281).

sensiblement supérieures à celles que comporte l'emploi du gaz. Il résulte, en effet, des expériences de M. Le Chatelier que les limites de combustibilité de ces mélanges varient de 2,8 p. 100 à 65 p. 100, tandis qu'elles sont de 6 et 28 p. 100 environ pour le gaz d'éclairage. Parmi les mélanges à proportions variables, en nombre illimité, qui s'étendent depuis le gaz pur jusqu'à l'air pur, il y a donc trois fois plus de chance environ de rencontrer un mélange explosif dans le cas de l'acétylène que dans le cas du gaz d'éclairage.

« Il résulte d'expériences signalées à la Commission que le mélange à 3 p. 100 doit être considéré comme franchement explosif et que les pressions des mélanges correspondant à la combustion complète sont respectivement :

« De 6 kilogrammes pour le mélange à 15 p. 100 de gaz d'éclairage et d'air ;

« Et de 8 kilogrammes pour le mélange à 7,8 p. 100 d'acétylène et d'air.

« C'est pour tenir compte de ces causes de danger que la Commission a introduit dans le projet d'ordonnance des conditions rigoureuses relatives à la ventilation des locaux renfermant les appareils générateurs d'acétylène et à l'élimination des produits usés.

« Il y a lieu de redouter, en effet, dans les appareils à production continue, des défauts de fonctionnement automatique susceptibles d'entraîner des dégagements de gaz accidentels, et dans les appareils discontinus à gazomètre la diffusion du gaz à travers le liquide obturateur, diffusion facilitée par la grande solubilité de l'acétylène. C'est en raison de cette solubilité que la Commission n'a pas admis l'envoi direct des liquides résiduels à l'égout.

« Les expériences signalées à la Commission relatives aux propriétés explosives du gaz acétylène ne l'autorisent à exclure *a priori* aucun des procédés de génération ou d'emploi proposés jusqu'à ce jour. Il résulte toutefois de ces expériences que l'acétylène, sous des pressions supérieures à deux atmosphères, possède des propriétés analogues à celles des mélanges tonnants ordinaires, tel que le mélange d'hydrogène et d'oxygène, et qu'il détone sous l'influence d'un point en ignition en produisant des pressions huit à dix fois supérieures aux pressions initiales. Mais ce mode de décomposition cesse de se propager sous des pressions voisines de la pression atmosphérique, ce qui paraît exclure toute cause de danger résultant du retour de la flamme d'un brûleur au réservoir de gaz comprimé.

« Les expériences suivantes ont été portées à la connaissance de la Commission :

« 1° Un récipient en acier, chargé d'acétylène à 10 atmosphères, a pu être soumis à des chocs violents et finalement à l'écrasement sous un mouton de 250 kilogrammes tombant de 6 mètres de hauteur sans donner lieu à une explosion.

« 2° Une bouteille en fer forgé, chargée d'acétylène à la même pression, a subi sans explosion le choc d'une balle animée d'une vitesse suffisante pour perforer la paroi antérieure et déprimer la deuxième paroi.

« 3° Une bouteille en acier de un litre, chargée de 300 grammes d'acétylène liquide, a été soumise à des chocs violents et finalement à l'écrasement complet sous un mouton de 250 kilogrammes tombant de 6 mètres de hauteur sans détonation du récipient. Le choc a été toutefois suivi, à un faible intervalle, d'une explosion du mélange tonnant d'acétylène et d'air formé après rupture de la bouteille.

« Ces inflammations, consécutives à la rupture d'un récipient chargé d'un gaz combustible, ont été observées dans de nombreuses circonstances et constituent par suite une aggravation des dangers inhérents aux projections des débris métalliques de l'enveloppe. C'est pourquoi la Commis-

sion a cherché à restreindre la probabilité d'un pareil accident en imposant, par le projet d'ordonnance, aux récipients
d'acétylène liquéfié, les conditions rigoureuses d'épreuve, de
vérification et de chargement prescrites pour le transport
par voie ferrée des récipients similaires chargés de gaz
liquéfiés. »

III. — Explosions par les gaz des fosses d'aisances.

L'an dernier, en vous exposant les caractères de l'asphyxie par les gaz et les vapeurs, j'ai étudié avec vous les intoxications aiguës par l'acide sulfhydrique et le sulfhydrate d'ammoniaque (1). Ce n'est pas le seul danger auquel exposent les fosses fixes mal agencées.

Lorsque la fosse est étanche et qu'il n'y a pas de cheminée de ventilation pour laisser échapper les produits gazeux de la fermentation, celle-ci peut dans des conditions mal déterminées se faire avec une intensité telle que les matières refluent dans les cabinets par les tuyaux de chute et même que les gaz soulèvent ou brisent la pierre d'extraction en projetant avec force les débris de celle-ci.

Depuis que dans les grandes villes, à Paris, par exemple, l'établissement et l'entretien des fosses sont soumis à une surveillance particulière, ces accidents ne peuvent plus se produire que lorsque par hasard le tuyau d'évent se trouve obstrué. Ce cas est très rare, et je n'ai pas eu à intervenir dans des enquêtes de ce genre.

Cette surveillance a eu de plus pour résultat de supprimer presque complètement les explosions dues à l'inflammation des gaz des fosses d'aisances. M. le professeur Layet, de Bordeaux (2), dit que ces accidents avaient déjà été signalés en 1778 (3), en 1784 (4), puis par M. Vié dans la

(1) Brouardel, *Les Asphyxies par les gaz et les vapeurs*. Paris, 1896.
(2) Layet, *Dict. encyclopédique*, Fosses d'aisances, p. 679.
(3) *Journal de Paris*, 1778.
(4) *Collection académique*, 1784, t. XII, p. 55.

séance du 5 mars 1834 de la Société de pharmacie (1). Mais, c'est A. Chevallier (2) et le Dr Perrin (3) qui ont le mieux étudié ces accidents.

Quelle est la cause de ces explosions? Erismann, cité par M. Layet, a trouvé qu'une fosse de 10 pieds carrés, remplie à la hauteur de 6 pieds avec des matières excrémentitielles, en tout 18 mètres cubes, laisse dégager en vingt-quatre heures :

	mèt. cub.
Acide carbonique	5,67
Ammoniaque	2,67
Hydrogène sulfuré	0,02
Gaz carboné	10,13

Au point de vue du danger d'asphyxie, je vous ai dit l'an dernier que l'hydrogène sulfuré et le sulfhydrate d'ammoniaque étaient les produits toxiques. Mais au point de vue du danger d'explosion, c'est l'hydrogène carboné qui constitue le péril. Il suffit que ce mélange gazeux, dans lequel se trouve toujours une certaine quantité d'oxygène, acquière une proportion dans laquelle le gaz carboné sera représenté par un chiffre de 10 à 20 p. 100 pour qu'une détonation soit possible, si un objet en ignition se trouve en contact avec lui.

L'enquête n'a pas toujours pu démontrer qu'il y avait eu projection d'une allumette enflammée, d'une cigarette dans la lunette; mais d'une part, l'imprudent qui comprend la responsabilité qu'il encourt ne fera pas toujours un aveu qui peut l'engager personnellement, d'autre part, nous sa-

(1) Vié, *Journal de Pharmacie*, 1834.

(2) A. Chevallier, *Sur les accidents qui résultent de l'inflammation des gaz produits dans les fosses d'aisances* (*Ann. d'hygiène publ. et de méd. légale*, 1861, 2e série, t. XVI, p. 286).

(3) Perrin, *De l'inflammation des gaz produits dans les fosses d'aisances et des accidents d'explosion et autres qui peuvent en résulter* (*Ann. d'hygiène publ. et de méd. légale*, 1867, 2° série, t. XXVII, p. 5).

vons, et vous le verrez dans la suite de ces Leçons, que les gaz et les vapeurs vont souvent trouver très loin, à travers des escaliers, à travers une cour, le point incandescent qui déterminera l'explosion.

A. Chevallier (1) raconte qu'un garçon coiffeur, au moment de quitter un cabinet d'aisances, qui n'était pas à l'anglaise, allume sa cigarette et jette l'allumette enflammée dans le trou béant du siège. Il se fait immédiatement une explosion. Ce qui sort de la fosse d'aisances coiffe le coiffeur, qui est en outre assez fortement brûlé ; les premiers secours ont été, en effet, un peu lents à se produire, personne ne voulant toucher, au premier abord, le malheureux couvert de matière fécale.

Il y a quelques années, le Dr Perrin (2) a réuni dans l'espace de trois ou quatre ans onze observations d'explosions causées par les *gaz des fosses d'aisances*.

Dans un accident, arrivé rue Saint-Dominique et relaté par Perrin, un individu jette très probablement sa cigarette allumée dans la fosse, au moment de s'asseoir, l'explosion se fait et l'individu est projeté, couvert de matière fécale, par la fenêtre du cabinet dans la cour. Il ne se fit pas grand mal, le cabinet était à l'entresol.

Rue de Bercy, deux dames causent dans une boutique ; elles étaient assises sur la pierre qui scelle la fosse. Tout d'un coup, une explosion se fait, la pierre, clef de voûte de la fosse, est soulevée, les deux dames sont projetées à une certaine hauteur, puisqu'elles heurtèrent de la tête le plafond de la boutique, qui était à 3^m,50 du sol, et retombèrent dans la fosse, d'où on eut la plus grande peine à les tirer. On n'a jamais pu déterminer au juste la cause de cet accident.

Enfin je vous citerai un dernier fait :

(1) Obs. 5.
(2) Obs. 6, 7, 8. 9.

Un mari et sa femme suffoquent dans la nuit; une odeur épouvantable est répandue dans tout l'appartement; ils avaient entendu quelque temps auparavant un bruit sourd, auquel ils n'avaient pas fait grande attention, d'ailleurs. La fosse avait fait explosion, les gaz s'étaient répandus dans toute la maison. Ces deux personnes suffoquaient, au point qu'elles n'ont pas pu se vêtir; elles n'ont pu qu'à grand'peine trouver et ouvrir la porte de la rue.

Les gaz des fosses d'aisances peuvent s'enflammer sans produire d'explosion pendant les travaux de vidange et brûler les ouvriers.

Les personnes victimes de ces explosions peuvent être blessées par les fragments de pierre, par les débris du siège; elles peuvent être brûlées ou asphyxiées.

IV. — Explosions de gaz méphitiques provenant de puits.

Vous savez, Messieurs, que dans les terrains marécageux, il se dégage des matières organiques en décomposition des *gaz* dits *méphitiques*. Ces gaz peuvent prendre feu, dans des conditions mal déterminées, ils peuvent détoner. L'agent inflammable ou détonant, est encore ici constitué par les hydrogènes carbonés.

Dans ces dernières années, on a signalé diverses explosions, dont les gaz sortant des puits auraient été la cause. Vous savez tous que les puits sont souvent fort mal entretenus, que leur eau souillée par les détritus provenant de fosses d'aisances ou d'infiltrations de terrains imprégnés de matières organiques rend leur eau *impotable*, parfois dangereuse. Quelques-uns d'entre eux sont désignés dans certaines provinces sous le nom de *puits punais*, sans doute parce que leur odeur a quelque analogie avec celle de l'ozène.

Lorsque avec MM. Boutmy, Ogier, Descoust, Yvon, nous avons eu à faire l'analyse des gaz contenus dans l'atmosphère de ces puits, à la suite d'asphyxie de puisatiers, nous avons trouvé de l'acide carbonique, mais pas d'hydrocarbures. Ce qui ne veut pas dire que dans des circonstances autres leur présence ne puisse être révélée.

Il y a donc encore actuellement des conditions mal déterminées et sur lesquelles de nouvelles recherches sont nécessaires.

Quelle que soit la cause chimique de l'explosion, celle-ci peut se produire, et le problème qui se pose au point de vue des responsabilités est parfois très complexe.

Il y a quelques semaines, une explosion eut lieu rue Saint-Séverin, dans la cave d'une épicerie. Deux garçons épiciers y trouvèrent la mort; M. Socquet a procédé devant moi et les élèves de la conférence à l'autopsie des deux victimes (1).

L'un âgé de quatorze ans a succombé immédiatement, il avait une fracture du crâne faite par projection contre les parois de la cave; le second mourut dix jours plus tard, des suites des brûlures qui l'avaient atteint.

Quand il s'agit d'une explosion dans une épicerie, on songe immédiatement au pétrole, à des essences imprudemment transvasées, près d'une lumière à feu nu. Ici, Messieurs, le pétrole ne peut être mis en cause. Le garçon épicier était vêtu d'une grande blouse blanche, retroussée aux manches. Les plis de la blouse étaient flambés, aucun n'était brûlé jusque dans la profondeur du pli ; le corps ne portait lui-même traces que de brûlures superficielles bien différentes de celles que fait le pétrole projeté dans une explosion.

L'expertise a montré qu'il y avait deux caves superposées, et qu'un puits montait jusque dans la première cave; ce puits avait un orifice dans chacune des deux caves. Les garçons épiciers sont descendus avec une bougie allumée, ils l'ont placée contre l'orifice du puits de la cave inférieure et l'explosion s'est faite.

La rue Saint-Séverin est très rapprochée de la Seine; celle-ci était très grosse en ce moment et il fut démontré que les mouvements du niveau de l'eau du puits suivent ceux de la nappe d'eau de la Seine. Les détritus organiques con-

(1) Obs. 10, 11.

tenus dans le puits ont-ils été remués, brassés par l'afflux plus considérable d'eau, et ont-ils donné lieu à un dégagement de gaz? Cela ne semble pas impossible.

Mais on peut faire une autre hypothèse, il existe de l'autre côté de la rue une fabrique de produits chimiques. Le patron assure qu'aucun résidu de sa fabrication ne traverse la rue, qu'ils sont tous déversés de l'autre côté, mais nous avons dû nous demander s'il n'y avait pas eu pénétration dans le sol et par suite dans ce puits de vapeurs d'alcool, d'éther, d'essence de térébenthine ou de tout autre gaz qui, en s'enflammant, produit les mêmes brûlures que les hydrocarbures.

V. — Explosions par le Pétrole

les Vapeurs d'Alcool, d'Ether, etc.

1. Pétrole.

Messieurs, nous arrivons maintenant aux explosions dues aux vapeurs dégagées par les carbures d'hydrogène liquides tels que l'éther de pétrole, l'essence de pétrole, les huiles légères ou lourdes de pétrole, etc.

Le pétrole est entré, depuis quelques années, dans la consommation des familles, à cause de son pouvoir éclairant considérable et de la modicité de son prix.

S'il y a des pétroles qui sont presque sans danger, il n'en est pas de même des essences de pétrole, des éthers de pétrole qui sont très volatils et peuvent donner naissance à une explosion.

La cause de ces explosions est simple : c'est presque toujours une bonne ou un garçon épicier qui en transvasant le liquide, en approche la flamme d'une bougie. Ces accidents sont, en général, suivis d'incendie, et l'explosion est assez violente.

Les brûlures sont profondes, parce que le pétrole, projeté le plus souvent par l'explosion, continue à brûler après avoir imbibé les vêtements.

C'est dans ces conditions que survint un accident pour

lequel M. Socquet fut commis. Trois personnes, M. et Mme B...
et M. D... furent blessées par l'inflammation de l'essence
minérale qu'elles transvasaient. Mme B... et D... eurent des
brûlures des mains, des poignets, de la face, du premier,
deuxième et troisième degré; ils guérirent. B... succomba
le sixième jour à une congestion pulmonaire, conséquence
de ses brûlures étendues. L'autopsie révéla une lésion, sur
laquelle j'appelle particulièrement votre attention, et qui se
rapproche singulièrement de celles que l'on trouve dans
l'estomac et les intestins à la suite des asphyxies par l'oxyde
de carbone, des congestions que l'on a notées chez les pendus
et les noyés. M. Socquet la décrit ainsi : « L'estomac est
vide; sa muqueuse présente par places de petites ulcérations
de la grandeur d'une lentille, ne comprenant que la couche
muqueuse. Dans la première partie du duodénum se trouve
un piqueté hémorrhagique très net et quelques petites ulcérations ne comprenant pas toute l'épaisseur de la paroi (1). »

Tardieu a rapporté (2) un fait de cet ordre : une touric de
pétrole avait fait explosion dans une boutique de produits
chimiques, un violent incendie succéda à l'explosion ; deux
employés succombèrent à des brûlures profondes et les gaz
produits par l'incendie asphyxièrent une femme dans l'appartement situé au-dessus.

Parfois les accidents sont beaucoup plus graves ; je résume,
d'après la relation qu'en a donnée M. Joltrain, l'explosion de
la rue Saint-Denis, survenue le 18 mars 1884 (3) :

« Il suffira de rappeler brièvement les faits, pour nous
étendre davantage sur les circonstances qui ont provoqué
la catastrophe.

(1) Obs. 15, 16.
(2) Tardieu, *Étude médico-légale sur les blessures*. Paris, 1879, p. 296.
— Obs. 14.
(3) Joltrain. *Journal d'hygiène*, 3 avril 1884, p. 160.

« A 8 heures du matin, la concierge de la maison située au 3 du boulevard Bonne-Nouvelle, descendait dans sa cave, une bougie à la main. C'est à ce moment que se produisit la première explosion. La malheureuse femme fut entourée de flammes et grièvement brûlée à la tête et aux mains.

« Quelques instants après, le commissaire de police du quartier arrivait sur les lieux avec un lieutenant des pompiers et l'officier de paix Viguier, du 2me arrondissement. Tous trois descendirent immédiatement dans les caves pour rechercher la cause de l'explosion. Dès les premiers pas, ils purent constater qu'on ne se trouvait pas en présence de fuites de gaz d'éclairage. Une odeur pénétrante d'essence minérale se répandait dans toute la cave, et le lieutenant des pompiers en fut tellement incommodé qu'il tomba presque asphyxié, et dut laisser le soin de diriger le service au sergent-major Hermann.

« Cependant on ne découvrit aucun dépôt d'essence minérale, et l'on dut se donner rendez-vous quelques heures plus tard, pour continuer les recherches dans les caves des maisons voisines, dont les murs avaient été renversés par l'explosion.

« A 3 heures et demie, M. Viguier, officier de paix du 2me arrondissement, M. Brissaud, commissaire de police, M. Grillières, officier de paix du 10me arrondissement, le sergent-major Hermann, M. Benoit, architecte, et un reporter d'un journal parisien, accompagnés de deux pompiers, se rendaient au n° 291 de la rue Saint-Denis, pour explorer les caves d'un restaurant situé à cette adresse. C'est dans ces caves que se produisit la seconde explosion, qui fut beaucoup plus terrible que la première.

« Nous plaçons sous les yeux des lecteurs un croquis exact des localités, qui permettra de faire mieux comprendre comment s'est produite la catastrophe (fig. 2).

« Ainsi que nous l'avons dit, la première explosion a eu lieu dans la cave du n° 3 du boulevard Bonne-Nouvelle, et a

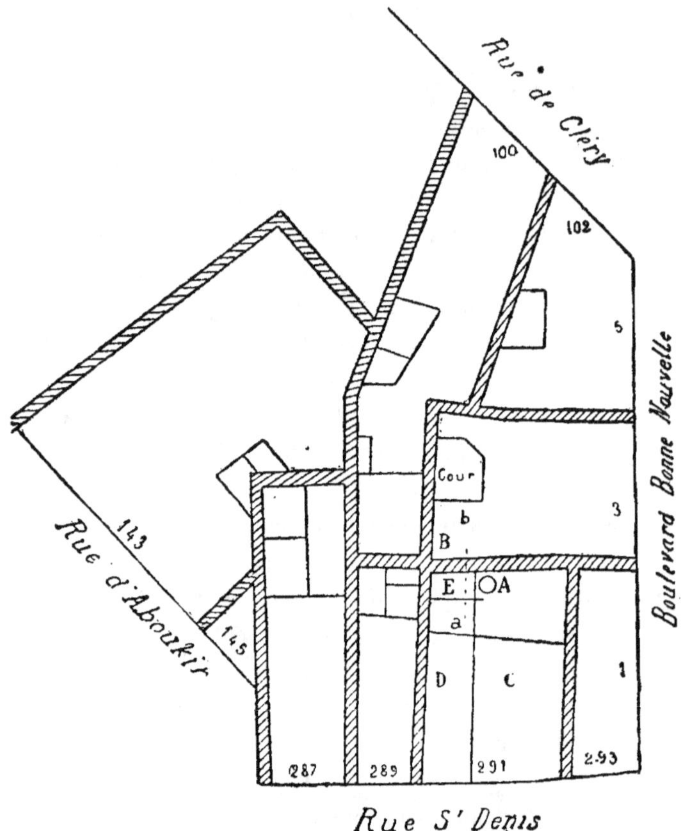

Fig. 2. — Explosion de la rue Saint-Denis.

A, puits moyen entre le terre-plein du débit de pétrole et la cave où a eu lieu la seconde explosion. — B, crevasse dans le mur mitoyen dans la deuxième cave du n° 3 du boulevard Bonne-Nouvelle, où a eu lieu la première explosion. — C, restaurant de l'*Écrevisse*. — D, boutique du marchand d'essences. — E, Terre-plein où étaient les essences.

renversé le mur mitoyen avec le n° 291 de la rue Saint-Denis, mettant ainsi à découvert le puits, situé au point A du croquis.

« La maison située rue Saint-Denis se divise en deux parties : 1° l'établissement connu sous le nom de restaurant de l'*Écrevisse*, indiqué au point C ; 2° la boutique d'un fabricant

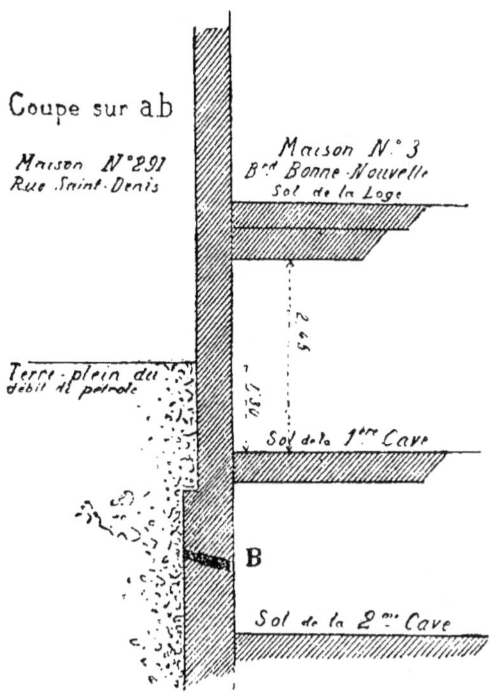

Fig. 3. — Explosion de la rue Saint-Denis. — B, crevasse dans le mur mitoyen dans la deuxième cave du n° 3 du boulevard Bonne-Nouvelle, où a eu lieu la première explosion.

d'articles de ménage qui tenait en même temps un débit de pétrole et d'essences minérales (D).

« Le restaurant C est construit entièrement sur caves, tandis que la boutique du débitant d'essences minérales n'a de caves que dans la partie D. L'autre partie indiquée au plan par la lettre E, est construite sur terre-plein.

« C'est dans ce dernier endroit qu'il existait, depuis une

dizaine d'années, un dépôt d'essences minérales. Les récipients placés tout d'abord contre le mur mitoyen du n° 289, avaient été déplacés depuis quelque temps, et se trouvaient en dernier lieu contre le mur qui sépare la boutique, des caves du marchand de vins. C'est auprès de ce mur que se trouvait le puits, indiqué en A, auprès duquel a eu lieu la seconde explosion.

« On voit que le terre-plein du débit de pétrole est au niveau des secondes caves (fig. 3).

« Il a été reconnu par l'instruction que les récipients avaient des fuites qui laissaient perdre chaque jour une certaine quantité d'essence minérale. Il en a été certainement perdu de plus grandes quantités encore dans les opérations du transvasement. Le soir, lorsque les ménagères venaient chercher de l'essence, le garçon se rendait au récipient, sans lumière, et lorsque le bidon se trouvait trop rempli, il se répandait un peu de liquide qui coulait à terre. On évalue à peu près à 2 litres par jour la quantité d'essence qui se trouvait ainsi perdue. Or, le débitant étant établi à cette adresse depuis une dizaine d'années, il en résulte que la quantité répandue peut être évaluée à 5 000 litres environ, soit 5 mètres cubes.

« Le liquide filtrait donc à travers le sol et les murs des caves. On a découvert d'ailleurs, dans le mur mitoyen du n° 3 du boulevard Bonne-Nouvelle, une crevasse communiquant avec la deuxième cave de cette maison. Cette crevasse se trouve indiquée au point B (fig. 3).

« Il y a lieu de faire remarquer ici que le terre-plein du débit d'essences se trouve entouré, à droite et à gauche, par des fosses d'aisances étanches. Le liquide ne pouvant filtrer à travers ces fosses, il a dû naturellement gagner jusqu'au mur mitoyen du n° 3 du boulevard Bonne-Nouvelle, et les vapeurs ont traversé ce mur pour se répandre également dans le puits A, où elles s'emmagasinaient en grande quantité. C'est ce qui explique pourquoi la première explosion s'est produite dans la cave de l'immeuble du boulevard Bonne-Nouvelle.

« Les vapeurs d'essences minérales mélangées à l'air forment un mélange détonant d'une extrême violence. Cinquante litres de vapeurs, mélangés à 1 mètre cube d'air, suffisent pour produire une très forte explosion, et un litre de liquide peut fournir à lui seul 200 litres de vapeurs. S'il est vrai, comme nous l'avons dit plus haut, que 5 000 litres d'essence environ avaient été répandus dans le sol, on ne s'étonnera plus de la violence de l'explosion du 18 mars.

« Faisons connaître maintenant les circonstances dans lesquelles a eu lieu la seconde explosion.

« Nous avons dit que le commissaire de police, les officiers de paix, et le sergent-major des pompiers, étaient descendus à 3 heures et demie dans la cave du restaurant où se trouvait le puits A. Ils avaient pensé qu'ils pouvaient y descendre sans danger, puisqu'un bec de gaz placé à une hauteur de 1^m,40 brûlait constamment dans cette cave, et qu'il brûlait encore au moment où ils sont descendus. L'officier de paix Viguier n'avait donc aucune raison de se munir, comme on l'a dit, d'une bougie allumée pour descendre dans la cave.

« La densité des vapeurs d'essences minérales est à peu près égale à celle de l'air, de telle sorte qu'elles restent stationnaires. Or, la couche de vapeurs qui existait dans la cave du marchand de vins ne pouvait se trouver plus élevée que le terre-plein du débit de pétrole, c'est-à-dire qu'elles n'atteignaient pas une hauteur de plus de 1^m,30. Dans ces conditions, le bec de gaz se trouvait plus élevé que cette couche et pouvait brûler impunément.

« Lorsque le commissaire de police et ses auxiliaires arrivèrent près du puits, où ils devaient supposer qu'une quantité de pétrole se trouvait emmagasinée, ils prièrent le garçon de salle du restaurant, un enfant de dix ans qui les accompagnait, de leur montrer comme s'ouvrait le puits A. Celui-ci se baissa, et comme il voulait s'éclairer davantage, on *suppose* qu'il frotta sur son pantalon une allumette qui s'enflamma aussitôt. Il se trouvait alors dans la couche de vapeurs, et l'explosion se produisit immédiatement, enlevant la voûte de cave, qui a une épaisseur de plus de 50 centimètres (1). Le commissaire de police, les officiers de paix, le sergent-major des pompiers et ceux qui les accompagnaient furent gravement brûlés sur toutes les parties du corps, et ensevelis sous les décombres. Au même moment, le sol du restaurant s'effondrait, entraînant ceux qui se trouvaient dans la salle, et des débris de toutes sortes violemment projetés dans la rue, blessaient plusieurs passants. L'escalier conduisant au salon du marchand de vins était complètement descellé; les murs de refend des caves étaient renversés dans leur partie supérieure. Quant au reste de la construction, il n'avait point souffert. On a même remarqué que les tables qui avaient été préparées pour le dîner du soir, dans la salle du premier étage, étaient restées tout à fait intactes.

« On procéda au sauvetage, et quand on parvint à retirer des décombres l'officier de paix Vignier et le sergent-major Hermann, leurs corps n'étaient plus que des cadavres. Ce dernier avait été tué sur le coup. Quant au malheureux officier de paix, il avait le crâne ouvert et le visage entièrement ment brûlé.

(1) On peut supposer également que les mouvements de ces diverses personnes ont remué la couche de vapeurs, l'ont mélangée à l'air sur une plus grande hauteur et que ce mélange est arrivé au niveau du bec de gaz allumé.

« Les constatations médicales ont cependant établi qu'il avait dû succomber à l'asphyxie.

« On travaille encore actuellement au creusement du sol des caves des deux immeubles où a eu lieu l'explosion. Bien que les terres aient été creusées déjà à une profondeur de 2 mètres environ, elles sont encore tellement imbibées d'essence minérale, qu'elles prennent feu dès qu'on en approche une allumette enflammée. Il y a lieu de supposer qu'on devra creuser encore jusqu'à ce qu'on ait atteint un sol imperméable, où l'on compte trouver une véritable nappe de pétrole. C'est alors seulement qu'on n'aura plus à craindre aucun danger.

« Cette terrible catastrophe démontre la nécessité de mettre à la disposition du service des sapeurs-pompiers des appareils qui leur permettent de s'éclairer sans danger dans une atmosphère explosive. Si les pompiers avaient eu en leur possession des appareils de ce genre, la catastrophe du 18 mars eût peut-être été évitée. Actuellement, on procède aux travaux à l'aide de lampes à incandescence électrique portatives, système Edison, qui ont été fournies par la Compagnie Edison et par la Compagnie parisienne du gaz. Cette dernière Compagnie possède déjà depuis plusieurs mois ces appareils, qui sont employés pour les réparations à faire à l'intérieur des gazomètres. C'est dire qu'ils présentent toutes les garanties nécessaires. L'accumulateur est contenu dans une seconde enveloppe transparente et hermétiquement close. Cette seconde enveloppe ne s'échauffe même point, de telle sorte qu'il est impossible, à l'aide de ces appareils, de produire l'inflammation des gaz explosifs.

« Nous sommes convaincu que M. le Préfet de police a déjà pris les dispositions nécessaires pour que de semblables appareils soient mis, dans le plus bref délai possible, en quantité suffisante, à la disposition du corps des sapeurs-pompiers.

« Nous n'ajouterons plus qu'un mot en ce qui concerne le pouvoir asphyxiant des gaz de pétrole. Nous avons déjà dit que le lieutenant des pompiers qui était descendu dans les caves, lors de la première explosion, avait été renversé, presque asphyxié dès les premiers pas. Nous avons interrogé plusieurs personnes qui sont préposées à la direction des travaux exécutés dans les caves du boulevard Bonne-Nouvelle et de la rue Saint-Denis. Elles nous ont déclaré que les gaz sont tellement asphyxiants, qu'il est absolument impossible d'y séjourner plus d'une minute sans ressentir de violents battements aux tempes. Un conducteur du service des ponts et chaussées a éprouvé un commencement d'asphyxie en voulant examiner la fissure où s'est produite la première explosion ; tandis que, dans la partie des caves supérieures au terre-plein du débit de pétrole, il n'existe aucune odeur appréciable. »

On a donc maintenant des appareils lumineux permettant de pénétrer dans un milieu explosif, sans craindre de provoquer une explosion.

Les explosions dues aux gazéolines, aux essences, aux térébenthines, se présentent dans des conditions analogues.

Je vais vous citer deux faits qui se sont passés à Paris, dernièrement, et qui ont donné lieu à des expertises médico-légales.

Une dame, habitant rue d'Hauteville, se fait nettoyer la tête par un coiffeur, le coiffeur emploie pour ce lavage une essence de pétrole rectifiée.

Il n'y avait ni lumière, ni feu allumés dans la chambre où se tenaient cette dame et le coiffeur ; un bec de gaz brûlait dans le cabinet de toilette voisin. Tout d'un coup les vapeurs de cette essence de pétrole s'enflamment, les cheveux de la dame prennent feu, elle a le visage et la poitrine horriblement brûlés et elle succombe rapidement.

M. Socquet a été commis dans une affaire identique, mais qui a eu des suites moins tragiques (1). Chez un coiffeur de la rue de Rivoli, près de la rue Saint-Antoine, une dame se fait nettoyer la tête, avec une essence de pétrole analogue. Ses cheveux prennent feu, mais fort heureusement celui-ci put être rapidement éteint. Le coiffeur a soutenu et l'expertise a démontré qu'à ce moment-là, pas un bec de gaz n'était allumé dans la boutique. Cependant, il est probable que le bec de gaz qui sert à chauffer les fers à friser brûlait, imperceptiblement je le veux bien, mais qu'il y avait un point en ignition. L'affaire ne fut point plaidée, les deux parties transigèrent et le coiffeur versa 30,000 francs à la cliente, qui portait au front et à la face des cicatrices de brûlures.

Je vous ai surtout cité ces faits, afin que vous vous rendiez compte des difficultés que peuvent soulever des expertises de ce genre.

2. Vapeurs d'alcool.

Un accident, dû aux vapeurs d'alcool, se produisit dans une grande distillerie d'absinthe, quai de la Tournelle, il y a quelques années. La distillation s'opérait dans un laboratoire écarté, séparé de toute lumière par deux chambres. Un bec de gaz était allumé dans la cour. Le tube de dégagement de l'alambic fut à un moment donné bouché par des herbes ; une première explosion souleva le capuchon de l'appareil distillatoire ; les vapeurs d'alcool se répandirent dans l'at-

____
(1) Obs. 22.

mosphère du laboratoire et, en passant par les deux pièces
qui précédaient celui-ci, vinrent au contact de la flamme du
bec de gaz de la cour, situé à 22 mètres de l'alambic ; une
deuxième explosion eut lieu, beaucoup plus formidable que
la première. Les fûts d'alcool, rangés dans la cour, éclatèrent
à la suite de cette seconde explosion ; l'alcool prit feu et alla
couler, tout en flamme, dans le ruisseau du quai de la Tournelle et jusque dans celui de la rue des Bernardins.

Rappelez-vous, Messieurs, que dans les accidents de ce
genre, il y a presque toujours deux explosions successives :
la première n'occasionne pas en général de grands dégâts ;
mais elle provoque la seconde, et celle-ci est d'ordinaire
plus grave.

3. Éther.

M. Ogier a été chargé en 1888 de faire une expertise ayant
pour cause l'explosion d'une touuie d'*éther* (1). Un Anglais,
M. Woolley, était venu en France pour y exploiter un remède secret qui devait guérir les douleurs : il employait
pour la fabrication de ce remède, appelé *huile de Saint-
Jacob*, de l'alcool, de l'éther, de l'huile d'origan et diverses
plantes aromatiques. Il s'était établi à Puteaux et il ins-
tallait ses appareils.

A un moment donné, une tourie d'éther fait explosion.
Comment l'accident est-il arrivé ? Woolley n'a pas pu donner
d'explication.

M. Ogier a constaté que, près de la porte de la pièce servant de laboratoire, se trouvait un *diable* dont l'un des
brancards avait disparu et dont l'autre était fortement carbonisé. Il est probable que Woolley amenait sur ce diable,
la tourie d'éther dans le laboratoire. Il y avait évidemment

____

(1) Obs. 20.

une fissure dans le bas de cette tourie, peu importe que
cette fissure ait existé avant que la tourie ait été placée sur
le diable ou qu'elle ne se soit produite qu'à ce moment, à la
suite d'un choc. La paille qui entourait la base de la tourie
s'est imprégnée de vapeurs d'*éther* qui se sont répandues
dans l'appartement, ont passé à travers un couloir dans la
cage de l'escalier et ont pénétré dans la cuisine où elles ont
pris feu au contact des charbons allumés sur le fourneau.
La bonne qui était dans la cuisine fut brûlée, elle essaya de
se sauver et traversa l'escalier et le couloir en flammes ; elle
a succombé à ses brûlures.

M. Socquet fut chargé de l'autopsie de cette fille. Elle était
profondément brûlée sur toute l'étendue de son corps, excepté
au niveau du corset ; ses vêtements avaient pris feu (fig. 4 et 5).

Quant à Woolley, ses brûlures étaient graves ; on dut lui
amputer le bras droit ; l'œil du même côté était le siège d'un
staphylome qui a dû entraîner l'abolition de la vision de ce
côté (1).

J'appelle votre attention sur diverses circonstances que
vous pourrez retrouver dans des expertises dont vous serez
chargés. On avait cru d'abord à une explosion par la dynamite, d'autant plus que dans un réduit attenant à la cuisine,
un pan de mur s'était écroulé, que dans la cuisine un mur
s'était lézardé et que le sol de la vérandah avait été soulevé.

Mais M. Ogier avait constaté que les boiseries, les peintures avaient subi une combustion très superficielle. Les
murs étaient comme flambés, léchés par une flamme, bientôt
éteinte ; les parois de la cage d'escalier présentaient le même
aspect ; les carreaux des fenêtres étaient brisés, une porte
était faussée ; mais, en réalité, les désordres n'étaient pas

(1) Obs. 21.

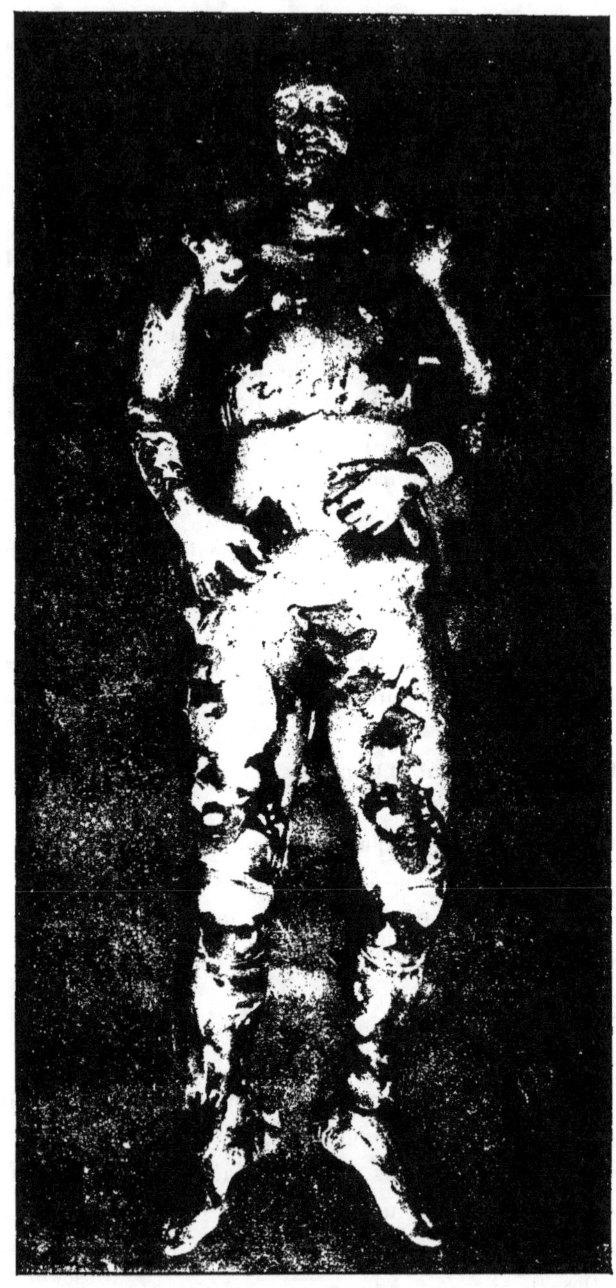

Fig. 4. — Explosion d'une tourie d'éther à Puteaux.
La fille X... brûlée, vue de face.

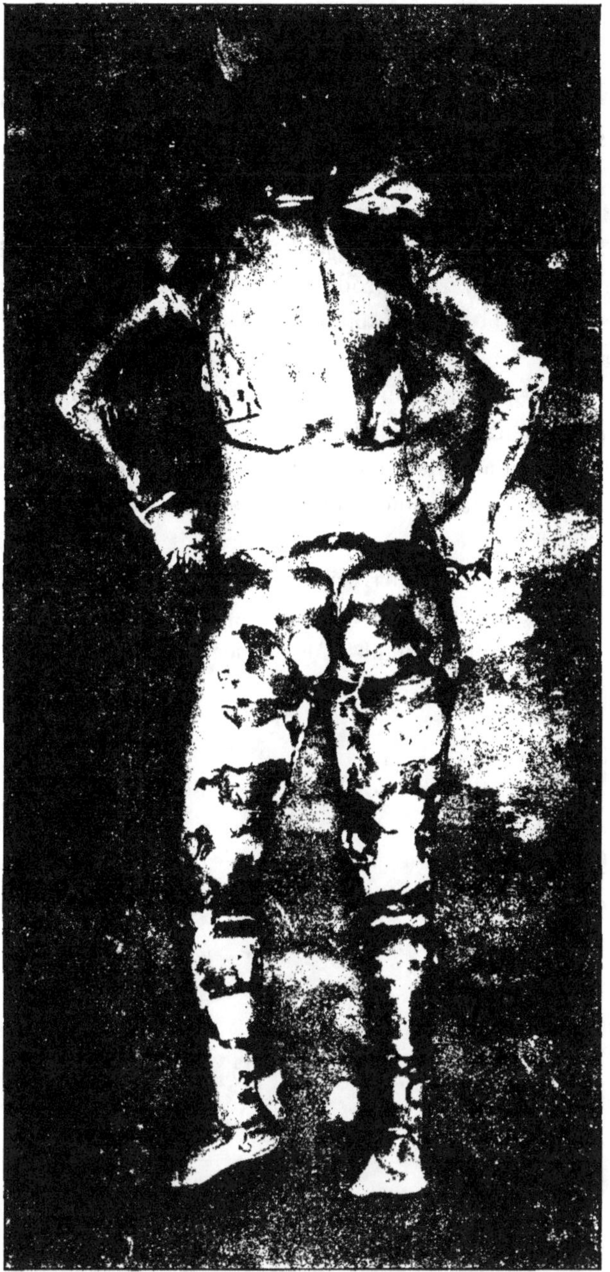

Fig. 5. — Explosion d'une tourie d'éther à Puteaux.
La fille X.. brûlée, vue de dos.

considérables : il n'y avait pas eu là un foyer de combustion, mais une déflagration subite et passagère.

Pour mieux graver dans votre esprit la facilité avec laquelle ces vapeurs se répandent dans un appartement, loin de leur foyer de production, je vais vous citer un fait, dans lequel la responsabilité du médecin a été gravement engagée.

C'était en province ; un médecin faisait le soir, à la lumière, un pansement à un malade, et il se servait de coton hydrophile ; le malade était en assez mauvais état et le médecin crut devoir lui faire une piqûre d'éther ; mais il ne boucha pas son flacon, comme on doit le faire ; il le laissa debout : les vapeurs d'éther arrivèrent au contact de la lumière, prirent feu, incendièrent la ouate qui couvrait le malade, celui-ci fut profondément brûlé et succomba à ses blessures.

VI. — Explosions par les gaz comprimés.

Dans les cas que nous venons d'examiner, il s'agissait de gaz qui mélangés à l'air dans des conditions déterminées prennent feu et détonent au contact d'un point en ignition. L'explosion est accompagnée de leur inflammation.

Je dois vous signaler un danger d'un autre ordre. Lorsque des gaz sont comprimés sous des pressions considérables, ils peuvent rompre les parois des récipients et la rupture de ceux-ci peut provoquer des accidents analogues, moins les brûlures et l'incendie, s'ils ne sont pas inflammables.

1. Acide carbonique.

Tel est le cas par exemple de l'*acide carbonique*. Dans les fabriques d'eau de Seltz, on a substitué à la production de l'acide carbonique, chez le fabricant, par un carbonate et un acide, son emploi alors qu'il est formé au préalable et emprisonné dans des cylindres métalliques, où il est comprimé à 32 atmosphères.

Un exemple vous édifiera sur les dangers que présentent ces procédés. Je le résume d'après un rapport de M. Michel Lévy, lu au Conseil d'hygiène de Paris le 3 juillet 1896 [1] :

« Les récipients d'acide carbonique liquide étaient disposés au nombre de 24 sur le sol pavé du quai Louviers, par rangées superposées de 9, 8 et 7. Déposés depuis la veille

[1] Michel Lévy, *Explosion de récipients d'acide carbonique* Annales d'hygiène, 1er sept. 1896, p. 273 .

en plein soleil et sans aucune couverture, ils devaient être expédiés par bateaux.

« Le 15 mai 1896, à 11 heures et demie du matin, trois d'entre eux ont fait violemment explosion, un fragment de 26 kilogrammes de l'une des bouteilles rompues a été projeté par-dessus les maisons du quai Henri IV, jusqu'au boulevard Morland, où il a légèrement blessé un cheval. Deux récipients intacts ont été lancés l'un dans le fleuve, l'autre sur un bateau vide à 150 mètres en amont. Quelques caisses voisines ont été défoncées. Les témoins n'ont entendu qu'une seule détonation.

« Ces récipients sont en tôle d'acier Martin extra-doux, d'une résistance de 36 à 40 kilogrammes par millimètre carré avec un allongement de 22 à 25 p. 100 à la rupture; la longueur est de $1^m,14$; le diamètre extérieur de $13^{cm},5$: l'épaisseur de $0^{mm},5$; la soudure longitudinale des tubes est faite au laminoir, avec un recouvrement en biseau de 15 à 30 millimètres, vérifié, après des découpages des tubes, au moyen d'une attaque de la tranche par l'acide azotique. On verra plus loin que cette soudure constitue avec évidence le point faible des appareils.

« Avant tout découpage, les tubes sont soumis à une épreuve hydraulique à 50 kilogrammes et martelés. Puis ils sont coupés à bonne longueur et munis de fonds de 2 à 4 centimètres d'épaisseur, soudés à la forge. L'un des fonds est percé et fileté pour recevoir un robinet et une chape de protection en fer.

« L'appareil terminé est soumis à une épreuve hydraulique à 250 kilogrammes, en présence d'un contrôleur des mines, et porte une médaille poinçonnée (fig. 6). Les ruptures, constatées lors de cette épreuve, sont de 4 à 5 p. 100 et affectent presque toujours la soudure longitudinale; elles ne se produisent pas au-dessous de 200 kilogrammes de pression.

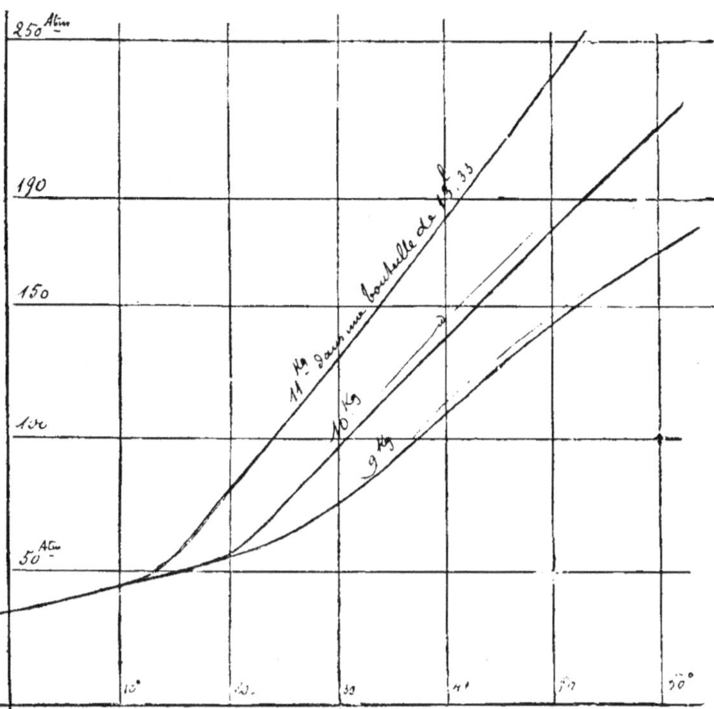

Fig. 6. — Variations de la pression avec la température suivant la densité de chargement.

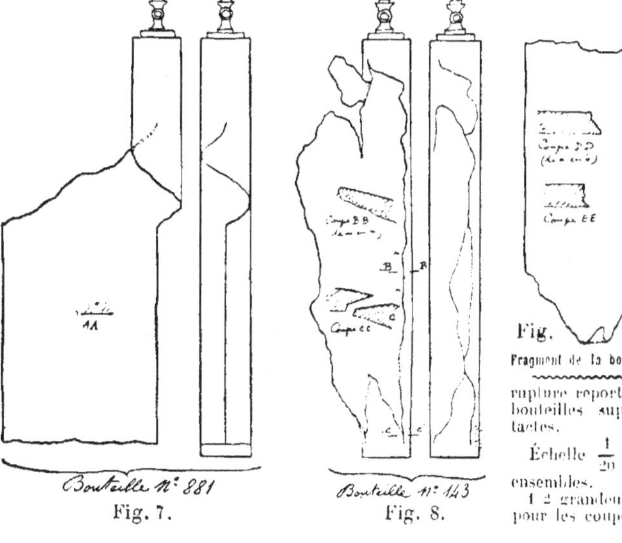

Fig. 7.

Fig. 8.

Fragment de la bouteille n° 241
——— Lignes de rupture reportées sur les bouteilles supposées intactes.

Échelle $\frac{1}{20}$ pour les ensembles.

1 2 grandeur naturelle pour les coupes.

« Les bouteilles qui ont fait explosion portaient les n°ˢ 143, 241 et 881 ; elles avaient été éprouvées du 23 avril au 1ᵉʳ juin 1894 et mises en service du 30 juin 1894 au 21 juillet 1895.

« La bouteille n° 881 (fig. 7) s'est rompue sur la moitié inférieure de sa longueur, suivant la génératrice de la soudure, mais il n'y a eu décollement proprement dit que sur 1 millimètre d'épaisseur environ du côté extérieur, le reste de la cassure étant en plein métal et dans une direction à peu près normale à la surface. Vers le haut de la bouteille, les cassures se prolongeaient sur le quart suivant de la longueur, suivant une spire entière de spirale ; enfin le quart supérieur était intact. Toute la partie rompue avait été développée par l'explosion jusqu'à présenter une surface presque plane ; le fond inférieur était complètement détaché, non par dessoudure, semble-t-il, mais par rupture suivant une section droite à peu près régulière.

« La bouteille n° 241 (fig. 9) paraît s'être rompue d'une manière très analogue, mais inverse, la rupture suivant une génératrice s'étant produite dans la moitié supérieure ; le fond supérieur qui a été retrouvé paraît avoir arraché avec lui quatre parties de la bande de tôle qui y était soudée. De plus, l'autre moitié de la bouteille était complètement détachée et n'a pas été retrouvée. Sur 27 centimètres environ de la cassure rectiligne, il y avait décollement à peu près complet de la soudure qui ne présentait en ce point que 3 à 4 millimètres de recouvrement ; le reste de cette cassure était analogue à la cassure homologue de la bouteille 881. Le fragment était aussi presque entièrement développé vers l'extérieur jusqu'à une forme presque plane.

« La bouteille n° 143 (fig. 8) s'est ouverte en gardant ses deux fonds intacts suivant une ligne irrégulière, mais oscillant autour de la génératrice de soudure sur presque toute la largeur de la bouteille ; à l'origine inférieure de cette ligne de rupture, sur 4 ou 5 centimètres de long, il y avait décollement net de la soudure sur les deux tiers environ de l'épaisseur, avec rupture normale sur le tiers inférieur, la soudure devait avoir en ce point un recouvrement de 12 à 15 millimètres. A l'extrémité supérieure, la ligne de rupture se recourbait suivant un arc de spirale à court pas, le long duquel la cassure présentait un grain fibro-soyeux très accentué, au contraire du grain cristallin assez homogène et moyennement fin que présentaient tout le reste de la cassure et celle des deux autres bouteilles. A 20 ou 30 centimètres avant ses extrémités, la ligne de rupture se bifurquait suivant deux lignes obliques irrégulières, découpant deux sortes de triangle qui avaient été fortement renversés vers l'extérieur: la partie trapézoïdale comprise entre ces deux ruptures secondaires avait été également renversée vers l'extérieur et développée suivant une forme sensiblement plane. Le bord longitudinal de cette partie semblait se rapporter assez exactement à la ligne principale de rupture, sauf sur une longueur de 30 à 40 centimètres où il manquait un morceau de 6 à 7 centimètres de largeur maxima. *Dans la région correspondante de la ligne de rupture à peu près rectiligne, région qui était celle où cette ligne se rapprochait le plus de la génératrice de soudure, la cassure, sur 16 centimètres de long, s'était produite sur une épaisseur de métal de 2 millimètres seulement formant la moitié extérieure de la tôle;* sur l'autre moitié de l'épaisseur le bord rompu présentait une surface inclinée sur celle proprement dite de la tôle, mais irrégulièrement ondulée aussi bien dans le sens de la génératrice que dans le sens perpendiculaire, et recouverte d'une pellicule d'oxyde noirâtre identique et faisant suite sans interruption à celle qui recouvrait l'intérieur du tube.

« Ces caractères nous font penser que cette partie de la déchirure ne constituait pas un décollement récent, mais un défaut initial de la soudure, qui ne laissait subsister en ce point qu'une épaisseur résistante utile de 3 millimètres au lieu des $6^{mm},5$ de construction qui se trouvaient très légèrement réduits sur tout l'ensemble du reste des déchirures. Aussi pensons-nous que c'est en ce point qu'a commencé la rupture pour se propager sous l'influence dynamique de la détente des gaz, jusqu'aux extrémités de la bouteille 143 et faire détoner les deux autres (Rapport de M. Brochet, ingénieur des mines). »

Pour prévenir le retour de semblables accidents, M. Michel Lévy demande au Conseil d'hygiène de la Seine d'émettre le vœu qu'une ordonnance de police rende applicables à la circulation, et au dépôt sur les voies publiques, les prescriptions suivantes concernant les récipients d'acide carbonique transportés en chemin de fer (Arrêté ministériel du 6 avril 1894) :

« 1° Ce produit devra être pur de tout résidu d'air ;

« 2° Il devra être renfermé dans des récipients en fer forgé ou en acier doux ;

« 3° Ces récipients seront soumis au préalable, aux frais de l'expéditeur, à une épreuve officielle constatant qu'ils supportent, sans fuites et sans déformations permanentes, une pression de 250 kilogrammes par centimètre carré.

« Cette épreuve sera renouvelée tous les trois ans ;

« 4° Les récipients porteront une marque officielle placée à un endroit bien apparent indiquant le poids du récipient vide avec tous ses accessoires, la charge en kilogrammes qu'il peut contenir et qui doit être limitée à 1 kilogramme de liquide pour 1 litre et 34 centièmes de litre de capacité, et, enfin, la date de la dernière épreuve.

« Toutes ces indications doivent être poinçonnées par l'agent qui aura procédé à l'épreuve de ces récipients;

« 5° Les soupapes et robinets devront être protégés par

des chapes ou couvercles du même métal que les récipients, vissés sur ces derniers, et portant le même numéro poinçonné par l'agent qui a procédé à l'épreuve ;

« 6° Quand ils seront chargés et vissés, les récipients devront être peints en blanc et confectionnés en outre de façon à ne pouvoir rouler, ou pourvus au besoin d'une garniture extérieure remplissant ce but;

« 7° Ils ne pourront en aucun cas être jetés ni exposés aux rayons du soleil ni à la chaleur du feu. »

Les gaz comprimés à un certain nombre d'atmosphères sont donc très dangereux.

Ils sont employés dans un grand nombre d'industries et plus celles-ci se perfectionnent, plus l'emploi de ces gaz se généralise, je suis obligé d'ajouter, plus aussi les accidents se multiplient.

2. Air comprimé.

Il en est de même des appareils qui renferment l'*air comprimé*.

Le 21 mai 1896, une explosion de ce genre a eu lieu, près du pont de la Concorde (1).

Les accidents sont analogues à ceux causés par l'explosion des machines à vapeur, mais les blessures ne sont pas identiques et voici pourquoi :

On a dit que les blessés du pont de la Concorde avaient été brûlés par l'air comprimé : c'est une erreur. J'avoue que je ne les ai pas vus, mais je suppose que les lésions qu'on a prises pour des brûlures sont dues à des gelures. Lorsque l'air comprimé se détend, il se produit en effet un dégagement de froid considérable ; quand on ouvre les robinets des réceptacles d'air comprimé, l'humidité de l'atmosphère se dépose en givre sur le sol.

(1) Voyez Humblot, *Explosion d'air comprimé au siphon du pont de la Concorde* (*Annales d'hygiène*, 1896, tome XXXVI. p. 134).

Dans l'usine de Grenelle où Giffard fabriquait ses carafes frappées, il y avait, par terre, une couche de givre dont l'épaisseur atteignait quelquefois un mètre à 1^m,50.

Il est donc probable que les personnes frappées dans l'accident du pont de la Concorde par la brusque sortie de l'air comprimé avaient, non pas des brûlures, mais des gelures.

VII. — Explosions des machines à vapeur.

Les explosions des machines à vapeur, rares si on les compare au nombre des machines en fonction, donnent cependant lieu à des enquêtes médico-légales fréquentes dans les milieux industriels.

Les lésions que l'on constate sur le corps des victimes sont des blessures directes ou indirectes par projection des débris de la machine, et ceux du bâtiment qui souvent s'effondre; par la puissance de la force qui produit ces blessures, détermine des écrasements, des broiements des membres: enfin il y a, comme dans les cas précédents, des brûlures. Mais les caractères de ces brûlures ne sont pas identiques à ceux des brûlures dues aux explosions de gaz ou de pétrole.

Lorsque les gaz, les essences, les vapeurs de pétrole, etc., prennent feu ou font explosion, les individus sont entourés par un tourbillon de flammes qui peut allumer un incendie, mais qui peut également s'éteindre en un instant. Pendant cette production de flammes, les objets, les vêtements, les parties superficielles des victimes sont roussis, flambés, les poils de la barbe, les cheveux sont brûlés. Lorsque l'explosion a eu pour effet de projeter sur l'individu ou ses vêtements du liquide combustible, du pétrole par exemple, celui-ci continue à brûler alors que le tourbillon de l'explosion a passé, les brûlures sont plus profondes.

Dans les explosions de machines à vapeur, les brûlures n'ont pas les mêmes caractères, parce qu'elles n'ont pas la même origine. Il n'y a pas contact entre la flamme et les vêtements ou le corps. Celui-ci est plongé dans une atmosphère de vapeur d'eau surchauffée, elle pénètre dans la gorge, le larynx, les voies respiratoires, elle produit des phlyctènes, des désorganisations de la peau, et si le corps reste quelque temps dans ce milieu, les muscles sont altérés dans leur structure, ils ont l'aspect et l'odeur du bœuf bouilli. Les vêtements ne sont pas détruits.

Toutefois l'explosion peut avoir pour effet de projeter avec violence le contenu du foyer de la machine hors de celui-ci et exceptionnellement il y a par ce fait brûlure par contact avec la flamme, et possibilité d'incendie par expulsion dans l'atelier des morceaux de charbon en ignition.

Le 9 février 1895 M. Socquet fut commis à propos d'un accident arrivé à Joinville-le-Pont (1). Une machine à vapeur avait fait explosion; cette explosion avait une puissance telle que la machine entière, avec son générateur et sa chaudière, le tout pesant 20,000 kilogrammes, a été transportée à 35 mètres. Sur son trajet, elle a rencontré un bâtiment où se trouvaient le concierge, sa femme et leur fille. Elle a enlevé le bâtiment, a passé par la porte de sortie des ouvriers et est venue s'arrêter sur la route qui longe l'usine, à moitié engagée encore dans cette porte. Au moment où la machine a eu parcouru 35 mètres, la chaudière a été lancée à angle droit dans le reste de l'établissement.

Cet exemple vous donnera une idée de la puissance et de la violence de la force développée dans ces explosions.

Le concierge avait été écrasé, puis brûlé (fig. 10), ses chairs étaient bouillies.

Sa femme était enceinte de huit mois; la machine l'écrasa, mais l'utérus était resté intact. Elle vivait encore, on la transporta à l'hôpital Saint-Antoine et on pratiqua l'opéra-

____

(1) Obs. 17.

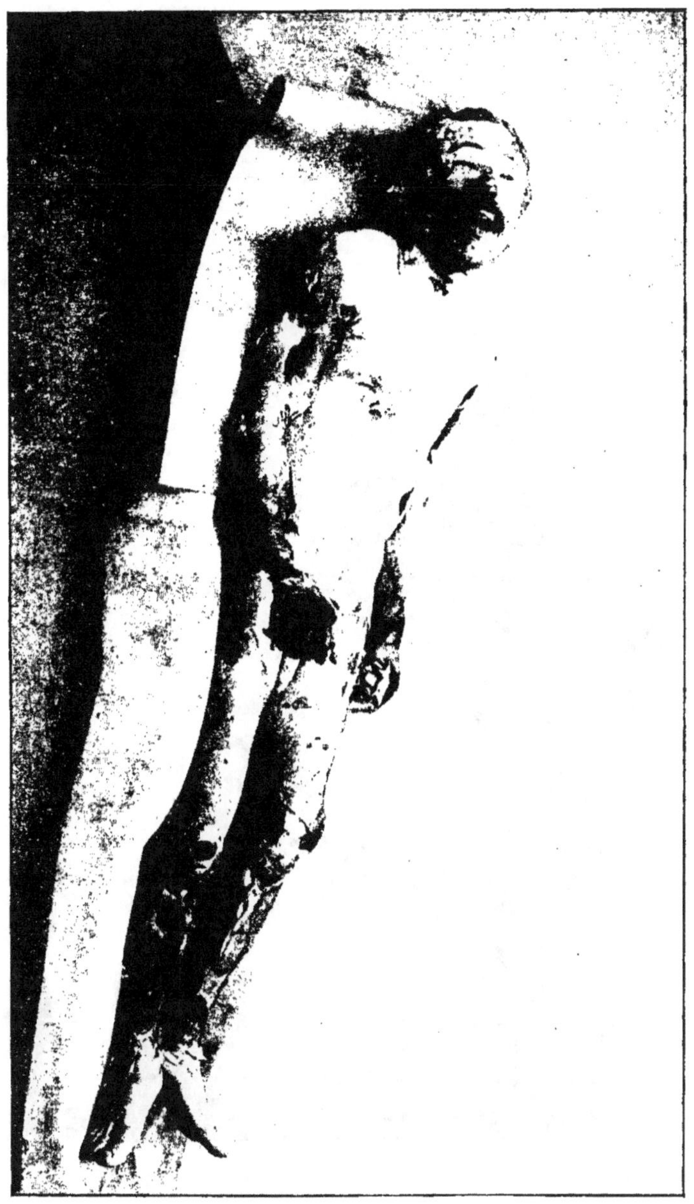

Fig. 10. — Concierge de l'usine de Joinville-le-Pont, écrasé, puis brûlé.

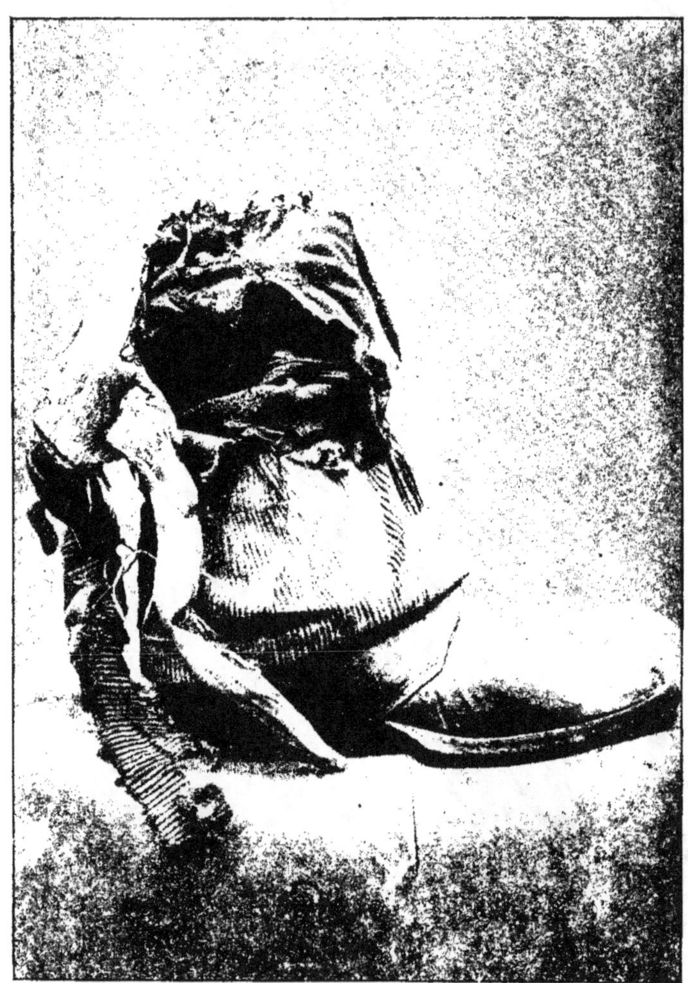

Fig. 11. — La jambe de Gaizeau avec la botte et le pantalon.

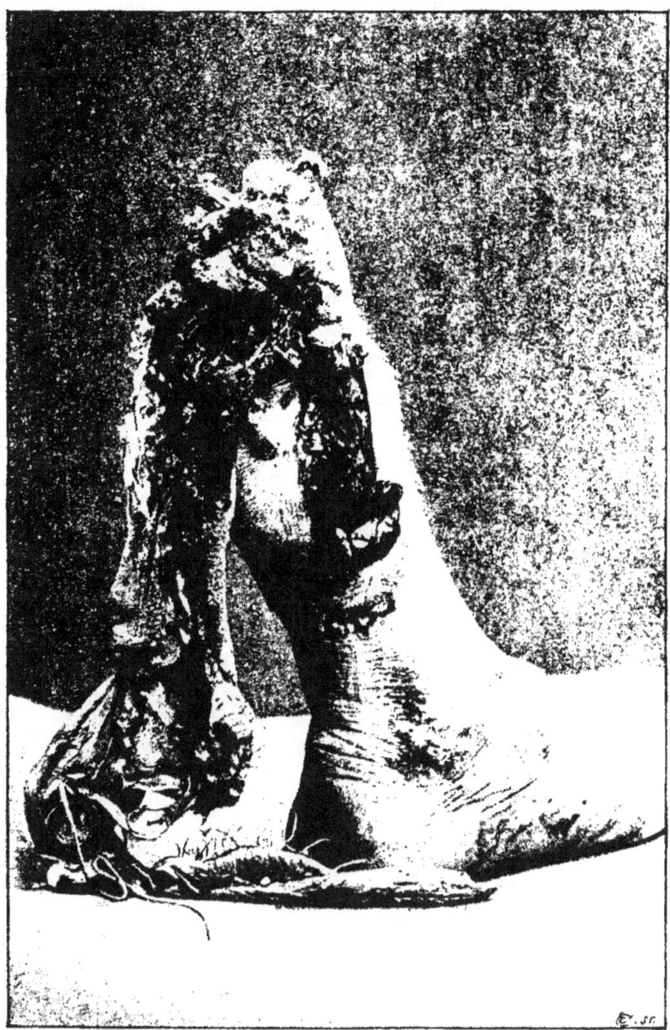

Fig. 12. — La jambe de Gaizeau, déshabillée.

tion césarienne, la femme mourut, l'enfant fut retiré vivant et vécut quelques instants.

La petite fille, qui avait été contusionnée, guérit.

Un ouvrier nommé Gaizeau, qui se trouvait dans une remise dont la porte était ouverte, a eu la jambe amputée au tiers moyen par une plaque détachée de la machine et horizontalement projetée contre lui. Cette plaque a coupé, par une section nette, la botte, le pantalon et le tibia et détaché jusqu'à ses insertions supérieures le triceps sural qui retombait en arrière en un large lambeau (fig. 11 et 12). On retrouva le pied et le bas de la jambe au milieu des décombres, quelques heures après l'accident. Gaizeau succomba à un phlegmon de la cuisse, le 20 février.

Enfin un employé fut tué dans son bureau, d'autres furent blessés, mais guérirent.

L'accident ne fit pas un plus grand nombre de victimes, parce que, au moment de l'explosion, les ouvriers avaient quitté l'usine pour prendre leur repas.

Je pourrais vous citer d'autres exemples d'explosion de machines à vapeur et en grand nombre. Mais la catastrophe de Joinville est typique; elle peut vous servir de modèle. Tous les accidents que ces explosions peuvent produire, s'y trouvent réunis.

VIII. — Explosions des appareils à chauffage par eau chaude.

Il faut placer à côté des précédentes les explosions des appareils à chauffage par eau chaude. Ces appareils se multiplient depuis quelques années et j'appelle spécialement votre attention sur eux, parce que vous pouvez plus tard, comme membres des commissions d'hygiène, être appelés à donner votre avis sur ce mode de chauffage et les conditions que vous devrez imposer aux appareilleurs.

Exigez toujours que la commission de contrôle des machines à vapeur donne son avis et appose son timbre officiel sur les appareils; c'est une garantie indispensable et elle ne coûte rien.

C'est pour avoir négligé cette garantie qu'est survenue l'explosion de l'église Saint-Sulpice.

L'explosion des appareils de chauffage par l'eau chaude a été bien étudiée par le Dr A. Guérard (1).

Je tiens à vous citer deux accidents :

Le premier eut lieu le 14 janvier 1850, à l'asile d'aliénés de Blois. Il y eut deux morts 2 .

Vous connaissez la disposition des appareils qui chauffent les maisons; vous savez que les tuyaux montent le long des murailles, jusqu'aux greniers. Tant que l'eau reste chaude, l'appareil fonctionne bien, mais le soir, quand le

(1) Guérard, *Sur les explosions des appareils à eau, employés pour chauffer et ventiler les édifices publics en particulier* (*Ann. d'hygiène publique et de méd. légale*, 1858, 2e série, t. IX, p. 380).

(2) *Annales des Mines*, 4e série, tome XX, p. 69. — Obs. 18.

feu s'éteint, l'eau se refroidit, surtout dans les étages supérieurs, et elle peut même, lorsqu'il fait froid, geler dans les tuyaux.

C'est ce qui est arrivé à Blois : La nuit du 13 au 14 janvier avait été froide, les conduites étaient gelées, et quand le lendemain matin on alluma le feu, l'eau dilatée par la chaleur ne trouvant plus d'issue les fit éclater.

Le second accident eut lieu le 8 janvier 1858, à l'église Saint-Sulpice, à Paris [1]. Il y eut cinq victimes, dont trois furent tuées sur le coup; les deux autres succombèrent quelques jours après.

L'abbé Moigno, qui a laissé un certain nom dans la science, comme directeur du journal *le Cosmos*, officiait. Tout à coup l'un des appareils de chauffage fait explosion. Ces appareils se composaient de deux petits poêles placés chacun dans une chapelle : l'un de ces poêles seulement éclata, il était placé à côté d'une chaire à prêcher : la chapelle fut immédiatement inondée, dans une hauteur de 30 à 40 centimètres, d'eau à 140 ou 160° ; la température de cette eau descendit très rapidement à 100°, ainsi qu'il arrive toujours quand l'eau surchauffée se trouve à l'air libre, mais au moment où elle s'échappa elle avait une température de 150° environ. La chaire à prêcher s'est brisée et les morceaux de bois, excessivement menus, sont devenus des projectiles qui ont blessé les fidèles.

Les lésions observées sur les victimes étaient des blessures causées par des fragments du poêle ou des débris de la chaire, et des brûlures: celles-ci ont été particulièrement graves et ce sont elles qui ont été la cause de la mort des cinq victimes.

Cet accident a beaucoup ému la population parisienne;

[1] Obs. 19.

l'enquête a démontré qu'il y avait eu dans la construction des appareils à chauffage, une économie mal entendue. Ils avaient été fabriqués par un entrepreneur de fumisterie, qui au lieu de se servir dans leur agencement de réservoirs cylindriques, avait employé des réservoirs cubiques qui coûtent moins cher. Ce vice de construction vouait d'avance ces appareils à l'explosion.

Ils n'avaient pas été soumis à l'acceptation de la commission des machines à vapeur.

IX. — **Explosions dans les mines**.

J'arrive à un autre point sur lequel je désire m'expliquer complètement, parce qu'il est encore mal connu des médecins. Je veux parler des explosions dans les mines.

Il semble tout d'abord que dans les mines le grand danger soit le grisou. Vous savez que le grisou est de l'hydrogène proto-carboné mélangé avec un peu d'acide carbonique et quelques traces d'oxyde de carbone. Il n'a ni odeur, ni saveur; rien ne révèle sa présence aux ouvriers ou aux ingénieurs.

Pour les uns, le grisou existe, dans des poches de la houille, depuis la formation de cette houille; un coup de pioche, ouvrant une fissure, le met en liberté. Pour les autres, le grisou est le résultat d'une combinaison chimique qui aurait lieu, au contact de l'air, dans les couches les plus superficielles du charbon.

Quoi qu'il en soit, lorsque le grisou a envahi la mine en grande quantité, si un ouvrier fait jaillir une étincelle en donnant un coup de pioche contre un silex, si un mineur, en dépit du règlement, allume sa lampe renversée ou tente de l'ouvrir pour allumer sa pipe, il se produit une explosion.

Malgré la faible différence qui distingue la densité du grisou et celle de l'atmosphère de la mine, le mélange de ces gaz ne se fait pas très facilement. En voulez-vous une preuve? Avant que Davy n'eût inventé la lampe qui porte son nom, il y avait, dans les mines, un homme appelé le *pèlerin*, qui circulant dans les galeries avec une torche allumée, y

brûlait en la promenant le long de la voûte de la galerie
le grisou qui avait pu se dégager.

Un ingénieur, Résal, a proposé de pratiquer dans les
plafonds des galeries des excavations dans lesquelles s'accu-
mulerait le gaz tonnant et où on le détruirait par le même
procédé.

L'expérience a été faite dans quelques mines; le grisou formait dans ces excavations comme une poche à laquelle on
mettait le feu et la galerie en était débarrassée.

Ce sont là, Messieurs, des procédés très dangereux. Il n'y
a pas seulement, dans les mines, un dégagement continuel,
mais lent, de grisou. Dans certains cas, le grisou arrive tout
à coup, en masse, et, fait assez singulier, si vous avez la
patience de rechercher quelle était, au moment des catastrophes minières, la pression barométrique, vous verrez que
le dégagement subit et en grande quantité du grisou coïn-
cide souvent avec un abaissement considérable de cette
pression.

Dans une explosion due au grisou, quelles sont les blessures?

Les mineurs ont coutume de dire : « *Mon camarade est mort,
parce qu'il a avalé le feu!* » L'expression est pittoresque, mais
elle n'est pas absolument juste. Le grisou, je vous l'ai dit,
n'a pas d'odeur. Lorsqu'il est mélangé à l'air respirable, il
pénètre dans les voies respiratoires et si l'explosion survient,
les bronches étant remplies de gaz tonnant, elle se poursuit
jusque dans les dernières ramifications bronchiques. Le mineur a plutôt rendu le feu qu'il ne l'a avalé. Ce fait a été
bien établi par le Dr Riembault, à qui j'emprunterai plus loin
la relation de la catastrophe du puits Jabin.

On fait rarement l'autopsie des ouvriers mineurs victimes
d'un coup de grisou. L'émotion de la population est trop
grande, la douleur est trop violente, le deuil est trop géné-

ral pour que l'on puisse songer à pratiquer une autopsie. Il semblerait que le médecin commet un sacrilège.

On en a fait cependant et on a toujours trouvé la muqueuse de la voûte du palais, du larynx et de la trachée couverte d'ulcérations et le poumon plein d'ecchymoses et de suffusions sanguines. On a surtout ouvert les chevaux qui ont péri dans des explosions de grisou. On a constaté des suffusions sanguines dans les poumons, des apoplexies pulmonaires que l'on doit attribuer à l'explosion des gaz introduits dans les voies aériennes.

M. Regnard a adopté lui aussi cette explication à la suite d'expériences qu'il a faites sur des chiens : Un chien attaché, respirait dans un sac en baudruche communiquant avec un gazomètre qui permettait de le remplir subitement d'un mélange fortement grisouteux ; l'animal faisait une vingtaine d'aspirations, puis, au moyen d'une étincelle électrique, on enflammait le mélange, et on provoquait l'explosion ; le sac éclatait et l'animal gisait inanimé sur le sol. M. Regnard a répété un grand nombre de fois cette expérience. Toujours il a trouvé le larynx, la trachée, les grosses bronches couverts d'ulcérations, de brûlures, d'ecchymoses et les poumons remplis de noyaux hémorrhagiques.

Les blessures sont nombreuses : ce sont des contusions, des fractures causées par les éboulements, les blocs de charbon, les boisages qui ont frappé l'ouvrier directement ou par la projection de celui-ci contre la paroi de la galerie ; ce sont des brûlures, relativement très superficielles. Les mineurs ont le corps nu jusqu'à la ceinture, ils sont couverts de sueur. On a expliqué le fait par cette sueur et par le fameux état sphéroïdal de Boutigny d'Évreux ; je ne saurais mieux comparer les brûlures du grisou qu'à celles des vapeurs d'éther ; c'est un flambage.

Les brûlures cutanées sont donc peu graves en général :

mais l'air contient une grande quantité de poussière de charbon, et cette poussière s'incruste sur la peau de ces hommes qui deviennent noirs et semblent avoir des brûlures au 3e degré. Lorsqu'on lave les corps, cet aspect noir disparaît en grande partie.

Même en ne tenant compte que de l'action du grisou, il se fait par inflammation superficielle du charbon en contact avec la flamme de l'explosion un dégagement considérable d'oxyde de carbone, et les ouvriers qui ont survécu aux autres dangers, succombent à l'intoxication oxy-carbonée.

Enfin, il peut y avoir une inondation des galeries par rupture de réservoirs d'eau.

Les explosions des mines ont donc souvent pour cause le grisou, mais le grisou n'est pas la cause unique de ces explosions, les fines poussières de la houille peuvent constituer un mélange explosible. C'est le Dr Riembault, de Saint-Étienne, qui le premier, je crois, a établi ce mode spécial des explosions de mines, à l'occasion de la catastrophe du puits Jabin survenue le 4 février 1876.

En raison de son importance nous reproduisons presque *in extenso* la note présentée en son nom par Claude Bernard à l'Académie des sciences (1) :

« Des faits certains, dit M. Riembault, démontrent que la poussière de charbon, fine, impalpable, suspendue et incorporée dans l'air, comme il arrive dans les houillères sèches, est explosible.

« Le 4 février, il est probable que du grisou en petite quantité (car un ventilateur puissant lance dans les travaux du puits Jabin 20 mètres cubes d'air par seconde et détermine un courant qui entraîne les gaz au fur et à mesure

(1) Riembault, *La Poussière de houille explosible* (*Comptes rendus de l'Académie des sciences*, 15 avril 1876, et *Annales d'hygiène publ. et de méd. lég.*, 1876, 2e série, t. XLVI, p. 526).

qu'ils se produisent et n'en permet pas l'accumulation), il
est probable, dis-je, que du grisou en petite quantité a été
enflammé sur un point, ce qui a mis le feu aux poudres
charbonneuses. Celles-ci, sous l'influence d'une température
élevée, dégagent les gaz qu'elles contiennent, lesquels gaz
font explosion au contact d'une flamme ; de là orage, tourbillon, soulèvement des poussières des galeries et entretien
par là même du fléau qui s'alimente en marchant et ravage
tous les travaux. Après la catastrophe, on a trouvé dans
toutes les galeries poudreuses du puits Jabin des croûtes de
coke adhérentes aux bois, aux parois, sur le sol ; elles man-
quent dans les galeries au rocher ; elles reparaissent là où
il y a du charbon. Ce coke est bien évidemment le résultat
d'une combustion de houille ; on ne peut donc pas révoquer
en doute l'inflammation des poussières. D'autre part, on sait
que le charbon du puits Jabin donne à une distillation complète 20 mètres cubes de gaz par 100 kilogrammes. Les
croûtes de coke, produites par une combustion imparfaite,
contenaient encore 15 mètres cubes de gaz par 100 kilogrammes. Donc une tonne de poussière soulevée et enflammée a donné 50 mètres cubes de gaz, c'est-à-dire un mélange
explosible de 500 mètres cubes environ. Ces chiffres sont si-
gnificatifs. En résumé, le coup de grisou a enflammé la poussière de charbon, qui a causé tout le mal ou à peu près.

« Le 4 février 1876. 211 ouvriers étaient dans les travaux
du puits Jabin, 186 ont péri sur place, 25 ont été retirés
vivants ; ceux-ci étaient tous atteints d'intoxication par les
gaz délétères, presque tous de brûlures, quelques-uns de
contusions, de fractures. 3 sont morts ; les autres sont guéris
ou en voie de guérison. Les morts qui sont restés dans la
mine ont péri asphyxiés ou empoisonnés par l'oxyde de
carbone. Fait : en décembre 1871, dans le même puits Jabin,
eut lieu une catastrophe analogue à celle du 4 février. 25 mi-

neurs se trouvaient dans des travaux qui ne furent pas atteints ; résolus à sortir, ils vinrent à la recette du puits du Gagne-Petit par où sortaient les gaz, le mauvais air ; on les trouva tous assis à terre, le dos appuyé au mur : ils étaient morts, et leurs lampes brûlaient entre leurs jambes, à un niveau plus bas que leurs têtes. Il ne pouvait donc être question d'asphyxie. Je ne vois que l'oxyde de carbone capable de pareils effets.

« Est-ce que, dans les coups de grisou, les ouvriers peuvent *avaler le feu* ? Oui, j'ai fait, il y a une dizaine d'années, une autopsie dont j'ai publié la relation. La muqueuse des bronches était brûlée. J'ai, en outre, cité plusieurs cas qui paraissent concluants, bien qu'ils n'aient pas été éclairés par l'examen nécroscopique... D'après l'explication que j'ai proposée, l'air contenu dans les poumons de l'ouvrier, faisant partie de l'atmosphère explosible, s'enflamme comme elle et par continuité. Les autopsies des victimes du 4 février ont du moins apporté un argument décisif en faveur de l'introduction directe des poudres de charbon dans les poumons. La trachée et les bronches, surtout chez les chevaux qui séjournent constamment dans les mines, en étaient remplies. »

L'expérience a démontré la justesse de l'hypothèse émise par le Dr Riembault. Des accidents tout à fait analogues se sont produits dans des mines où il n'y a jamais de grisou, car toutes n'en contiennent pas. Ainsi les mines de Saint-Étienne sont toujours grisouteuses, celles de Commentry le sont si peu qu'on y travaille à lumière nue, et qu'il n'y est jamais arrivé un accident.

Le 18 février 1891, une explosion a lieu au puits de la Machine, à Decize, dans la Nièvre ; elle fit quarante-cinq victimes. Le Dr Dejean m'a donné la relation de cet accident.

On travaille dans la mine à lumière découverte, on n'y a jamais employé la lampe de Davy.

Quelle a été la cause de la catastrophe? Les ingénieurs ont pensé qu'elle était due à deux coups de mine partis à intervalles trop rapprochés. Le premier avait soulevé une grande quantité de poussières de charbon, le second les a enflammées. Ces fines poussières forment donc des mélanges absolument détonants et produisent de l'oxyde de carbone en grande quantité.

Je vous ai dit qu'il y eu quarante-cinq morts : Dejean constata une fracture et quelques brûlures. Le plus grand nombre des mineurs succomba à l'intoxication oxy-carbonée.

Bien plus, à côté du puits de la Machine se trouve un autre puits communiquant avec celui-là par une petite galerie. Sur les six ouvriers qui travaillaient dans ce puits, trois sont morts; les trois autres ont pu être rappelés à la vie, par des inhalations d'oxygène et par tous les autres moyens mis en usage contre une intoxication par l'oxyde de carbone.

L'oxyde de carbone qui s'était dégagé dans le puits de la Machine avait pénétré dans le puits voisin.

Vous voyez donc que, alors même qu'il n'existe pas de grisou dans une mine, il peut se produire des explosions absolument pareilles à celles du grisou.

X.— Explosions des moulins et des boulangeries.

A côté des explosions dues dans les mines aux poussières
fines de charbon, il y a lieu de vous signaler les explosions
des moulins et des boulangeries, causées par la folle farine
qui se répand dans l'atmosphère.

En 1878, J.-B. Dumas a fait une communication à la Société
d'encouragement pour l'industrie nationale, à propos de la
destruction des moulins de Minneapolis; personne ne semblait
se douter alors que les farines pussent déterminer des explosions. Les moulins de Minneapolis étaient les plus grands du
monde; ils étaient actionnés par une dérivation d'une partie
des chutes du Mississipi. Ils firent explosion, la toiture des
bâtiments fut enlevée, un incendie se déclara et il y eut un
grand nombre de morts. On attribua l'accident à l'échauffement des meules qui tournaient avec une vitesse excessive.

A la suite de cette communication, Laboulaye a rappelé un
mémoire de Carnot, le fils du conventionnel, relatif à ce
genre de détonation. Il rendait compte d'une tentative de
Niepce qui avait proposé de faire actionner des machines
par des substances détonantes. Il avait remarqué que l'on
peut faire manœuvrer des pistons en faisant détoner de
la poudre de lycopode. On pouvait donc créer une force
motrice à l'aide de poussières et en provoquant leur détonation.

Dumas a refait les expériences de Carnot, non pas avec la
poudre de lycopode, mais avec de la folle farine, et il a obtenu les mêmes résultats. Il avait vivement insisté sur ce

point et il avait montré en outre que dans les grandes mi-
noteries en faisant marcher les meules de plus en plus vite,
la chaleur ainsi produite pouvait enflammer ces folles farines.

M. Bunel, architecte de la préfecture de police, a donné
la relation d'une explosion survenue dans une boulangerie
de la rue Croix-des-Petits-Champs (1). L'accident eut lieu

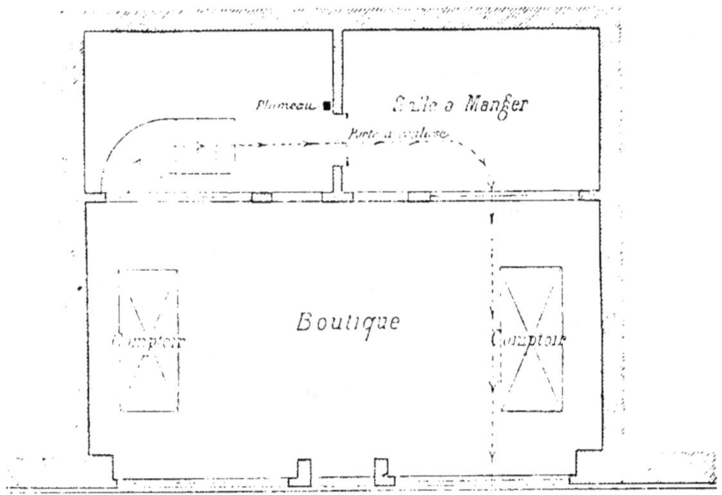

Fig. 13. — Plan de la boutique du boulanger.

le 25 mars 1889. La boutique du boulanger était complètement vitrée sur la rue ; elle était séparée d'une arrière-boutique par une cloison également vitrée. Cette arrière-boutique était divisée en deux pièces par un mur en maçonnerie
percé d'une porte à coulisse manœuvrant au moyen de
galets sur une cornière ; la première servait de salle à

(1) Obs. 12.

manger ; dans la seconde, en face de la porte, se trouve l'escalier qui descend au fournil (fig. 13 et 14).

Dans la cave, sous la boutique, était le fournil, avec le four, les supports à pannetons, etc.; sous l'arrière-boutique, en communication avec le fournil par une baie de 1 mètre environ, se trouvait le pétrin à farine, au-dessus duquel

Caves

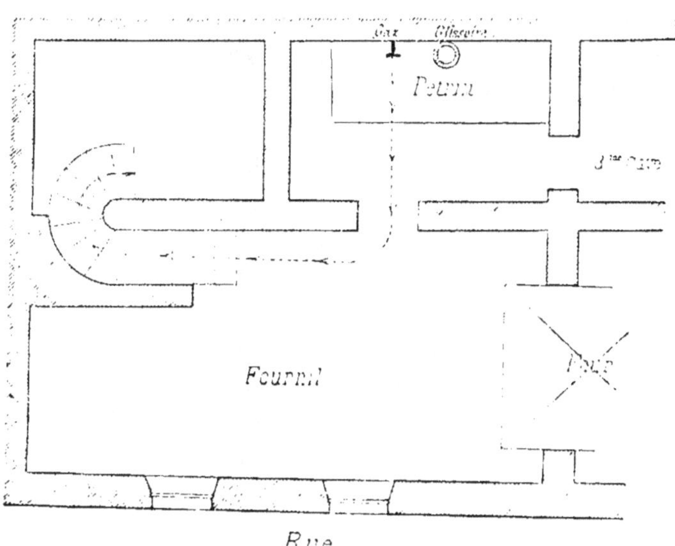

Fig. 14. — Plan de la boutique du boulanger.

aboutissait la glissoire qui amène la farine du deuxième étage. Un bec de gaz papillon brûlait à 60 centimètres de la glissoire, également au-dessus du pétrin. La glissoire était en métal, mais à son extrémité, près du pétrin, elle se continuait par un manchon, en grosse toile de $1^m,20$ environ. Grâce à ce manchon le boulanger pouvait diriger la farine dans les corbeilles ou dans un point quelconque du pétrin ; quand il voulait arrêter l'écoulement de la farine, il fermait

le manchon par une ligature ou par un simple mouvement
de torsion.

Le mouvement de torsion fut-il trop fort? la toile était-elle
usée? le manchon se déchira, un jet de farine se répandit
dans l'atmosphère de la cave au pétrin. Au contact du bec
de gaz, la folle farine prit feu; le boulanger environné de
flammes put, heureusement, se jeter dans une troisième
cave, dont la porte était près du pétrin, mais la flamme se
précipita dans le fournil, s'échappa par l'escalier, brisa et
renversa la porte à coulisse dans la salle à manger, passa, à
travers la cloison vitrée, dans la boutique dont elle fit voler
la devanture en éclats.

Des passants furent blessés. L'ouvrier boulanger avait été
assez grièvement brûlé : il garda le lit plus d'un mois.

Le boulanger a évalué à 200 kilogrammes la quantité de
farine qui a fait irruption dans le fournil par la déchirure du
manchon et qui a ainsi disparu.

Les lésions constatées dans ces accidents sont surtout des
brûlures; il peut y avoir des contusions et même des fractures, lorsque les individus sont projetés contre des portes,
contre des murs, ou des blessures produites par des débris
de glaces.

MM. Béthouard, Vaury et Villiers (1) ont recherché les causes
de l'explosion et de l'incendie des Grands Moulins de Corbeil
survenus le 30 mai 1892. Tous les hommes employés au
nettoyage avaient été brûlés en quelques secondes, trois
d'entre eux étaient morts sur le coup.

Comme dans le cas précédent une lumière à feu nu placée
dans un endroit où, pour procéder au balayage, on avait
soulevé une grande quantité de poussière, avait suffi pour

(1) Obs. 13.

provoquer une explosion. La déposition d'un des ouvriers ne peut laisser aucun doute. « Je me trouvais, dit-il, dans la chambre à poussière, occupé au nettoyage avec quelques camarades. Tout à coup, j'ai vu quelques flammèches sortir de la lanterne fixée au mur et lécher les parois de celui-ci. Ces flammèches avaient d'abord peu de dimensions, puis, petit à petit, prenaient de l'extension. J'ai cherché à éteindre ce feu qui prenait à la poussière fixée au mur, mais je n'en ai pas été maître ; en un clin d'œil tout le mur a été envahi, puis le plafond, et enfin l'explosion s'est produite. Je ne puis dire comment cela s'est passé ensuite ; lorsque la façade a été écroulée j'avais perdu la tête, etc. »

En résumé, qu'il s'agisse de poussière de charbon dans les mines, de farine, de poussières de blé, il semble bien que dans un premier temps quelques poussières prennent feu au contact d'une lumière, puis que, soit par surélévation de la température, soit par toute autre cause, l'explosion se produit.

XI. — Substances explosives.

Les substances explosives utilisées dans l'industrie, dans l'art militaire et dans un but criminel sont extrêmement nombreuses. Leur nombre s'accroît tous les jours.

Leur puissance et la chaleur qu'elles produisent par détonation sont très variables.

Je mets sous vos yeux un tableau (page 73) qui donne la chaleur dégagée par ces explosifs et le volume des gaz produits (1).

Je ne vous exposerai que les effets produits par les explosifs qui ont provoqué des expertises médico-légales, c'est-à-dire

> le *fulminate de mercure,*
> le *chlorate de potasse,*
> le *picrate de potasse,*
> la *dynamite ;*

à propos de cette dernière, je vous dirai quelques mots de la mélinite, de la nitroglycérine, des poudres dites : poudre verte, poudre Favier, etc.

1. Fulminate de mercure. — Cartoucheries. Dépôts d'amorces.

Le *fulminate de mercure* est connu depuis longtemps; il a produit un grand nombre d'accidents et son actif compte quel-

(1) *Grande Encyclopédie.* Article EXPLOSIF, p. 900.

NATURE de la matière explosive.	FORMULE.	POIDS correspondant à la formule.	CHALEUR DÉGAGÉE à volume constant par kilogramme.	VOLUME des gaz permanents (1) pour 1 kilogramme.	PRESSION spécifique d'après l'expérience (3) (1 gramme dans un cc.)	VITESSE de l'onde explosive par seconde.
		gr	cal	litres	atmosphères.	mètres
Oxygène et hydrogène....	$H^2 + O^2$.	18	3.833 eau liquide. 3.278 eau gazeuse (1).	1.240	11.960	2.810
Chlore et hydrogène......	$H + Cl$.	36,5	603	610	4.940	»
Oxyde de carbone et oxygène...............	$C^2O^2 + O^2$.	46	1.483	480	4.540	1.089
Formène et oxygène......	$C^2H^4 + O^8$.	80	2 669 eau liquide. 2.419 eau gazeuse (1).	840	11.420	2.287
Acétylène et oxygène.....	$C^4H^2 + O^{10}$.	106	3.001 eau liquide. 2.907 eau gazeuse (1).	630	8.630	2.482
Éthylène et oxygène	$C^4H^4 + O^{12}$.	124	2.753 eau liquide. 2.952 eau gazeuse (1).	720	9.940	2.209
Cyanogène et oxygène....	$C^4Az^2 + O^8$.	116	2.263	580	8.760	2.195
Sulfure d'azote..........	AzS^2.	46	694	485	8.270	»
Nitroglycérine............	$C^6H^2(AzO^8H)^3$.	227	1.579 eau liquide. 1.480 eau gazeuse (1).	713	10.950	5.000 (dynamite à 75 °/₀)
Nitromannite............	$C^{12}H^2(AzO^6H)^6$.	452	1.526 eau liquide. 1.459 eau gazeuse (1.	692	11.500	»
Poudre-coton............	$C^{24}H^{18}(AzO^6H)^{11}O^{18}$.	1.143	1.074 eau liquide. 1.022 eau gazeuse (1.	839	10.000	5 à 6.000
Picrate de potasse.......	$C^{12}H^2K(AzO^4)^3O^2$.	267	781	549	5.600 n - 0.14	»
Fulminate de mercure....	$C^4Hz^2Ag^2O^5$.	284	463 349 mercure gazeux 2).	314	6.200	
Azotate de diazobenzol....	$C^{12}H^4Az^2, AzO^6H$.	167	688	818	27.470(4) vers 7.600	•
Poudre de guerre........	74.7 nitre. 10,1 soufre. 14,2 charbon. 1,0 eau.	»	720 à 738.	278 à 263	2.193 n - 0.68	•

(1) Ce volume représente le volume réduit. Dans les cas où l'explosion développe de la vapeur d'eau, le volume de celle-ci est compris dans le volume réduit, quoique, en fait, elle ne soit gazeuse qu'à une température t, supérieure à ue, c'est-à-dire que le volume assigné à la vapeur d'eau doit être multiplié par $1 + \frac{t}{273}$, t étant la température produite au moment de l'explosion. Mais alors la chaleur dégagée doit être diminuée de la chaleur absorbée par la vaporisation de l'eau, quantité que j'ai admise égale à 10.000 cal. pour 18 gr. d'eau, afin de simplifier. On néglige d'ailleurs la dissociation, les données précises pour l'évaluer faisant défaut. — (2) Le mercure est supposé gazeux, c'est-à-dire pris à une température supérieure à 360°. Le volume réel est dès lors $36\left(1 + \frac{t}{273}\right)$. La chaleur dégagée a été diminuée de la chaleur de vaporisation du mercure. — (3) Cette pression représente la limite vers laquelle tendent les pressions observées sous une densité de chargement $\frac{1}{n}$, 1 gr. de matière dans n cc., lorsque n tend à l'unité. Dans le cas où il se produit un résidu non volatil, le volume de ce résidu doit être retranché de n, par exemple avec la poudre noire et avec le picrate de potasse. — (4) Dans son propre volume, c'est-à-dire pour une densité de chargement $\frac{1}{n} = 1.73$.

ques méfaits criminels. C'est le plus puissant des explosifs. Quand on le fait détoner dans son propre volume, sa force d'explosion est, d'après M. Vieille, l'inventeur de la poudre sans fumée, de 28.750 kilogrammes par centimètre carré. C'est une puissance formidable d'expansion, supérieure à celle de tous les explosifs connus. Le fulminate de mercure éclate au moindre choc, au contact d'une étincelle électrique, d'une mèche allumée ; mélangé à dix centièmes d'eau, il se décompose sans détonation.

Aussi les accidents dus au fulminate de mercure sont-ils très fréquents. Ils se produisent souvent dans les cartoucheries ou dans les dépôts de cartouches. Nous nous trouvons par suite en présence d'accidents qui ont lieu dans des ateliers de fabrication où beaucoup d'ouvriers sont employés.

Nous nous heurtons, à ce propos, à une idée singulière qu'ont professée autrefois les personnes chargées de donner l'autorisation nécessaire à l'établissement de ces cartoucheries. On a cru, et quelques personnes croient encore, que plus les parois de ces ateliers sont épaisses, moins le danger est grand, en cas d'explosion. Il existe un arrêté, daté du commencement du siècle, par lequel on exigeait que les murailles eussent 1^m,50 d'épaisseur. Loin de diminuer le péril, l'épaisseur des murs l'aggrave dans de fortes proportions, car, alors, l'explosion devient formidable et l'effondrement de ces énormes masses de pierre augmente le nombre des victimes.

Aujourd'hui, on est revenu à des idées plus rationnelles On éloigne les cartoucheries des habitations, on les isole dans la campagne ; les bâtiments sont construits en bois, ils sont très légers, de sorte que leur écroulement ne détermine pas, au moment d'une catastrophe, de graves blessures.

Lorsqu'une cartoucherie saute, il y a presque toujours

deux explosions successives : la première, peu violente en général, est produite par la déflagration des matières soumises à la manipulation ; la seconde, plus grave que la première, est produite par l'explosion des matières emmagasinées.

Les lésions sont : les blessures des ouvriers atteints par les objets projetés par l'explosion, par la chute des bâtiments ; des contusions analogues, quand ils sont lancés contre les murailles ; et des brûlures.

Lorsque l'accident se produit alors qu'une certaine quantité de fulminate de mercure, 40, 50 grammes, fait explosion subitement, le corps de la victime est mutilé.

Le 9 novembre 1881, j'ai eu à procéder à l'autopsie d'un jeune homme qui dans un but suspect préparait du fulminate de mercure (1). La tête était ouverte en deux fragments, les yeux avaient disparu, on voyait à nu le cerveau, le pharynx. Les autres lésions résultaient de brûlures et de la projection des fragments de l'appareil dans lequel il faisait cette préparation. Il semble qu'au moment de l'accident cet homme était à genoux, la tête penchée sur le récipient.

Comme médecins légistes civils, nous sommes plutôt mêlés aux accidents qui se produisent dans les dépôts d'artificier, les dépôts de cartouches ou d'amorces.

Le 12 juillet 1859, il y eut une explosion dans un dépôt d'artifices, appartenant au sieur M... ; on y préparait les pièces qui devaient figurer au feu d'artifices du 15 août. J'étais alors interne de Lorain, qui fut chargé de l'expertise, et j l'accompagnai dans la visite qu'il fit sur le lieu de l'accident.

La figure 15 montre la disposition de l'établissement, composé d'un pavillon d'habitation, d'un laboratoire, d'un ate-

____

(1) Obs. 24.

lier et d'un magasin, celui-ci placé à angle droit avec l'atelier ; tous ces bâtiments étaient séparés les uns des autres.

L'explosion eut lieu dans le laboratoire, où travaillaient quatre femmes.

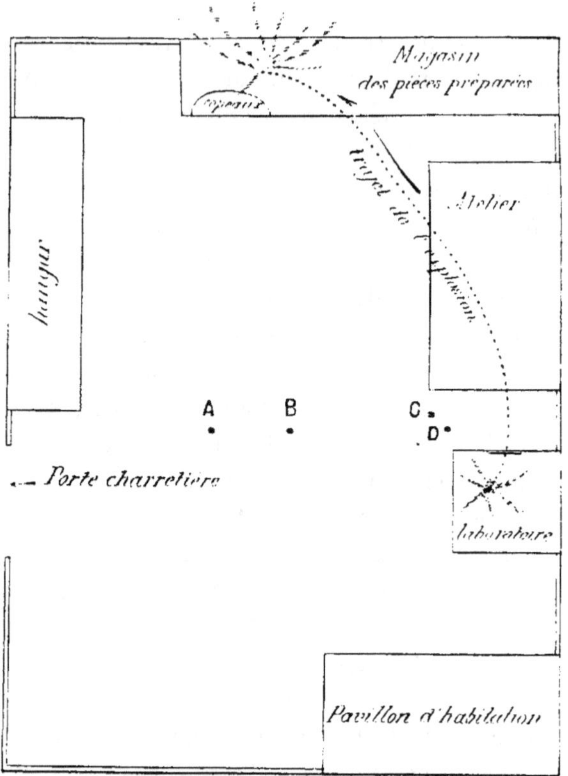

Fig. 15. — Plan de la fabrique d'artifices du sieur M...
A, B, C, D, places occupées par les ouvrières au moment de l'explosion.

D'après le témoignage de celles qui ont survécu, ces femmes ont vu venir l'explosion, provoquée par un commencement d'incendie : de l'alcool, placé près du fulminate de mercure, avait pris feu. Les ouvrières se sont sauvées et ont toutes pu quitter le laboratoire ; la première (A) n'a eu que le derrière de sa jupe légèrement roussi, elle se dirigeait vers la porte de l'établissement ; la seconde (B) a été renversée sur le sol et a eu un bras arraché ; les deux autres (C et D) ont été tuées sur le coup ; elles étaient à 10 mètres de distance l'une de l'autre.

Les cloisons du laboratoire ont été éventrées, ainsi que le mur de l'atelier qui fait face au laboratoire ; les gaz explosifs ont pénétré dans cet atelier, l'ont traversé obliquement, sont entrés dans le magasin, où beaucoup de pièces d'artifices étaient déjà prêtes, et y ont produit une nouvelle explosion qui a détruit le mur extérieur de ce magasin. Le laboratoire a pris feu, mais il n'a pas été lancé en l'air.

En 1878, une explosion terrible eut lieu, rue Béranger, en plein Paris, dans un dépôt d'amorces pour les fusils d'enfant (1). M. Mathieu, à qui appartenait ce dépôt, était sorti et allait prendre l'omnibus au coin de la rue du Temple et du boulevard ; il entend le bruit de l'explosion et pensant immédiatement que l'accident devait s'être produit chez lui, il se hâte de revenir.

La boutique de M. Mathieu avait une profondeur de 6 mètres : c'est là qu'eut lieu la première explosion : la seconde se fit dans le magasin situé derrière la boutique : la maison avait été soulevée, et elle était retombée, à moitié écroulée ; un fait peut vous donner une idée de la puissance d'expansion de l'explosion. La pierre, en marbre des Pyrénées, qui formait le seuil de la boutique de M. Mathieu et qui avait 1^m,40 de longueur, a été descellée, arrachée ; elle a été transportée, par-dessus la rue, à travers la porte cochère ouverte de la maison sise en face jusqu'à un jardin distant de 40 mètres du lieu de l'accident.

(1) P. Brouardel, *Étude médico-légale sur la combustion du corps humain* (*Ann. d'hyg.*, 1878, t. L, p. 509).

Le nombre des victimes a été, à ma connaissance, de 28, dont 14 morts (1). Elles peuvent être réparties, au point de vue des lésions, de la façon suivante :

A. *Lésions par brûlures:* morts 2, blessés 4.

B. *Lésions dues à l'explosion :* morts 2, blessés 2.

C. *Lésions par écrasement :* morts 10, blessés 8.

Qu'est-ce qui s'était passé ? M. Mathieu disait avoir eu chez lui, et l'enquête l'a prouvé, 2 kilogrammes de fulminate de mercure, inégalement répartis; il y en avait environ 200 grammes dans la boutique ; le reste était dans le magasin, dans une caisse d'amorces, et devait être expédié le lendemain pour l'Amérique.

Mme Mathieu a été trouvé morte, dans la boutique, à côté du comptoir, mis en miettes. Elle avait été déshabillée par l'explosion : elle avait encore ses bas retenus par des jarretières et, autour du cou, un galon qui garnissait son caraco : elle était nue ; son corps était couvert de phlyctènes, non entourées d'aréoles rouges, comme si elle avait été brûlée alors que le cœur ne battait plus.

Il se fait dans ces explosions une énorme dilatation de gaz. M. Sarrau, ingénieur des poudres et salpêtres, qui fut commis avec moi, a déclaré que la température s'était élevée subitement à 2,000°. Quand on pense à la quantité de gaz donnée par un kilogramme de fulminate de mercure et qu'on tient compte de la dilatation provoquée par une élévation de ces gaz à 2,000° de température, on comprend la violence indescriptible de ces explosions.

A côté du cadavre de Mme Mathieu, on a retrouvé une lampe à pétrole. Est-ce en l'allumant qu'un commencement d'incendie a fait détoner un paquet de cartouches ? Est-ce en tombant qu'un choc a déterminé ce premier accident ? on ne sait.

(1 Obs. 23.

La bonne, qui se trouvait dans le magasin, était mutilée ;
la tête avait disparu, ainsi que les intestins. Le cœur, les
poumons, la colonne vertébrale, étaient à nu. La colonne
vertébrale était hérissée de morceaux de carton provenant
des amorces ; ils étaient enfoncés dans les os à 4 ou 5 millimètres de profondeur. Songez à la faible masse d'un de ces
morceaux de carton et à la violence avec laquelle ils ont dû
être projetés pour pénétrer dans les os du rachis.

Les gaz explosifs ont naturellement fait irruption sur la
voie publique : ils ont rencontré une jeune fille, qui était enceinte ; au moment où le feu a passé, elle a instinctivement
froncé les sourcils et fermé les paupières, afin de préserver
les yeux. Vous savez qu'il n'est possible d'exécuter ce
mouvement qu'en plissant la peau du visage. La partie supérieure de ces plis a été flambée, les intervalles sont restés
blancs. Le visage de cette jeune fille avait l'air d'un soleil de
sacristie. La grossesse a du reste normalement évolué.

Le concierge de la maison en face mangeait sa soupe. Il
levait le bras pour porter la cuillère à la bouche. Le bas de
la figure protégé par ce mouvement du bras n'a pas été
touché, mais le haut du visage a été brûlé, et cet homme
ayant énergiquement contracté les muscles du front et des
orbites au moment du passage de l'air enflammé, il présentait, lui aussi, sur le front des traînées de peau saine et
autour des yeux des lignes rayonnantes à peu près intactes. Il a eu en outre un œil perforé par un éclat de verre
et il a perdu l'autre plus tard par le développement d'une
ophthalmie dite *sympathique*. Les éclats des vitres de sa
fenêtre, réduites en fines poussières, ont criblé la figure et
la main droite.

Deux autres personnes qui passaient dans la rue ont eu la
membrane du tympan perforée et sont restées sourdes.

Les personnes qui se trouvaient dans la maison sinistrée,

ont été tuées par écrasement : elles avaient des fractures du crâne, des fractures du fémur, de la colonne vertébrale, et même du bassin.

Je n'insisterai pas davantage sur cet accident de la rue Béranger : mais je vous le rappelerai en vous parlant de certaines tentatives criminelles.

Le fulminate de mercure est donc un engin explosif terrible; il a souvent été employé dans un but criminel, malgré le danger de son maniement. Les anarchistes connaissent d'ailleurs fort bien ce danger, et, dans le *Manuel allemand du parfait anarchiste*, il est recommandé aux compagnons de ne se servir de cet engin qu'avec une grande prudence et surtout d'éviter de se laisser prendre : parce que le bourgeois est bien plus surexcité, bien plus nerveux, tant qu'il ignore qui a fait le coup, tandis que si l'auteur de l'explosion est connu, sa terreur se calme plus vite.

La première tentative criminelle faite à l'aide du fulminate de mercure a été dirigée le 14 janvier 1858 contre l'empereur Napoléon III (1). Elle est connue dans l'histoire sous le nom d'*attentat d'Orsini*. L'empereur se rendait à l'Opéra, en voiture, lorsque dans la rue Le Peletier trois bombes lancées contre lui firent explosion; une quatrième ne détona pas.

Les bombes fabriquées par Orsini avaient la forme d'un petit œuf d'autruche ; elles étaient en fonte et avaient 12 centimètres de haut sur 7 de large. Les parois avaient une épaisseur de 3 centimètres, sauf à la partie supérieure où cette épaisseur était réduite à 5 millimètres, de façon quel en tombant, la bombe frappait toujours le sol par sa partie inférieure plus lourde ; sur cette partie inférieure re-

(1) Obs. 25.

posaient 25 cheminées munies de capsules ; le reste de la
bombe était rempli par du fulminate de mercure : il y en
avait 135 grammes dans chacune. Le choc de la bombe sur
le sol faisait détoner les capsules, ce qui déterminait l'explosion du fulminate. Les trois bombes, en éclatant, proje-
tèrent de 7 à 800 fragments. La voiture de l'empereur reçut
76 projectiles, les deux chevaux de la voiture en reçurent 40 ;
les 24 chevaux de l'escorte, 125. Il y eut 9 morts et
156 blessés.

Sur ces 156 individus blessés, on constata l'existence de
511 plaies ; deux personnes en avaient plus de vingt, les
autres en avaient de une à douze.

Les caractères de ces plaies sont assez curieux. Amb.
Tardieu, qui fut chargé de l'expertise, en a donné la description (1).

Les blessures sont nettes, comme celles qui sont faites avec
des grains de plomb. Les projectiles n'avaient pas pénétré
très profondément, et n'avaient pas causé de grands désordres. Les personnes qui ont succombé avaient été, presque
toutes, frappées à l'abdomen.

Eh bien, Messieurs, il paraît que les bombes Orsini n'é-
taient pas de bonnes bombes. Johann Most, l'auteur de la
Tactique révolutionnaire ou, si vous aimez mieux, du *Guide
allemand du parfait anarchiste*, leur adresse de nombreuses
critiques.

La paroi supérieure de la bombe, qui n'a que 5 millimètres d'épaisseur, est trop faible : les éclats sont donc trop
petits ; il n'y a eu du reste que 9 morts, ce qui n'est pas
assez. Les parois de la bombe doivent avoir partout au
moins 3 centimètres d'épaisseur ; les bombes Orsini étaient
en fonte. Cette enveloppe n'est pas assez résistante ; l'auteur

(1) Tardieu, *Annales d'hyg. pub. et de méd. légale*, t. IX, p. 395, et
Étude médico-légale sur les blessures, Paris, 1879, p. 298.

de la *Tactique révolutionnaire* conseille des enveloppes de fer et mieux encore de zinc, qui peuvent être fabriquées dans un appartement quelconque, sans difficultés.

La charge de fulminate était trop forte ; elle a divisé les bombes en fragments insignifiants, qui ont fait des blessures trop anodines.

Je vous signale ces critiques, parce que la brochure allemande, et une brochure française, de même tendance, intitulée *l'Indicateur anarchiste*, les ont largement popularisées. Elles ont été écrites par des personnes très au courant de toutes les questions de la chimie, de la mécanique et de la balistique. La fabrication sans danger de la nitroglycérine et des autres agents explosifs y est expliquée dans ses moindres détails.

Le fulminate de mercure a encore été employé dans d'autres occasions.

Il y a quelques années, des volumes explosifs furent adressés à Mme Constans, dont le mari était alors ministre de l'intérieur, à M. Treille, médecin en chef des colonies, et à M. Étienne, sous-secrétaire d'État aux colonies. Ces volumes étaient des missels. Le bord des pages avait été conservé, le milieu en avait été évidé de façon à former une cavité, dans laquelle avait été déposée une boîte contenant du fulminate de mercure, des clous et d'autres projectiles. Les pages étaient, toutes, collées par leur bord. Si on avait tenté d'ouvrir ces volumes, une sorte de cosaque, en se déchirant, faisait détoner un peu de fulminate qui mettait le feu à la boîte déposée dans le livre et provoquait son explosion.

Ces missels n'ont pas fait explosion ; comme les personnes à qui ils furent envoyés ne les attendaient pas, elles se méfièrent ; divers attentats avaient été récemment commis, les livres furent envoyés au Laboratoire municipal et détruits.

Depuis la découverte de la radiographie, MM. Ch. Girard et
Bordas ont eu l'idée de reconstituer ces livres et de les sou-

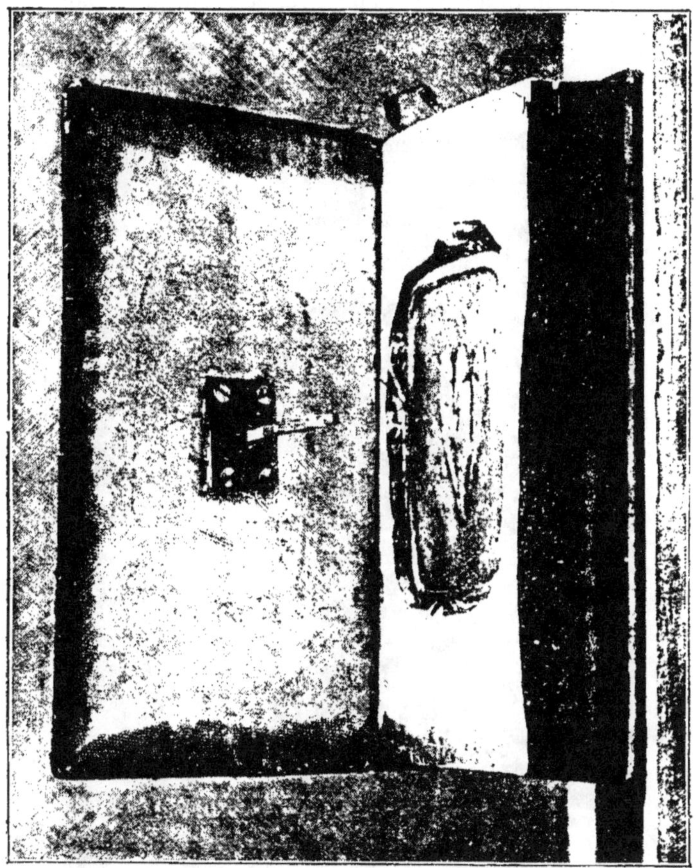

Fig. 16. — Livre explosif, d'après une photographie de M. Bordas.

mettre à la photographie par les rayons Roentgen (1). Cette
opération a permis de se rendre compte, non seulement de
la nature suspecte des livres, mais encore de leur contenu.

(1) Voy. F. Bordas, *Les rayons Roentgen et leur application en médecine légale* (*Annales d'hygiène*, 1896, t. XXXV, p. 385).

La photographie laisse nettement voir la boîte encastrée à l'intérieur des feuillets, et de plus, les chimistes ont reconnu la présence du fulminate de mercure, cette substance laissant

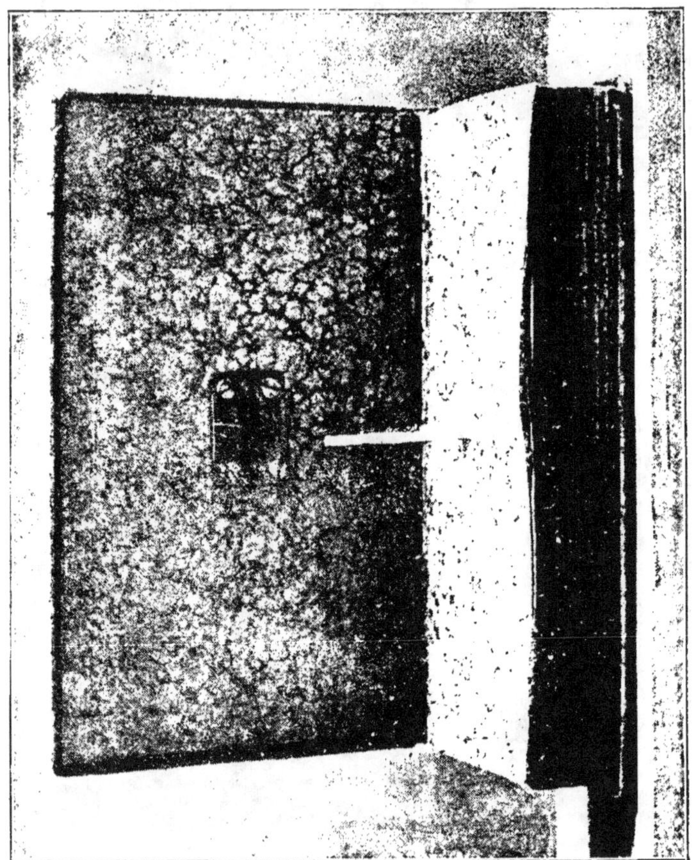

Fig. 17. — Livre explosif, d'après une photographie de M. Bordas.

très difficilement passer les rayons Roentgen (fig. 16 à 18).

Continuant leurs expériences, MM. Girard et Bordas ont reconstitué divers engins de diverses natures, qu'ils ont photographiés ensuite et dont nous donnons une reproduction.

C'est d'abord une boite de la dimension adoptée par les auteurs des derniers attentats, la boite fermée, qui rappelle la boite de conserves de l'attentat de Terminus (fig. 19).

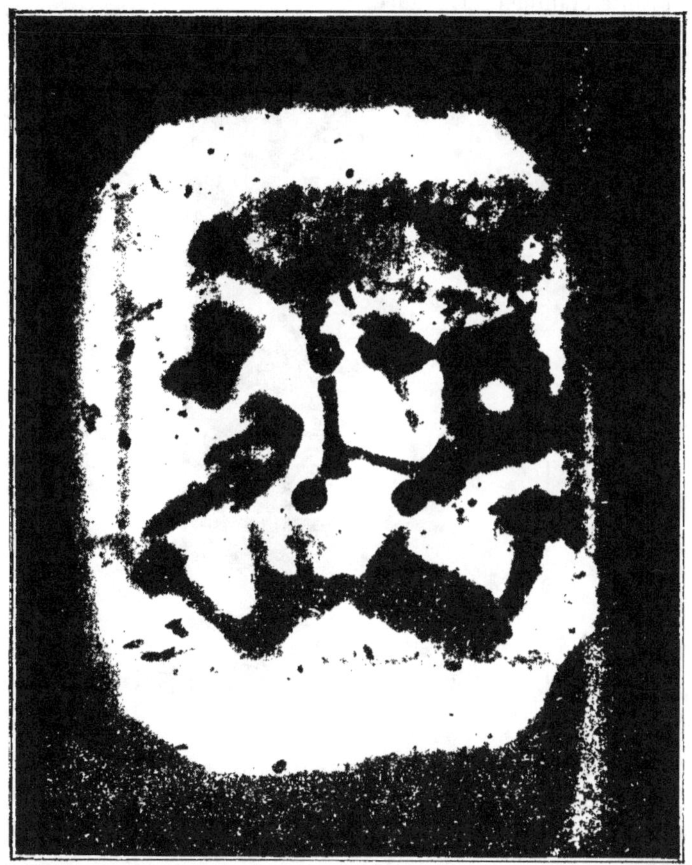

Fig. 18. — Livre explosif, d'après une radiographie de M. Bordas.

La même boite a été photographiée par les rayons Roentgen (fig. 20).

Les parois ont disparu sous l'action des rayons et l'intérieur apparait.

La boîte était chargée de poudre de chasse ; on voit également un tube à renversement contenant de l'acide sulfurique et un mélange de sucre et de chlorate de potasse, lequel devait enflammer la poudre.

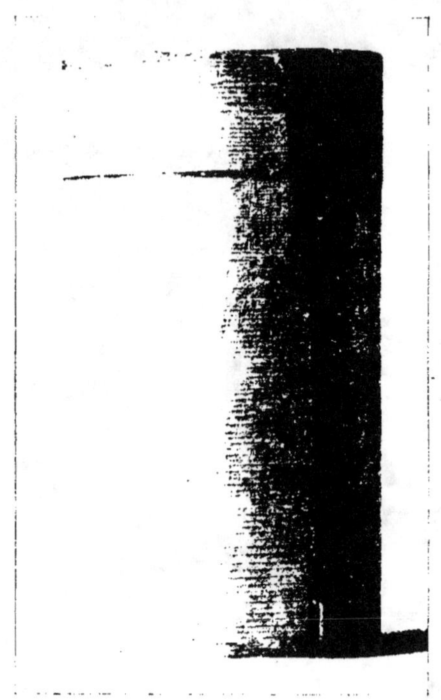

Fig. 19. — Boîte, enveloppe extérieure photographiée.

Il est arrivé souvent que ces sortes de colis contenaient des engins, ou n'en contenaient pas. Mais comment examiner des colis suspects du genre de celui que l'on voit figure 21, qui semble une innocente caissette ?

Il suffirait encore de le soumettre à l'action des rayons Roentgen et l'on aurait l'image, qui est de dimension plus grande que la première, mais qui n'est absolument que la caissette dont le contenu n'échappe pas à l'investigation des rayons X (fig. 22).

L'image semble tout à fait inattendue, avec ses clous si

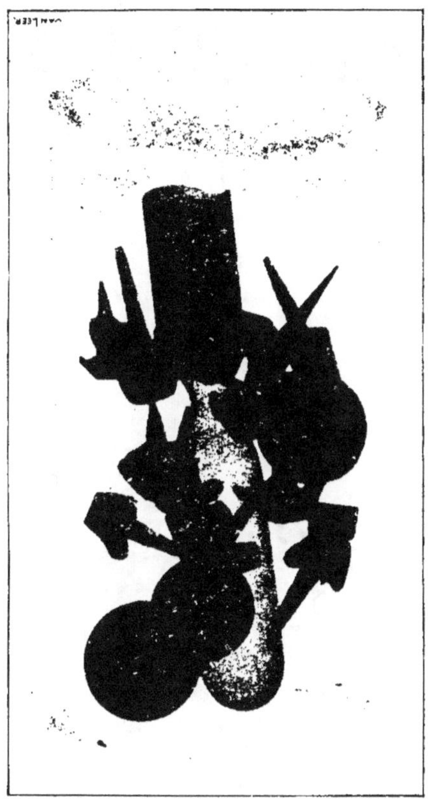

Fig. 20. — La même boîte, radiographiée.

minutieusement reproduits, et jusqu'aux taches de cire qui cachettent la boîte en haut et en bas. Le bois, qui constitue l'enveloppe extérieure, a disparu ou du moins il n'a laissé que la trace qu'on aperçoit, qui ne gêne pas pour la vue des objets insolites dont cette caisse-engin était garnie.

La photographie laisse voir l'intérieur de l'engin, chargé aussi de poudre de chasse, de clous, de balles, au milieu desquels on aperçoit un tube de verre contenant de l'acide sulfurique.

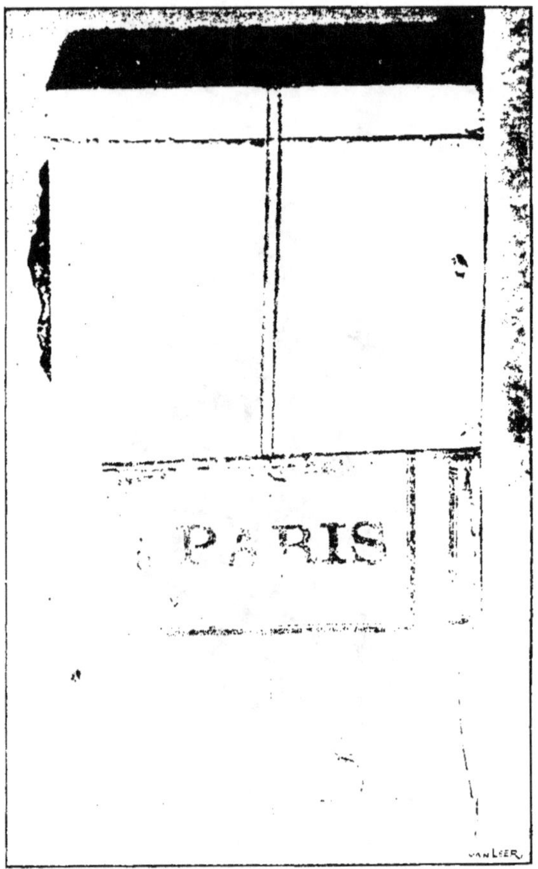

Fig. 21. — Boîte, enveloppe extérieure photographiée.

Une ficelle attachée à la face intérieure du couvercle avait son autre chef attaché à la partie effilée d'un tube à essai contenant de l'acide sulfurique.

Lorsque l'on ouvrait la boîte, la ficelle brisait le tube effilé

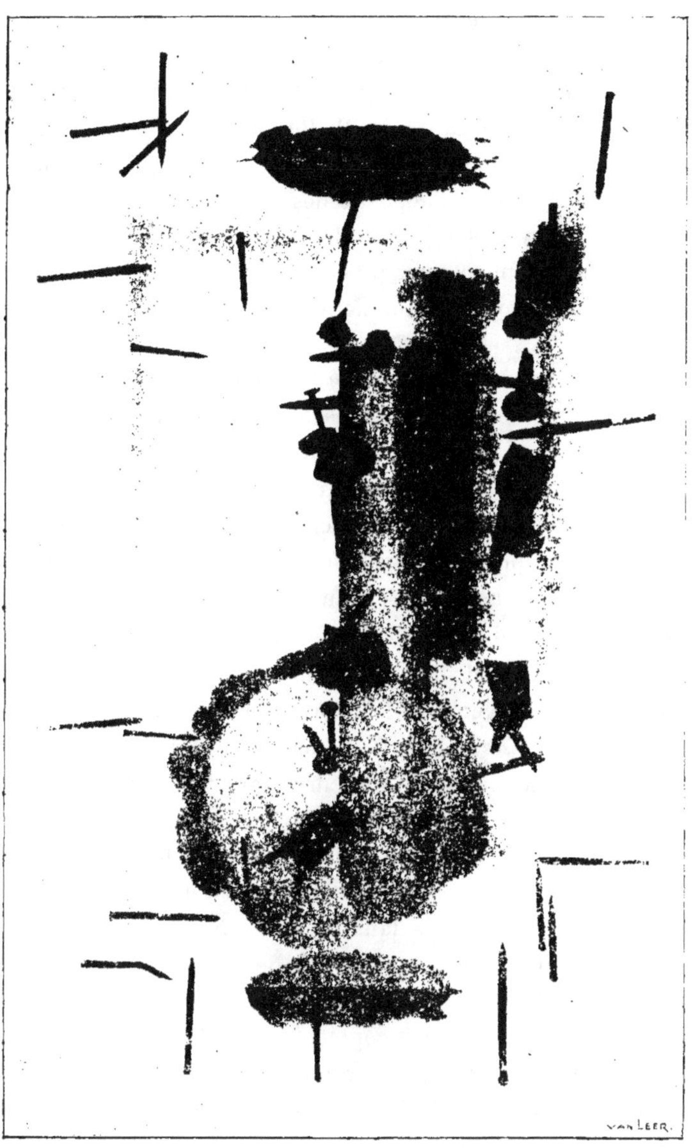

Fig. 22. — La même boîte, radiographiée.

et l'acide sulfurique se répandait sur le mélange de sucre et
de chlorate et amenait l'explosion.

Je fais passer sous vos yeux la série de photographies
que je dois à l'obligeance de M. Bordas (fig. 19 à 22). Elles
vous montrent comment on peut utiliser l'application des
rayons Roentgen au diagnostic des engins suspects.

Vous concevez sans peine les services que rend cette
découverte récente à ceux qui ont le périlleux honneur d'être
chargés au Laboratoire municipal du service des explosifs.

Il est intéressant de connaître l'opinion des chimistes qui,
au moment de l'envoi des missels, s'occupèrent de la question.

M. Berthelot pensait qu'il était difficile de fabriquer du
fulminate de mercure en aussi grande quantité qu'en contenaient les missels sans posséder un outillage très perfec-
tionné. Il était persuadé que ce fulminate avait dû être dérobé
dans un de nos arsenaux ou un de nos ateliers maritimes.
Les recherches dirigées de ce côté n'aboutirent pas.

L'hypothèse de M. Berthelot semble d'après l'enquête probablement justifiée; toutefois lorsqu'on a lu le *Manuel du
parfait anarchiste*, on ne doute pas qu'il ne soit possible de
préparer du fulminate de mercure, sans trop de difficultés.

En 1894, une lettre fut adressée à M. de Rothschild ;
elle avait l'apparence d'une supplique, pareille à celles que
l'on reçoit tous les jours dans la maison.

L'enveloppe contenait une feuille de carton assez fort, pré-
parée de façon à ménager en creux quatre compartiments peu
épais : ces compartiments contenaient du fulminate de mercure, un cosaque reliait le premier de ces compartiments à
l'enveloppe. Le tout était combiné de telle manière que la
personne qui ouvrirait la lettre en coupant l'enveloppe, le
long de son bord supérieur, avec un couteau à papier, ferait

détoner le cosaque et provoquerait ainsi l'explosion du fulminate des quatre compartiments. Les choses se passèrent ainsi, en effet, et le secrétaire de M. de Rothschild qui ouvrit la lettre eut la main grièvement brûlée et perdit un œil.

2. Chlorate de potasse.

Amorces Raphaël. — A côté des accidents causés par le fulminate de mercure, je place ceux qui sont dus aux amorces Raphaël. Ces amorces sont constituées par un mélange de chlorate de potasse et de sulfure d'antimoine.

MM. Ogier, Vieille, ingénieur des poudres et salpêtres, Descoust et Duval ont été commis à la suite d'une explosion qui eut lieu le 3 juillet 1888, au n° 21 de la rue Saint-Médard. L'explosion se produisit au quatrième étage, tua deux personnes et en blessa trois.

L'enquête révéla des faits intéressants (1). M. Bréchard, locataire de l'appartement où se produisit l'accident, était sorti. Un incendie a éclaté dans son logement pendant son absence. Au moment où les voisins accouraient pour porter secours et enfoncèrent la porte, une explosion se produisit. tuant et blessant un certain nombre de personnes. Le logement était absolument bouleversé, démoli, les cloisons étaient effondrées. L'incendie avait précédé l'explosion, qui n'en a été que la conséquence. Comment cette explosion s'est-elle produite ? L'enquête a démontré que Bréchard avait chez lui une certaine quantité d'amorces Raphaël ; il disait en avoir de 250 à 300 boîtes, contenant 20,000 à 30,000 amorces, c'est-à-dire environ 500 à 800 grammes de matières explosives.

Cette poudre, composée de chlorate de potasse et de sul-

(1) Obs. 28.

fure d'antimoine, a une force d'expansion une fois et demie plus grande que la poudre à canon. Détonant en vase clos, elle développe une pression de 400 atmosphères; sa puissance est donc très considérable.

Les experts ont été surpris, en égard à cette puissance, du peu de dégâts qu'ils constatèrent dans l'immeuble. Si 200 boîtes avaient fait explosion, la maison aurait été démolie. M. Vieille demanda des éclaircissements à ce sujet à Bréchard. Celui-ci déclara que son fourneau était allumé quand il est sorti. Il suppose que des charbons enflammés tombés dans le seau à ordures ou à chiffons placé sous le fourneau ont mis le feu aux matières contenues dans ce seau ; l'incendie se serait propagé aux planches qui surmontaient le fourneau et à la porte, aurait enfin gagné les paquets d'amorces et déterminé l'explosion.

M. Vieille et les autres experts démontrèrent que la poudre des amorces Raphaël brûle en fusant, comme du fulmicoton, mais ne fait pas explosion. Celle-ci ne se produit qu'à la suite d'un choc. En constatant ce fait, M. Vieille ajoutait que la dynamite n'éclatait que par un choc et ne faisait pas explosion lorsqu'on la brûlait ; mais il se hâtait d'avouer que certains faits semblaient infirmer la règle.

Il cita l'accident du polygone de Vincennes, en 1873, où de la dynamite qu'on voulait détruire en la brûlant à l'air libre, a donné naissance à une violente explosion, et l'accident arrivé en 1876 à Orléans. Dans une conférence faite aux hommes d'un régiment d'artillerie de la garnison, on venait de dire que la dynamite, brûlée lentement, fusait, mais ne détonait pas ; afin de démontrer le fait pratiquement, on procède à la combustion lente d'une cartouche de dynamite de 100 grammes : c'est une des expériences classiques exécutées dans les corps de troupe. La cartouche fait explosion et tue plusieurs hommes.

Un fait identique est arrivé en Angleterre. Des expériences destinées à prouver l'innocuité du coton-poudre humide en cas d'incendie avaient été instituées. On venait d'affirmer que le coton-poudre fusait, mais n'éclatait pas au contact du feu. Les assistants, convaincus qu'il n'y a aucun danger, se penchent et se pressent pour mieux voir : une explosion se produit et plusieurs personnes sont tuées ou blessées.

L'incendie peut donc donner naissance à l'explosion. M. Vieille a pensé que les premières boîtes d'amorces ont dû brûler et que la matière explosible qu'elles contenaient a dû disparaître sans détoner. Mais la chaleur s'étant élevée de beaucoup dans la chambre, le reste des boîtes a fait explosion ; l'explosion a bouleversé la chambre, mais n'a plus eu assez de puissance pour démolir la maison.

Il faut, Messieurs, que vous connaissiez ces faits, car ils **peuvent** vous fournir des points de repère.

Si vous êtes commis dans des accidents de ce genre, il faut que vous puissiez répondre aux questions qui vous sont posées ; il est souvent nécessaire, dès la première heure, de savoir si l'explosion est due à de la dynamite, à du fulminate de mercure, ou à tout autre explosif. Vous ne pouvez demander, en province, le concours des ingénieurs des poudres et salpêtres, comme nous le faisons toujours à Paris ; il faut donc que vous puissiez vous orienter, et savoir de quel côté diriger votre enquête.

3. Picrate de potasse.

Le *picrate de potasse* est, lui aussi, un détonant très puissant.

Parmi les nombreux accidents auxquels il a donné naissance je ne vous parlerai que de l'explosion de la place de la Sorbonne, le 16 mars 1869, à quatre heures.

Au coin de la place et de la rue de la Sorbonne, se trouvait le magasin de produits chimiques de M. Fontaine. Celui-ci avait reçu, le matin même, 23 kilogrammes de picrate de potasse qu'il devait expédier à l'arsenal de Toulon. La bonbonne qui contenait ce picrate ne lui parut pas assez solide pour supporter un long transport ; il voulut le faire transvaser dans des boîtes séparées qui présentaient, à ses yeux, plus de sécurité. Les choses furent faites très correctement ; le travail était confié à deux hommes, surveillés par le fils Fontaine. Le picrate était versé en petites quantités sur des feuilles de papier, qu'on vidait ensuite dans les boîtes.

Personne ne fumait dans le magasin ; sur le trottoir, devant la porte, deux employés de la maison causaient : il paraît qu'eux aussi ne fumaient pas ; dans tous les cas, ils étaient dans la rue et il n'est guère possible qu'un brin de tabac allumé ou un débris incandescent d'une allumette ait été entraîné, par un courant d'air, dans la boutique. Quoi qu'il en soit, le picrate fit explosion, et cette explosion fut épouvantable. Les effets en furent constatés sur une étendue de 6,600 mètres. Les vitres volèrent en éclats à 1 kilomètre de la Sorbonne.

J'étais, à ce moment précis, en train d'ausculter un malade au n° 52 du boulevard Saint-Michel. Mon examen fut interrompu, car les glaces volèrent en éclats, et les fenêtres furent enfoncées. Les glaces de ma voiture, arrêtée devant la porte, furent brisées. Deux faits vous donneront une idée de la puissance de l'explosion : une tige de bois, arrachée de la devanture du magasin Fontaine, ayant 80 centimètres de long sur 5 de diamètre environ, fut projetée de l'autre côté de la place de la Sorbonne, et alla s'enfoncer dans une planche de bois, sur laquelle était peinte une enseigne, accrochée au niveau du premier étage. Elle y est restée près d'un an.

On trouva également, de l'autre côté de la place, dans la chambre d'un étudiant, un fragment long de 20 centimètres de la colonne vertébrale d'un des ouvriers qui transvasaient le picrate ; ce fragment avait passé à travers les carreaux de la fenêtre.

Immédiatement après l'explosion, le feu se déclara et se communiqua à l'escalier. Les locataires des étages supérieurs furent tous sauvés, sauf un qui se tua en sautant par une fenêtre.

La voûte de la cave a été effondrée, et à l'endroit même où le picrate avait été transvasé, il s'est fait, dans cette voûte, une rupture directe.

La maison n'a pas été entièrement démolie, parce que la boutique, faisant le coin de la place et de la rue de la Sorbonne, était vitrée des deux côtés.

Cette devanture de glaces a volé en éclats, les gaz se sont échappés dans la rue et n'ont pas eu le temps d'ébranler d'une façon très sérieuse les piles de pierre qui soutenaient la maison. L'immeuble a donc moins souffert qu'on aurait pu le craindre.

Le fils Fontaine et les deux employés occupés à transvaser le picrate furent tués(1).

(1) Obs. 26.

4. Dynamite.

Comment pourrez-vous reconnaître, Messieurs, en procé_
dant à votre enquête, que vous vous trouvez en présence de
la dynamite?

La *dynamite ordinaire* est un mélange de nitroglycérine

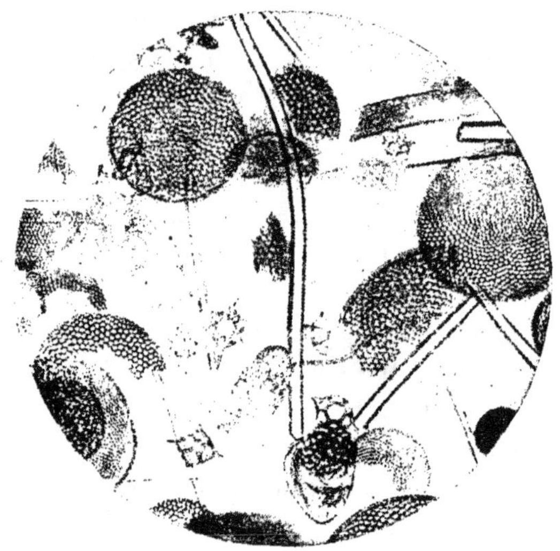

Fig. 23. — Diatomées de la dynamite.

et de tripoli. Le tripoli est une silice terreuse, qui doit son
nom à la ville de Tripoli, dans les environs de laquelle on l'a
d'abord exploitée. Ce tripoli contient une quantité considérable de *diatomées* (fig. 23) : on pensait autrefois que ces
diatomées étaient des éléments animaux ; on croit aujour-
d'hui que ce sont des algues.

Quoi qu'il en soit, la constatation des diatomées est un des
moyens les plus sûrs de diagnostic que vous ayez à votre
disposition. Il y en a des milliers dans une cartouche de

dynamite. Prenez des cendres résultant de l'explosion, portez-les sous le champ du microscope, si vous y découvrez de ces sortes de carapaces fossiles, vous pouvez déclarer que l'explosion est due à la dynamite ordinaire.

Il y a aussi la *dynamite-gomme*, qui est un mélange de nitroglycérine et de collodion. Sa puissance d'explosion est supérieure à celle de la dynamite ordinaire dans les proportions de 19 à 14. Cent grammes de dynamite-gomme produisent 8,950 litres de gaz exprimé en eau gazeuse ; la force d'expansion est de 20,000 kilogrammes par centimètre carré.

A côté des dynamites nous devons ranger les poudres chloratées constituant différents mélanges, tous très dangereux :

1° Le mélange de chlorate de potasse et de tannin ;

2° Le mélange de chlorate de potasse et de sucre en poudre ;

3° Le mélange de chlorate de potasse, de soufre et de charbon ;

4° Le mélange de chlorate de potasse, de soufre et de ferrocyanure de potassium, qui constitue la *poudre verte*.

Je vous parle surtout de ces mélanges, parce que, après l'explosion, il reste une coloration qui peut vous guider.

Comment on fait détoner les mélanges explosifs. — On fait détoner les mélanges explosifs au moyen de mèches, au moyen de l'acide sulfurique ou au moyen de mouvements d'horlogerie.

1° *Mèches.* — On se sert de mèches ordinaires, d'amadou des fumeurs, de mèches soufrées ou de mèches Bickford.

La mèche Bickford est faite avec de la mèche à canon ou bien avec de la corde ordinaire, dans le milieu de laquelle on a mis du pulvérin. Entourée de gutta-percha ou goudronnée, cette mèche brûle sous l'eau. Un mètre brûle en

82 secondes. Le pulvérin est de la poudre réduite en poussière (1).

C'est par ce procédé que Ravachol a fait sauter sa petite malle.

Au musée de New-Scotland Yard (2), on voit plusieurs échantillons de cigares ne se distinguant en rien d'un cigare ordinaire. Ces cigares contiennent, placé vers la partie

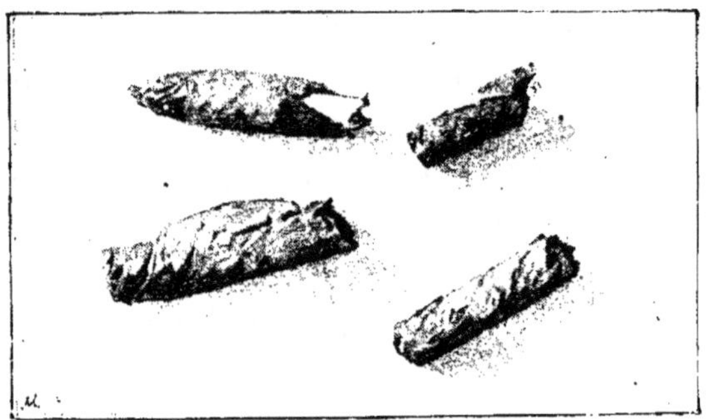

Fig. 24. — Cigares explosifs.

moyenne, un explosif enveloppé de papier bleu, et ils font explosion presque aussitôt qu'ils ont été allumés (fig. 24).

2° *Acide sulfurique, sodium.* — Les appareils employés dans ce cas et appelés *appareils à renversement* sont plus perfectionnés, il y en a de plusieurs espèces. Les appareils sont à peu près semblables, mais les substances destinées à produire l'explosion sont différentes.

Les bombes à renversement peuvent être actionnées par l'acide sulfurique; en voici le type :

Une éprouvette en verre, comme celles qui servent à l'analyse des urines, est remplie jusqu'à son tiers moyen

(1) *L'Indicateur anarchiste*, p. 14.
(2) *Dynamite et dynamiteurs* (*Annales d'hyg.*, 1894, t. XXXI, p. 321).

d'acide sulfurique ; au fond de l'éprouvette est une balle de
plomb ; l'éprouvette est bouchée par une simple rondelle de
liège paraffinée et placée dans un récipient quelconque (boite
de conserves, etc.) rempli de poudre chloratée, de poudre de
mine, de balles, de clous, de débris de fer, etc. (fig. 25).

Une bombe qui contient cet appareil doit être lancée ; au
moment du choc, le plomb contenu dans le tube brise l'é-

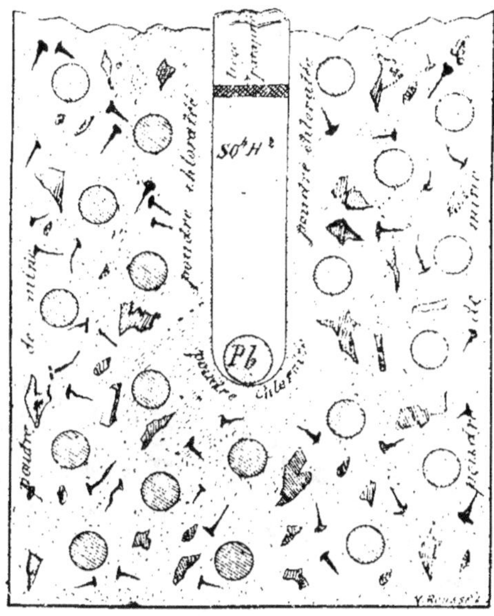

Fig. 25. — Bombe à poudre chloratée.

prouvette, l'acide sulfurique se répand sur la poudre chloratée et l'explosion se produit.

Dans un autre procédé, on a utilisé l'action de l'eau sur
le sodium (fig. 26).

En examinant un appareil de ce genre on voit qu'il est
composé, de haut en bas, de la façon suivante : La partie
supérieure de l'éprouvette est occupée par de la poudre à

amorces : celle-ci est séparée du sodium par un diaphragme
en papier : le sodium lui-même repose
sur un nouveau diaphragme de papier ;
dans la partie inférieure de l'éprouvette
se trouve une certaine quantité d'eau,
séparée du sodium par un espace vide,
dans lequel ont été placées une ou plusieurs lames de papier.

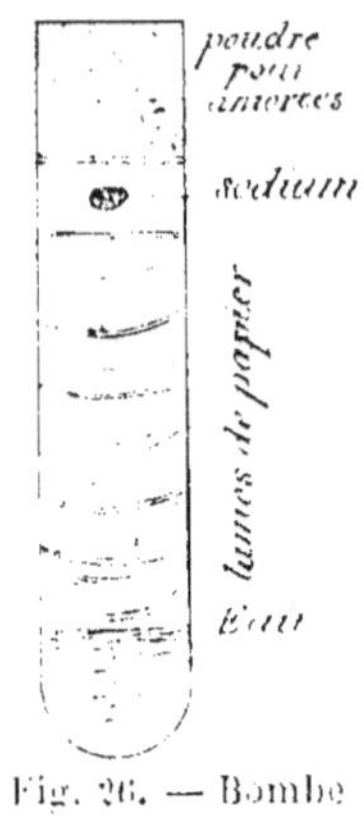

Fig. 26. — Bombe
à sodium.

Lorsque l'on retourne l'engin, l'eau imbibe les diaphragmes de papier, les perce
et, arrivée au contact du sodium, elle se
décompose ; de l'hydrogène est mis en liberté, s'enflamme et détermine l'explosion.

L'explosion peut être plus ou moins
retardée, suivant le nombre plus ou moins grand des dia-

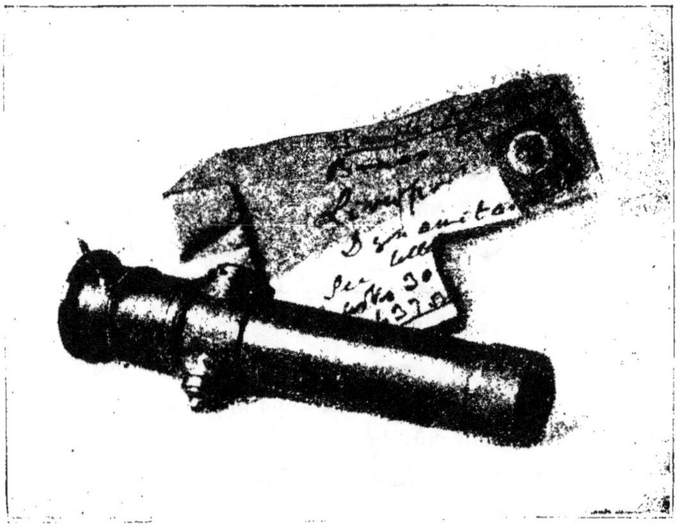

Fig. 27. — Tube en cuivre à fusée, contenant de la nitroglycérine
et trouvé à Liverpool.

phragmes de papier interposés entre l'eau et le sodium.

Le tube en cuivre à fusée, trouvé à Liverpool (fig. 27), contenait de la nitroglycérine : l'écoulement de l'acide sulfurique dans le tube était réglé par des feuilles de papier dont le nombre était proportionnel au temps que la machine devait mettre pour éclater.

La bombe de Daly (fig. 28), trouvée à Birkenhead le 11 avril 1884, contenait un petit flacon rempli d'acide sulfu-

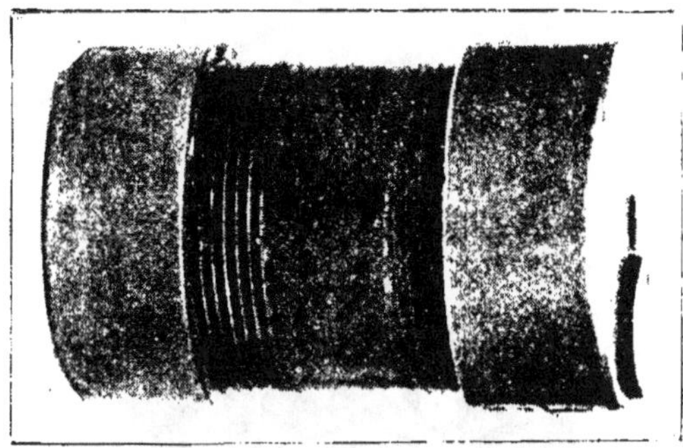

Fig. 28. — Bombe de Daly.

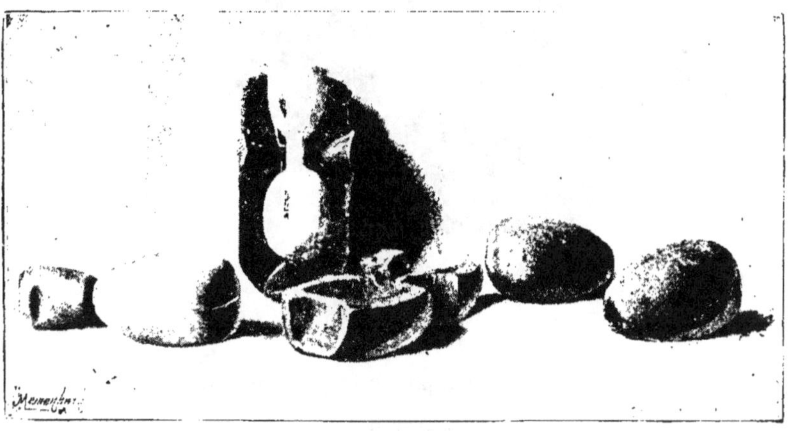

Fig. 29. — Bombes trouvées à Walsall.

rique : une boule en plomb occupait le fond du flacon. En tombant, la bombe doit déterminer une secousse dont le résultat immédiat est de faire casser le flacon par le plomb violemment déplacé ; l'acide sulfurique se répand et son contact met le feu à une substance très inflammable dont l'éclatement fait partir un détonateur et finalement la charge même de dynamite.

Nous citerons enfin les bombes trouvées le 24 mars 1892, à Walsall, qui figurent au musée de New-Scotland Yard (fig. 29).

3° *Mouvement d'horlogerie.* — Enfin les engins explosifs peuvent contenir un appareil d'horlogerie qui est destiné à

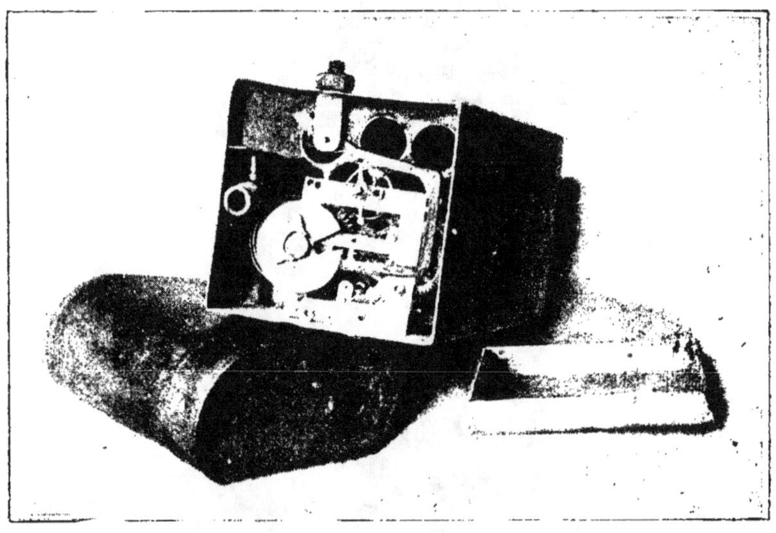

Fig. 30. — Machine infernale trouvée sur la *Bavaria*.

limiter le temps dans lequel elles doivent faire explosion. Un marteau frappe le produit détonant, comme celui d'une pendule fait sonner l'heure (fig. 30, 31, 32).

La machine trouvée à Liverpool sur la *Bavaria* était placée dans des barriques de ciment : elle avait pour gaine une

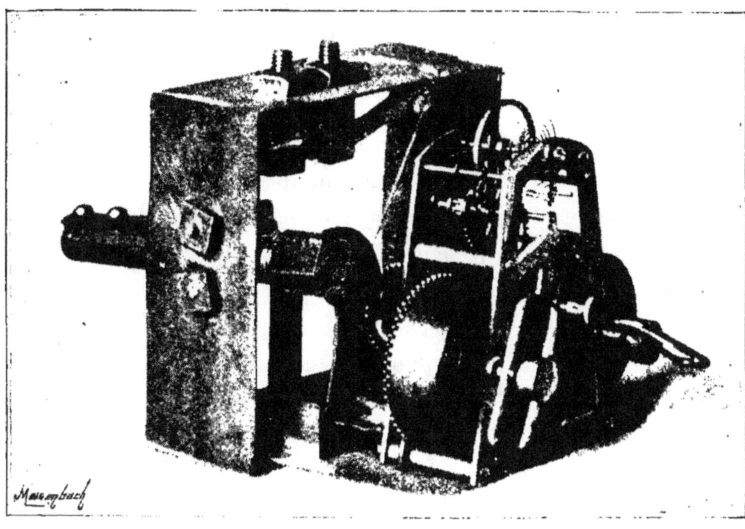

Fig. 31. — Machine de la période de 1881.

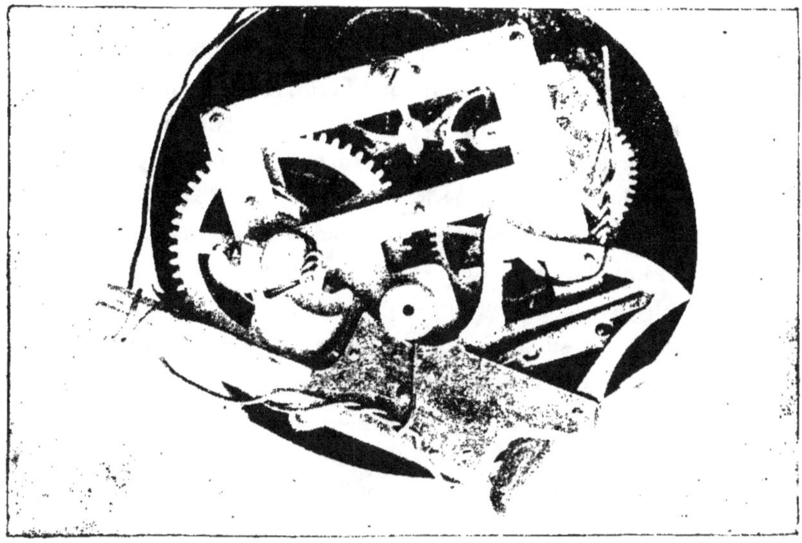

Fig. 32. — Machine à mouvement d'horlogerie trouvée à Paddington.

boîte de plomb ; elle contenait de la liguine dynamite ; l'explosion était provoquée par un mécanisme ordinaire d'horlogerie (fig. 30).

La machine infernale trouvée en 1881 (fig. 31) est essentiellement constituée par un mouvement d'horlogerie destiné à faire tomber au moment précis un petit couteau sur une ficelle tendue retenant un ressort, celui-ci, rendu libre par la section du fil, va percuter une capsule dont l'éclatement enflamme les matières explosives.

Dans la machine trouvée à Paddington (fig. 32), la détente venait frapper sur des cartouches remplies de fulminate.

Effets des explosions. — Quels sont les effets de ces explosions ?

Je vous parlerai d'abord de l'explosion qui, le 25 avril 1892, a détruit le restaurant Véry, boulevard Magenta, parce que j'ai été chargé de l'expertise (1).

Vous connaissez l'historique de cette explosion.

Ravachol déjeunait chez un marchand de vin, du boulevard Magenta, nommé Véry. Le garçon, Lhérot, le reconnaît d'après le signalement publié dans les journaux et le fait arrêter. Le patron fit graver le portrait de Ravachol sur le marbre de la table à laquelle il s'était assis.

Les anarchistes en voulaient surtout au garçon Lhérot et c'est lui qui était spécialement visé dans l'attentat.

Voici le plan de la boutique de Véry (fig. 33). Cette boutique avait sa façade sur le boulevard Magenta. Le comptoir était à droite de la porte, en entrant.

Le mur du fond qui faisait face à l'entrée était formé par un grand vitrage.

Derrière la cloison, devant laquelle était placé le comptoir,

(1) Obs. 52.

s'ouvrait l'allée de la maison, menant à un escalier. Derrière cet escalier, et communiquant avec la boutique était un office, dans lequel on lavait les verres et les assiettes.

Véry était derrière son comptoir ; deux hommes, Hamonod et Gaudron, buvaient, debout devant le comptoir. Le garçon

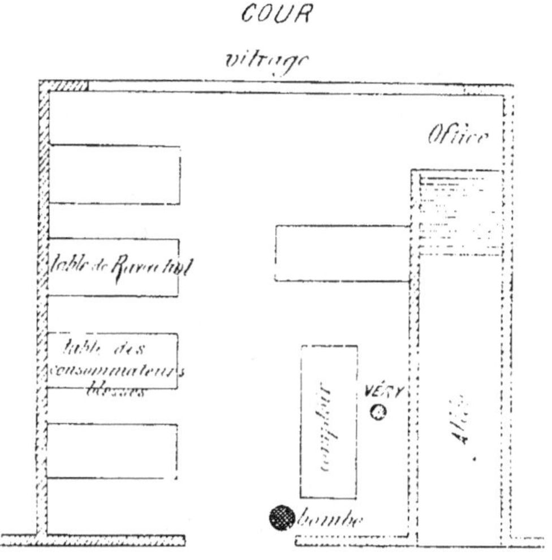

Fig. 33. — Plan de la boutique de Véry.

Lhérot. Mme Véry et sa fille Jeanne étaient occupés dans le petit office.

Les individus qui ont apporté la bombe l'ont déposée entre le comptoir et la porte (fig. 33), ils ne pouvaient la placer plus près du comptoir, à cause des deux consommateurs.

Lorsqu'il s'agit d'une explosion par la dynamite, l'action la plus puissante se fait par la base ; l'expansion verticale et l'expansion latérale sont moins violentes.

La voûte de la cave a été perforée et l'explosion s'est faite en partie dans l'intérieur de la cave ; au-dessous de cette perforation, il n'y avait pas de bouteilles ; de chaque côté au contraire, il y avait des dressoirs, remplis de bouteilles de liqueurs : pas une n'a été brisée.

Mais la cave a été bouleversée de fond en comble, les tonneaux et les paniers de bouteilles ont été déplacés et brisés.

L'intensité de l'explosion fut extrême : vous connaissez les allumettes de la régie et vous avez tous vu une bobêche de marchand de vin : vous savez qu'elles sont très lourdes et très épaisses. Une allumette a été projetée, hors du porte-allumettes, et a perforé, sans la casser, la bobêche d'un bec de gaz : elle y est restée fichée.

La maison n'a pas été démolie, parce que, comme dans l'explosion de la place de la Sorbonne, les vitres ont été brisées de suite, aussi bien du côté du boulevard que du côté de la cour. Les gaz développés par l'explosion ont pu librement se répandre au dehors.

Le garçon Lhérot, occupé dans l'office, ne fut pas blessé. Mme Véry, qui était près de lui, ressentit une violente commotion, mais n'eut pas de plaies; sa fille Jeanne, âgée de douze ans, n'eut pas de commotion, mais fut blessée à l'épaule.

Véry fut moins heureux. Il était derrière son comptoir: celui-ci fut pulvérisé. Véry était âgé de trente-huit ans: il a eu la jambe gauche brisée en plusieurs endroits (fig. 34). La partie moyenne du tibia a disparu sur une longueur de 10 centimètres environ : ce fragment a été retrouvé plus tard dans les débris du comptoir ; les muscles sont hachés, séparés en feuillets dans le sens vertical, effilochés dans le sens horizontal. La partie inférieure est reliée à la partie supérieure par une partie des muscles et par l'aponévrose du jambier antérieur qui est intacte alors que le muscle lui-même a complètement disparu. Le tibia est absolument dé-

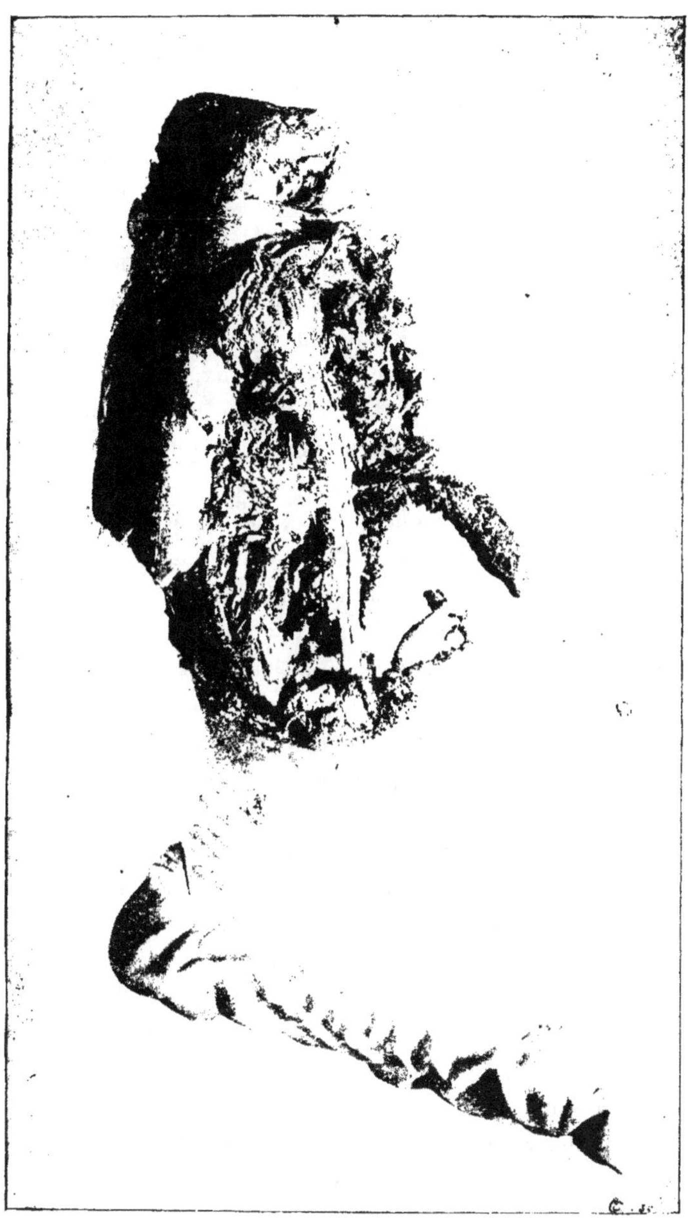

Fig. 34. — La jambe de Véry.

pouillé de son périoste et celui-ci a été relevé, comme une manchette, au niveau de l'épine du tibia.

Il existait une plaie de 8 centimètres à la jambe droite ; les tympans furent perforés et les cheveux et la barbe roussis ; de plus, Véry reçut des blessures à la paupière supérieure gauche.

Comme les autres blessés dont je parlerai tout à l'heure, la peau de Véry était recouverte d'un enduit noir. Ce fait a étonné tout d'abord, parce que la dynamite couvre tout d'une fine poudre blanche. Les cheveux, la barbe sont *poudrés à frimas*. On dut en conclure que la dynamite contenue dans la bombe avait été mélangée à de la poudre à canon.

Les blessures de la paupière provenaient d'un éclat de verre qui avait pénétré dans l'œil, et qui ne fut pas retrouvé de suite ; l'œil fut perforé, suppura et dut être énucléé.

Véry succomba au bout de quatorze jours.

A côté du comptoir détruit, réduit en miettes, le plancher était disloqué ; les voliges en étaient fendues comme une galette feuilletée ; il y avait une succession de couches de bois soulevées et il a été possible de retrouver cette stratification dans la longueur des muscles de la jambe de Véry.

Je me suis beaucoup entretenu, à ce moment, avec les ingénieurs des poudres et salpêtres, commis avec moi, et les explications qu'ils m'ont données permettent de se rendre compte de la production des décollements de peau si considérables observés chez les victimes.

Au moment où se fait l'explosion, il y a un développement subit d'une quantité de gaz tellement considérable que tout se trouve entraîné dans un tourbillon extrêmement violent.

Il semble, au premier abord, que la production d'une grande quantité de gaz doive entraîner une superpression sur les personnes qui se trouvent à l'intérieur du foyer dans

lequel se fait l'explosion. Les expériences instituées par
par M. Sarreau, par M. Vieille, ont démontré que c'était précisément l'inverse qui se produit. En quelques instants, le
vide se fait autour de l'individu. Les parties qui se trouvent
en contact avec cette production immédiate et subite de
vide subissent des changements que je vais vous exposer.
Puis subitement, la colonne atmosphérique retombe sur l'individu et fait une hyperpression.

La dépression est si forte qu'elle déshabille les individus.
Les gaz qui se trouvent entre les jupons, les pantalons, les
vêtements, se dilatent dans une énorme proportion ; ces
vêtements flottent, sont pris par le tourbillon ascendant ;
tout se déchire et se déchiquette.

En vous parlant de l'explosion de la rue Béranger, je vous
ai dit que Mme Mathieu avait été retrouvée nue, dans sa
boutique ; elle n'avait plus que ses bas collés à ses jambes
par des jarretières.

Ces faits ne sont pas inconnus ; dans l'artillerie on sait
que lorsqu'un caisson fait explosion il est arrivé de trouver
les servants déshabillés : et je pourrais citer le cas d'un
lieutenant qui a été complètement déshabillé et auquel il ne
restait que ses bottes. Ses vêtements, sa peau étaient criblés
par les petits graviers entraînés par l'explosion.

Au restaurant Véry, deux cuisinières étaient installées à la
table de Ravachol : elles ont perdu leurs jupes et le corsage
de leur robe ; leur corset était dégrafé. Affolées, elles se sont
précipitées sur le boulevard dans ce costume sommaire et
se sont sauvées. Elles ont été arrêtées dans une des rues
voisines par des gardiens de la paix étonnés de les voir
en cet état. Elles n'avaient pas de blessures ; l'une d'elles
avait une petite écorchure à l'oreille ; mais elles furent en
proie à des troubles nerveux, dus à la commotion qu'elles
avaient ressentie.

Mme Véry, qui, comme je l'ai dit plus haut, était dans l'office à côté de Lhérot, avait éprouvé une violente commotion cérébrale : elle resta quatre ou cinq jours sans pouvoir parler.

Sa fille, à côté d'elle, n'eut pas de commotion.

Deux hommes prenaient une consommation sur le comptoir, au moment de l'explosion.

L'un d'eux, Hamonod, placé le plus près du comptoir, buvait un verre de vin. Il avait la jambe droite placée en avant de la jambe gauche. La face externe du membre inférieur droit fut criblée de projectiles, il avait l'air d'une écumoire (fig. 35). La jambe gauche n'a été touchée que dans sa face interne, et dans les parties seulement où elle n'était pas protégée par la jambe droite. Nous avons pu compter sur son corps plus de 1000 plaies ; quelques-unes des plaies de la cuisse atteignaient le fémur; autour de certaines de ces plaies, les décollements avaient une étendue de 30 à 40 centimètres.

Hamonod succomba, comme Véry, à des accidents infectieux.

La production de ces accidents est facile à expliquer. Dans une explosion de ce genre, tout devient projectile, on n'est pas blessé seulement par l'enveloppe de l'agent explosif, mais par tous les objets environnants, les débris du plancher, des meubles, des ustensiles, etc. Songez à toutes les poussières infectieuses qu'un débris du plancher de la boutique de Véry a pu faire pénétrer sous la peau et au fond de ces décollements !

Le camarade d'Hamonod, nommé Gaudron, a été en partie protégé par lui. Il a cependant reçu un certain nombre de blessures et toutes du côté droit, sur l'épaule, à la jambe, à la joue. Les plaies de la face n'étaient pas pénétrantes ; il a eu une commotion cérébrale faible ; son tympan droit a été brisé, et, chose bizarre, deux grosses molaires, du côté

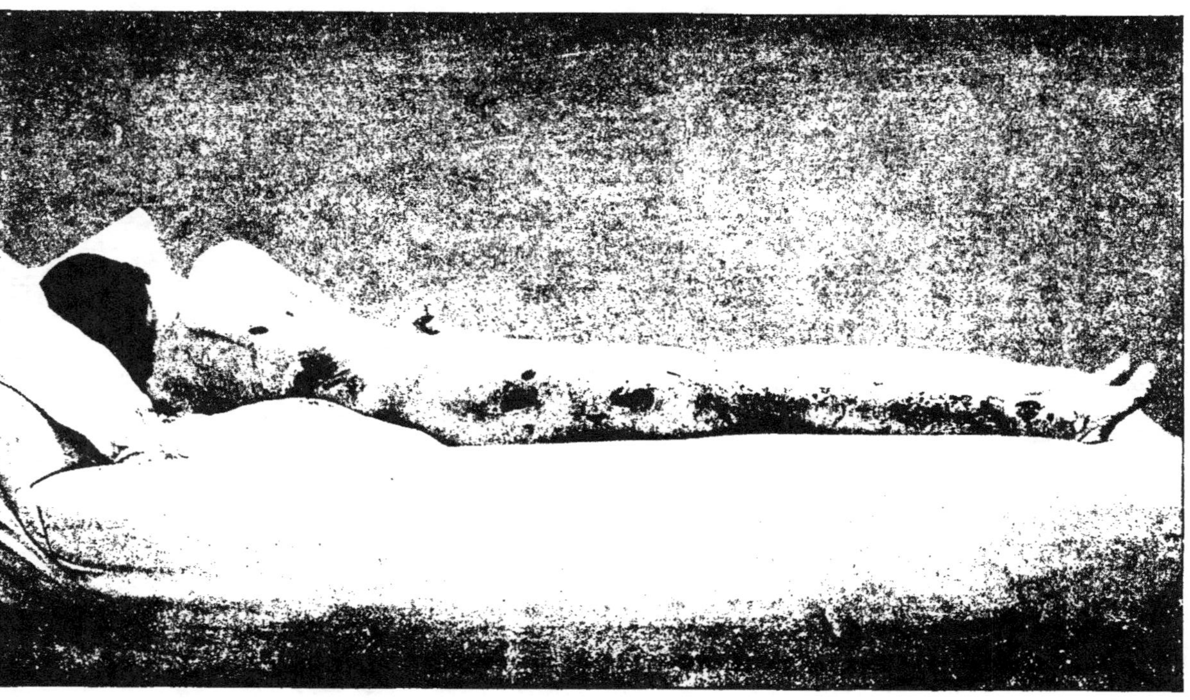

Fig. 35. — Hamonod criblé de projectiles.

droit, ont été extraites de leurs alvéoles comme avec un davier, sans que les autres dents aient été ébranlées. Il n'a pas été possible de les retrouver. Gaudron affirme qu'elles ne l'avaient jamais fait souffrir.

A côté de ces blessés, il y en eut d'autres moins gravement atteints.

Trois menuisiers prenaient des liqueurs autour d'une table.

L'un d'eux, qui tournait le dos au boulevard, eut une perforation du tympan droit, et une commotion cérébrale assez forte pour que trois mois après il dût quitter son emploi, il oubliait les commandes qu'il avait à exécuter.

Un autre, qui tournait également le dos au boulevard, eut une perforation du tympan gauche et un ébranlement nerveux et cérébral.

Le troisième faisait face au boulevard; il a été soulevé de sa place, en se sauvant il a eu le pied pris dans le parquet, il n'eut que le tympan gauche brisé, mais il avait, dans l'oreille droite, un tampon de coton. Il fut atteint comme ses camarades d'ébranlement cérébral.

Je vous ai parlé des deux cuisinières.

Une femme, qui se trouvait sur l'impériale d'un tramway, qui passait sur le boulevard Magenta au moment de l'explosion, reçut sur le pied un projectile assez volumineux. Quelques semaines après, elle avait encore une bosse sanguine énorme.

Les vêtements de toutes les victimes ont été déchiquetés, déchirés en tous sens; des parties entières en ont disparu.

Le caractère des blessures causées par la dynamite est assez facile à déterminer: elles sont faites avec une netteté analogue à celle que présenterait une section par instrument tranchant; elles sont compliquées. M. le Dʳ Eugène Rochard(1),

(1) E. Rochard, *Gaz. des hôpitaux*. 3 décembre 1892.

qui a étudié avec grand soin les accidents arrivés dans nos arsenaux maritimes ou sur les torpilleurs, fait remarquer que les parties osseuses d'un individu frappé par l'explosion deviennent quelquefois elles-mêmes des projectiles. Il cite à ce propos diverses observations dont la plus intéressante est la suivante, qui se rapporte à des accidents survenus pendant la pêche à la dynamite :

« Que la mèche soit allumée trop tôt ou brûle trop rapidement, la cartouche qui n'a pas été lancée assez vite éclate dans la main et la sépare du tronc, en fracturant consécutivement les deux os de l'avant-bras et en arrachant toutes les parties molles de la main et du poignet. Dans une observation où la mort arriva malgré l'amputation du membre, à cause des dégâts considérables qui existaient dans la poitrine, on trouva, sous les téguments de la cage thoracique, des fragments des métacarpiens et des phalanges de la main broyée, fragments qui avaient fait songer d'abord à des fractures de côtes. Le poumon du même côté était, de plus, perforé et, après l'avoir enlevé, on aperçut dans le corps d'une des vertèbres dorsales un fragment d'ongle, ayant la forme d'un cornet, qui avait dû traverser toute l'épaisseur de la cage thoracique. »

Les plaies faites par la dynamite sont saignantes et vermeilles ; si elles sont entourées d'un cercle noir, c'est que la contusion a déterminé une zone de mortification.

Les hémorrhagies sont fréquentes, immédiates et compromettent la vie. Les plaies sont peu douloureuses, beaucoup moins que les blessures dues à la poudre à canon, car elles ne sont pas irritées par le salpêtre. Elles s'accompagnent de décollements considérables, et elles sont difficiles à aseptiser, je vous ai dit pourquoi.

Les parties recouvertes de poils sont presque toujours protégées.

Les cheveux, la barbe, sont le plus souvent poudrés à
blanc par la silice que contient la dynamite. M. E. Rochard
rappelle le cas d'un officier de marine, tué par une explosion
accidentelle de dynamite ; les vêtements ont été arrachés depuis le mamelon jusqu'au milieu de la cuisse, et les favoris,
les cheveux et les poils du pubis sont devenus blancs instantanément, poudrés d'une poussière fine de silice.

Les caractères des blessures observées dans un certain
nombre d'autres attentats, dont M. Socquet a bien voulu
mettre les rapports à ma disposition, justifient et complètent
ces descriptions.

Je les résume en me p'açant à ce point de vue. Vous trou-
verez ainsi réunis des exemples d'explosions les unes presque insignifiantes (affaire de la rue Saint-Dominique), les autres constituant les plus cruelles catastrophes.

Le 29 février 1892, le concierge de l'hôtel de Sagan, rue
Saint-Dominique, fut atteint par l'explosion d'un engin peu
volumineux qui éclata près de lui dans la rue. Il eut une petite plaie de la paupière inférieure de l'œil droit, accompagnée d'une hémorrhagie abondante, et une perforation de
la membrane du tympan de l'oreille gauche (1).

Le 9 décembre 1893, Vaillant lançait dans la Chambre des
députés une boîte explosive contenant une grande quantité
de clous à sabot à tête carrée. M. Socquet fut chargé de
l'examen des blessés (2). Il en vit dix-neuf. Un d'eux seulement fut gravement atteint. Une dame placée dans une tribune reçut deux blessures à la région antérieure du genou.
Un des projectiles brisa la rotule et fit une plaie qui mettait

(1) Obs. 33.
(2) Obs. 34.

en communication l'articulation avec l'air extérieur. Les autres, touchés par la base ou la pointe des clous, eurent des plaies peu graves, caractérisées surtout par la fréquence et l'abondance des hémorrhagies. Il semble que sous l'influence de la vitesse des objets non coupants, projetés par la dynamite avec la violence que je vous ai indiquée, font des plaies coupantes, ouvrent les vaisseaux comme des instruments tranchants et non comme des instruments contondants.

Il est à remarquer de plus que toutes les blessures furent faites par projection directe des clous contenus dans la boîte explosible, et qu'aucune ne résulta du choc d'un objet brisé transportant avec lui des germes infectieux. Grâce à cette cause particulière, grâce aussi sans doute aux soins antiseptiques donnés aux blessés, aucun d'eux n'eut de plaie suppurante. Enfin soit à cause du cube d'air de la Chambre des députés, soit à cause de la quantité de matière explosible contenue dans la bombe, il n'y eut pas les déchiquetages de vêtements, les décollements de la peau que nous avons trouvés dans l'explosion du restaurant Véry.

Le 11 décembre 1892, Henry avait déposé une bombe devant la porte du local occupé, avenue de l'Opéra, par les bureaux de la Compagnie de Carmaux. Un garçon de bureau découvre l'engin et le porte dans la rue. Un gardien de la paix le prend et le transporte au commissariat de police de la rue des Bons-Enfants, où il fait explosion. Les bureaux du commissariat ont été démolis, la maison a été ébranlée. Le parquet a été défoncé à l'endroit où la bombe a fait explosion, l'effort principal, ainsi que je vous l'ai dit, se produisant sur le lieu même sur lequel repose l'engin, verticalement sur la base. Les cadavres des malheureux employés du commissariat et des agents qui s'y trouvaient réunis ont été horriblement mutilés (fig. 36 et 37). Les photographies

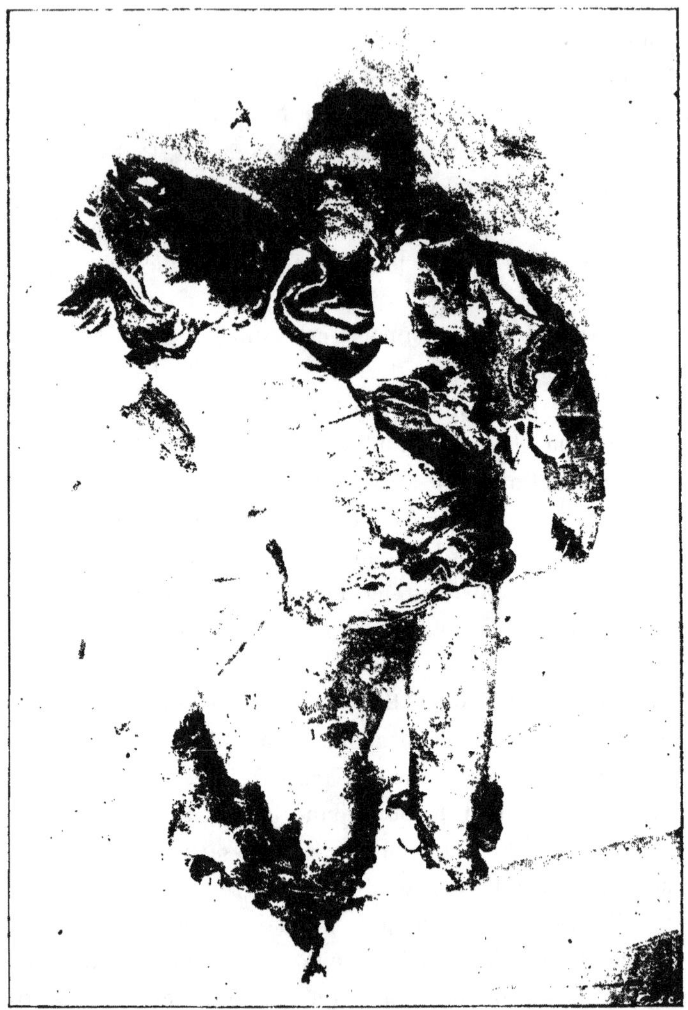

Fig. 36. — Agent criblé de blessures, au commissariat de police
de la rue des Bons-Enfants.

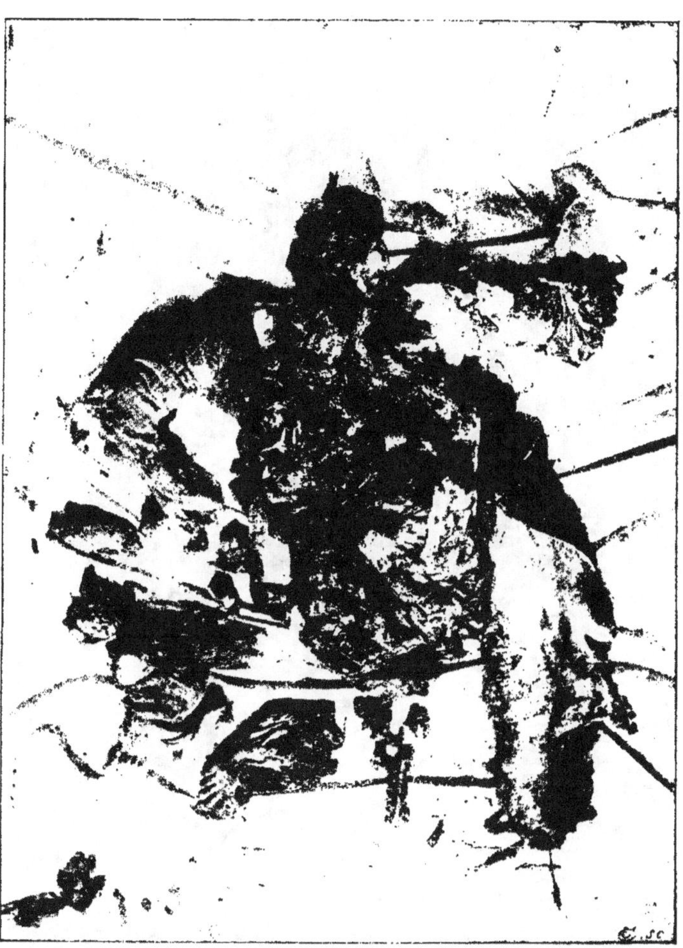

Fig. 37. — Autre agent criblé de blessures, au commissariat de police
de la rue des Bons-Enfants.

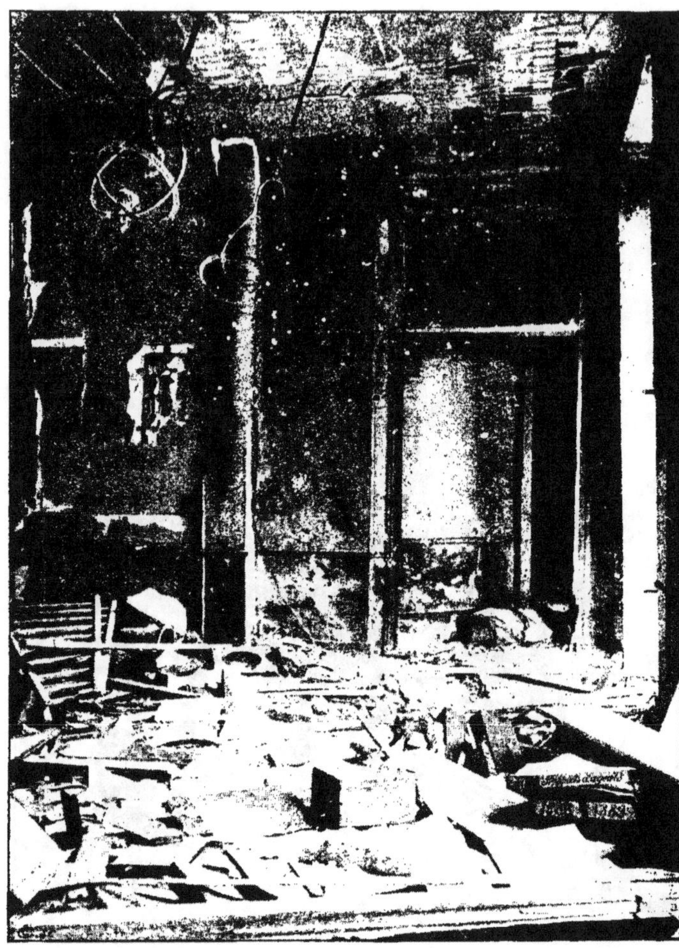

Fig. 38. — Salle du commissariat de police de la rue des Bons-Enfants,
après l'explosion.

que je fais passer sous vos yeux vous montrent à quel point
les victimes ont été criblées de projectiles et déchiquetées.

Dans l'une de ces photographies vous apercevrez les intestins d'un agent, qui a été, permettez-moi l'expression, absolument étripé, enroulés autour de la suspension à gaz (fig. 38).

En février 1894, le même Henry projetait dans la salle du
café de l'hôtel Terminus une bombe explosive. Les blessures
rappellent celles que nous avons résumées à propos de l'attentat de Vaillant à la Chambre des députés. M. Sorquet eut
à examiner sept blessés (1), aucun ne présenta de complication infectieuse.

Le 4 avril 1894, des inconnus placèrent sur le rebord extérieur de la fenêtre du rez-de-chaussée du restaurant Foyot,
donnant sur la rue de Condé, un engin explosible (2). Dans la
salle du restaurant étaient plusieurs personnes. L'une d'elles,
M. Tailhade, était adossée à la fenêtre précédente, ou du
moins placée de telle façon que le côté droit de sa tête dépas-
sait seul le bord de cette fenêtre. Il eut la peau du côté droit
de la tête labourée par des éclats de verre, des plaies contuses de la même région et un tatouage étendu de la même
région, de la face et du dos.

Diverses personnes dans le restaurant et même dans la rue
furent atteintes également par des morceaux de vitres ou de
glaces. Le tatouage observé sur M. Tailhade prouve que l'engin contenait de la poudre. Mais les effets de l'explosion ont
été actifs surtout sur la pierre qui formait le bord inférieur
de la fenêtre et les gaz ont trouvé une libre issue dans la
rue. L'explosion a été accompagnée d'une vive lumière, qui
a été vue très nettement par plusieurs personnes habitant
la Faculté de médecine. Elles ont cru d'abord à un éclair.

(1) Obs. 35.
(2) Obs. 36.

Le 14 mars 1894, un individu nommé Pauwell a essayé de faire sauter l'église de la Madeleine ; il n'a réussi qu'à dégrader légèrement le monument et à se faire sauter lui-même. L'explosion se fit dans le tambour de la porte d'entrée ; soit alors qu'il allait pénétrer dans l'église, par suite d'un choc accidentel, soit par un faux pas imprévu (1). Il a été photographié dans la position où il a été trouvé ; il est couvert de blessures, un pistolet qu'il portait dans sa poche a été retrouvé dans son ventre (fig. 39).

Enfin, en Angleterre, un accident à peu près semblable est arrivé à un compagnon anarchiste. Cet individu, voulant se défaire d'une bombe qu'il avait en sa possession, est allé la porter en plein champ, dans les environs de Woolwich. Il était accompagné de son chien.

Il dépose la bombe sur le sol et s'éloigne. Mais le chien, croyant que son maître avait oublié de reprendre son paquet, court rechercher la bombe. Tout fier de la rapporter, il saute autour de son maître, quémandant une caresse ; il lâche l'engin qui fait explosion ; l'anarchiste et le chien sont tués.

A côté de ces explosions que, par comparaison, on pourrait appeler limitées, il en est d'accidentelles. Les unes détruisent la fabrique de dynamite elle-même, les autres se produisent pendant le transport des substances explosives.

La catastrophe de Santander est encore dans toutes les mémoires.

Le vapeur *Cabo Machichaco* venait le 3 novembre 1893, se ranger le long du môle du Marquis de Campo, en face d'un groupe de maisons formant la partie sud de la calle Mendez Nunez.

A deux heures de l'après-midi, le feu prit subitement à

(1) Obs. 37.

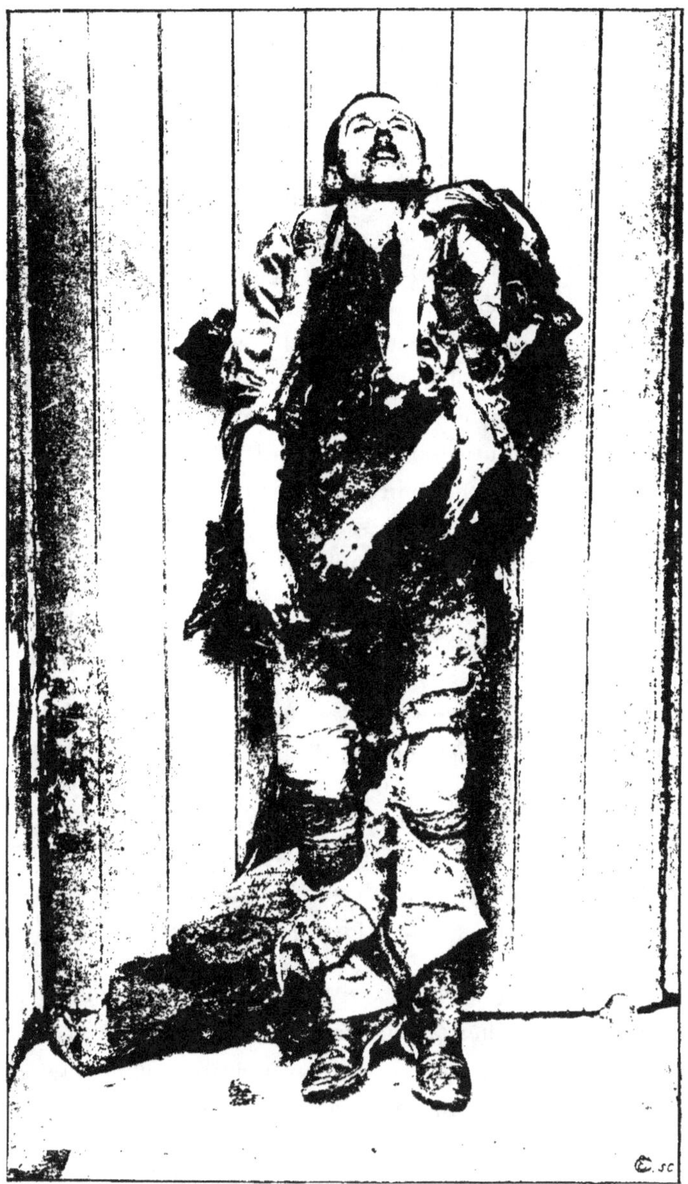

Fig. 39. — Cadavre de Pauwell.

bord, on avisa immédiatement les autorités civiles et maritimes, qui vinrent aussitôt et prirent toutes les mesures que comportait l'événement. Le bruit courait que le bateau contenait de la dynamite ; il paraît même que l'on en déchargea une certaine quantité ; après quoi le capitaine ayant, dit-on, déclaré qu'il n'en restait plus à bord, on continua sans préoccupations les opérations simultanées d'extinction du feu et de sauvetage des marchandises. Il y avait à cet effet plus de cent personnes à bord du vapeur et, autour de celui-ci, plusieurs embarcations à vapeur, ou autres, dont l'équipage prêtait main-forte ; sur le môle, de nombreux spectateurs suivaient curieusement le travail.

Tout à coup vers quatre heures et demie une formidable explosion se produit ; le navire saute, projetant dans toutes les directions ses propres débris enflammés et les corps de tous ceux qui étaient à bord. Un grand nombre de passants, de curieux, atteints par les débris, ou renversés par la commotion, gisent à terre, des maisons s'écroulent, d'autres s'enflamment ; les personnes non atteintes s'enfuient éperdues. Le train de Solares qui passait à ce moment non loin de là, eut plusieurs wagons brisés ; dans l'un d'eux, on trouva cinq cadavres. La force de l'explosion fut telle que des fers tordus furent lancés à plusieurs kilomètres.

On estime à plus de trois cents le nombre des personnes qui furent tuées dans cette catastrophe.

J'emprunte à une étude sur les explosifs, communiquée par M. Léon Faucher, ingénieur en chef des poudres et salpêtres, au Congrès de l'Association française pour l'avancement des sciences à Nancy, le 18 août 1886 (1), deux faits analogues :

(1) Léon Faucher, *Sur la nécessité d'une réglementation générale de l'industrie des explosifs Revue d'Hygiène*, 1887.

« Le danger de la réglementation, à la fois trop sévère et insuffisante, s'est accusé par plus d'une catastrophe.

« Tel est le cas de l'explosion survenue au *fort du Larmont*, le 18 janvier 1877, à la suite d'un transport frauduleux de dynamite fabriquée en Suisse. Douze barils en chêne, cerclés de fer, dont le contenu avait été déclaré comme ciment, contenaient en réalité 3 000 kilogrammes d'une sorte de dynamite, nommée par l'inventeur *matuziette*. A la gare de Pontarlier, ces barils suspects avaient été percés à la sonde, par le service des douanes, dans des conditions qui auraient pu entraîner une catastrophe épouvantable, puis finalement saisis, et entreposés dans le fort du Larmont, situé en face du fort de Joux, non loin de la frontière suisse. Dans des opérations de mise en sacs, opérées dans le fort même sur la dynamite alors gelée, une explosion se produisit, qui fit écrouler la majeure partie du fort, au pied de l'escarpement qu'il dominait. Le chemin de fer de Pontarlier à Genève et Lausanne fut couvert d'énormes débris, qui auraient pu écraser un train passant presque au même moment. Cinq ouvriers occupés au transvasement de la dynamite furent tués, et deux soldats, chargés de la garde d'un poste dans le fort, furent grièvement blessés.

« Ce malheur, qui aurait pu s'exagérer encore, si les opérations du déblaiement n'avaient été heureusement effectuées par les ingénieurs et agents du service des poudres et salpêtres, a pour causes directes une tentative de fraude tenant sans nul doute à la sévérité des règlements relatifs au transport de la dynamite par chemin de fer, ainsi que les imprudences commises dans la manipulation de la dynamite saisie, par défaut de réglementation suffisante. »

Voici le second fait que j'emprunte à M. Léon Faucher :

« Le sloop *Pêcheries françaises* n° 18 était allé prendre

à Honfleur un chargement de dynamite et de poudre à destination de Saint-Pétersbourg. Ce chargement comprenait 1 600 kilogrammes de poudre prismatique brune provenant de la poudrerie de Sevran-Livry, 16 000 kilogrammes environ de dynamite provenant de l'usine de Saint-Sauveur (près Honfleur), qui appartient à la Société de la dynamite, 9 caisses de détonateurs et 35 caisses d'objets divers, tels que : amorces électriques, mèches de mineurs, appareils de mise de feu électrique, etc.

« Le capitaine dut mouiller dans la petite rade du Havre, pour compléter ses vivres, et lorsqu'il voulut appareiller, entre minuit et une heure du matin, un vent d'orage s'éleva rapidement et prit une telle force que le sloop vint faire côte, à la sortie du port, près de la jetée Nord, et s'échouer sur les pieux d'un épi placé en avant de la jetée.

« Par l'effet des secousses subies à la suite du naufrage, tout le chargement avait été mélangé dans un désordre extrême, et la position du sloop, à proximité de la ville, immobilisé sur les pieux où il était battu par une mer démontée, comportait pour la ville des dangers considérables.

« Les autorités reconnurent la nécessité de faire procéder au déchargement du sloop par un détachement d'artillerie de la marine. Les opérations furent poursuivies activement pendant les journées des 21, 22 et 23 juillet 1886, et le 23 au soir, il ne restait dans le bâtiment naufragé que 6 caisses de capsules fulminantes, 1 800 kilogrammes environ de dynamite, et 900 kilogrammes de poudre prismatique.

« Dans la nuit du 23 au 24 juillet 1886, vers onze heures et demie du soir, le sloop, que l'état de la mer avait forcé d'abandonner, fit subitement explosion. Ses débris furent projetés avec une trombe d'eau dans toutes les directions, dans un rayon d'environ 300 mètres.

« Les dégâts matériels produits dans la ville du Havre

furent considérables, et le musée lui-même fut assez gravement atteint. Fort heureusement, et grâce sans doute à l'heure avancée, les accidents de personnes furent peu nombreux; le plus grave fut causé par la chute d'un débris, qui vint briser la jambe d'une pauvre femme, couchée à 400 mètres environ du sloop.

« Cette explosion souleva dans la ville du Havre une émotion générale.

« Évidemment, il s'agissait d'un cas de force majeure, et l'explosion avait été provoquée par les chocs successifs produits par le ressac sur l'amas de caisses de capsules et sur la masse de nitroglycérine extraite de la dynamite par l'eau de mer. Cependant l'opinion publique était effrayée, après coup, des conséquences beaucoup plus terribles qu'aurait eues l'explosion, si elle s'était produite alors que le sloop avait encore son chargement complet de poudre et de dynamite. »

Tardieu avait déjà publié (1) un résumé d'une catastrophe qui fit plus de cent victimes. Un train de chemin de fer transportait des munitions de guerre. Il fit explosion entre Bandol et Ollioules. Les voyageurs placés le plus près de l'explosion furent dilacérés, leurs yeux étaient arrachés. On trouva des morceaux de cadavres à 1800 mètres. Le train fut détruit, des maisons de campagne placées à moins de 200 mètres s'écroulèrent.

Au point de vue médico-légal, l'histoire des explosions, Messieurs, est encore bien incomplète. Nous sommes au début de l'étude des explosifs; non pas que je pense que les attentats doivent recommencer ou se multiplier, mais parce que les progrès de l'industrie rendent ces explosions

(1) Tardieu, *Étude médico-légale sur les blessures*, 1879, p. 296. — Obs. 27.

de plus en plus nombreuses. Plus l'industrie se développera, plus elle utilisera les découvertes scientifiques, plus nous aurons d'appareils sujets à explosion, plus nous manierons de substances explosives, plus les enquêtes, qui nous seront demandées, seront nombreuses.

Je vous ai dit, Messieurs, que les accidents causés par les explosions étaient des brûlures, des blessures et des écrasements.

Rappelez-vous que c'est la dynamite qui donne le minimum de brûlures; que ce sont les liquides explosifs enflammés, tels que le pétrole, qui donnent le maximum de brûlures; que par l'action de la vapeur ou de l'eau bouillante les chairs sont bouillies.

Rappelez-vous que la dynamite produit des plaies vermeilles et saignantes, que la poudre donne des plaies noires. Autour de la plaie causée par la dynamite il y a parfois un cercle, une aréole noire: mais cette coloration est due à la contusion exercée par le projectile au moment où il a perforé les chairs.

Souvenez-vous enfin que la dynamite produit des décollements considérables, étendus, qui assombrissent le pronostic.

Tout ce qui se trouve dans un endroit où se produit une explosion, devient un projectile et chacun de ces projectiles emporte avec lui de nombreux germes d'infection. Dans chacune des plaies d'Hamonod, et il en avait un millier environ, se trouvait un petit éclat de verre ou de bois. Je n'ai pas besoin d'insister sur la quantité de germes infectieux qui pouvaient être répandus sur le sol de la boutique de Véry ou sur le comptoir. L'asepsie des plaies, dans ces conditions, est extrêmement difficile, presque impossible.

Je ne m'appesantirai pas sur les écrasements; ce sont les murs qui croulent, les plafonds qui s'effrondrent sur les victimes. Vous aurez à constater les fractures causées par ces masses mises en mouvement.

N'oubliez pas que je vous ai dit qu'il était possible de faire le diagnostic d'une explosion par la dynamite : vous serez guidés par la recherche, dans les cendres, de la présence des diatomées ; par les violences mêmes que vous constaterez, telles que l'allumette perforant une épaisse bobèche de verre ; par le sens de la distribution de l'effort de l'explosion ; enfin par les colorations variées. Toutes les victimes de l'explosion du boulevard Magenta, Véry, Hamonod, Gaudron, étaient comme tatouées, recouvertes d'un enduit noir, dû au mélange de dynamite et de poudre à canon.

Messieurs, quand vous serez appelés, en province, à procéder à une expertise, à la suite d'une explosion, ne la faites pas seuls. Vous n'êtes ni ingénieur, ni chimiste, ni architecte.

A Paris, on commet toujours, dans une affaire de ce genre, en même temps qu'un médecin, un ingénieur ou un architecte. Ils sont au courant des détails techniques que nous ignorons. Demandez donc toujours l'adjonction d'un expert ayant ces connaissances spéciales que vous ne possédez pas.

A défaut d'un ingénieur ou d'un chimiste compétent, il n'y en a pas dans tous les arrondissements, demandez qu'on vous adjoigne un officier d'artillerie : ses études spéciales le serviront admirablement dans ce cas.

Si trop confiant en vos connaissances personnelles et en votre bonne volonté, vous acceptez d'être seul expert, vos assertions fussent-elles exactes, seront difficilement admises aux assises. La défense soutiendra et les jurés pourront penser que vous, médecin, vous n'avez pas la compétence de ces choses techniques, et votre rapport sera discuté, attaqué, point par point. Vous éviterez ces ennuis, si vous avez pris la précaution de vous faire adjoindre un expert désigné par ses fonctions ou par le genre de ses études.

OBSERVATIONS ET EXPERTISES MÉDICO-LÉGALES

1. Explosion de gaz d'éclairage, place Saint-Germain-l'Auxerrois 1). — Je soussigné, Jules Socquet, docteur en médecine, commis par M. Brossard-Marsillac, juge d'instruction près le tribunal de première instance du département de la Seine, en vertu d'une ordonnance, en date du 3 avril 1894, ainsi conçue :

« Vu la procédure commencée au sujet d'une explosion de gaz arrivée place Saint-Germain-l'Auxerrois, le 29 mars 1894.

« Attendu la nécessité de constater judiciairement l'état où se trouvent les nommés : D^{lle} D... Berthe, onze ans, 114, rue Saint-Honoré ; — les sieurs Y... Charles, quarante-neuf ans, 116, rue Saint-Martin ; — S..., 8, rue Dancourt ; — B... (Marcel), huit ans, 114, rue Saint-Honoré ; — C... Édouard, vingt et un ans, 16, rue du Rhin ; — J... 5, rue Sauval.

« Ordonnons qu'il y sera procédé par M. Socquet, lequel après avoir reconnu l'état où se trouvent les sus-nommés, s'expliquera sur les causes de leurs blessures, ainsi que sur les conséquences qu'elles pourront avoir. »

Serment préalablement prêté ai procédé à ces divers examens.

I. *Examen de D... (Berthe) le 7 avril 1894.* — La jeune D... (Berthe), âgée de onze ans, est de petite taille et ne paraît pas très vigoureuse.

Cette petite fille porte à l'oreille gauche, sur le pouce de la main droite et au poignet droit, des traces de brûlures superficielles.

Sur la face palmaire de la main gauche se trouve une petite

---

(1) Cette explosion a eu lieu dans une tranchée ouverte par des ouvriers, alors qu'ils étaient absents ; un tuyau de gaz s'était rompu à la suite du déversement d'une grande quantité d'eau par obturation du drain d'un égout.

plaie de quelques millimètres de diamètre provenant d'une brûlûre au 2e degré.

Les sourcils et les cils ont été brûlés. Les cheveux ont été également brûlés sur une longueur de 20 centimètres environ.

Cette enfant aurait été obligée de garder le repos absolu au lit pendant deux jours environ : elle aurait eu pendant quelques jours, et à la même heure, quatre ou cinq heures, un léger mouvement fébrile. Ses nuits auraient été troublées par des cauchemars, actuellement disparus.

II. *Examen du sieur* Y... *(Charles), le 7 avril.* — Le sieur Y... (Charles), âgé de quarante-neuf ans, est grand, mais ne paraît pas très vigoureux. Le jour de l'explosion, il aurait été entouré de flammes et projeté quelques pas en arrière. Son pantalon, sa veste, son gilet de laine et sa chemise auraient été brûlés. Depuis l'accident, il éprouverait de la lourdeur dans la jambe gauche et marcherait assez difficilement ; il se plaint également d'un peu de surdité. Les sourcils, les cils et la barbe auraient été brûlés du côté gauche. Actuellement, on constate au niveau du poignet gauche, une brûlure au 2e degré, faisant le tour du poignet sur une hauteur de 5 à 6 centimètres.

III. *Examen du sieur* S... *les 7, 13 et 25 avril 1894.* — Le sieur S... (Léon), âgé de trente-cinq ans, est grand et paraît vigoureux.

Au moment de l'accident du 29 mars, cet homme aurait été projeté à 4 ou 5 mètres environ ; il aurait eu une perte de connaissance et ne serait revenu à lui que chez le pharmacien, environ une demi-heure après l'explosion.

Cet homme aurait eu un peu de commotion cérébrale. Ses vêtements auraient été brûlés et il aurait été déshabillé sur toute la moitié antérieure du corps. Toute la figure aurait été légèrement brûlée ; la barbe, les cils et les sourcils ainsi qu'une partie des cheveux auraient été brûlés. Le blessé présente actuellement des troubles de l'accommodation, et il accuse des douleurs de tête occupant le côté gauche de la face (hémicrânie).

IV. *Examen de* B... *(Marcel), le 7 avril 1894.* — Le jeune B... (Marcel-Eugène-Louis), âgé de huit ans et demi, est de taille moyenne, pour son âge, et paraît assez vigoureux. Le 29 mars dernier, cet enfant aurait été légèrement brûlé sur le côté droit du cou et de la tête ; il aurait eu en outre les cils et les sourcils brûlés. Il aurait été obligé de garder le repos au lit pendant un jour ou deux. On constate encore actuellement, un peu au-dessus de l'oreille droite, la trace d'une brûlure de 5 à 6 millimètres de diamètre environ.

V. *Examen du sieur C... (Édouard), le 7 avril 1894.* — Le sieur C... (Édouard), âgé de vingt et un ans, est de taille moyenne et paraît vigoureux. On constate actuellement sur la face postérieure du bras droit, au niveau du deltoïde, une plaie linéaire, verticale, mesurant 2 centimètres de longueur, dont les bords ont été réunis par des points de suture, produite par un éclat de vitre. La chemise et le tricot de laine ont été coupés. Le blessé accuse une douleur dans l'avant-bras gauche, cette douleur serait la conséquence de la chute consécutive à la force de l'explosion ; il ne pourrait pas encore soulever un pilon de 20 kilogrammes, ainsi que l'exige sa profession d'asphaltier.

VI. *Examen du sieur J... (Eugène), le 7 avril 1894.* — Le jeune J... (Eugène-Adolphe), âgé de huit ans et demi, paraît bien constitué et assez vigoureux. Le 29 mars dernier, il aurait eu les cheveux et les cils brûlés. Actuellement, on constate chez cet enfant les traces d'une blépharite ciliaire, assez légère ; cet enfant aurait gardé le repos au lit pendant deux jours.

Conclusions. — 1º Les sieurs Y... (Charles) ; — S... (Léon) ; — B... (Marcel) ; — J... (Eugène) et la nommée D... (Berthe), portent sur différentes parties du corps, mais principalement à la face, les traces de brûlures légères résultant de l'explosion du 29 mars dernier.

2º Le sieur C... (Édouard) porte au bras droit une plaie faite avec un instrument tranchant, tel qu'un éclat de vitre.

3º Ces différentes blessures n'occasionneront aux divers blessés aucune infirmité permanente ou temporaire. Cependant, il y a lieu de faire des réserves pour le sieur S..., qui devra suivre un traitement spécial, en vue de corriger les troubles de l'accommodation qu'il présente actuellement.

4º La durée de l'incapacité de travail a été :

α. De deux à quatre jours pour la nommée D... (Berthe) et les sieurs B..., C... et J...

β. De trois à quatre semaines pour le sieur Y... (Charles).

γ. De cinq à six semaines pour le sieur S... ; mais pour ce dernier, à l'incapacité absolue de travail, succédera une incapacité relative de deux à trois mois environ, sauf complication imprévue.

2. Explosion de la rue François-Miron. — Nous soussignés, de Fontanges, inspecteur général des ponts et chaussées en retraite, Dr Crequy, Dr Brouardel, experts désignés par le conseil de préfecture de la Seine, en date du 8 février 1888, pour examiner le sieur L..., serment préalablement prêté, avons procédé à cette expertise le 19 mars 1888.

Le sieur L... (Édouard), âgé de cinquante ans, cuisinier, demeurant 138, rue Saint-Maur, à Paris, déclare avoir été blessé au moment où il se trouvait sur la voie publique, lors de l'explosion survenue le 12 juillet 1882, dans la rue François-Miron.

Un certificat du Dr Mérigot, en date du 16 juillet 1882, décrit les blessures constatées à cette époque :

« L... porte sur la partie latérale gauche du crâne une plaie contuse paraissant n'avoir intéressé que les téguments, mesurant environ 8 centimètres de développement et qui parait avoir été accompagnée d'un décollement étendu des téguments.

« Une seconde plaie superficielle, mesurant 2 centimètres, existe au niveau de l'olécrâne gauche.

« Enfin la région lombaire et le côté gauche du tronc dans la région de la hanche paraissent avoir été violemment contusionnés, une vaste ecchymose apparait à ce niveau.

« La face, les mains et les jambes sont criblées de petites blessures superficielles déterminées par la projection de grains de sable. »

Le sieur L... fut transporté à l'Hôtel-Dieu, il en sortit le 12 août 1882; il dut y faire un nouveau séjour du 18 octobre au 18 novembre 1882. Dans un certificat, dont L... nous donne seulement copie, M. le professeur Richet aurait certifié : « que le nommé L... est atteint d'une perforation du tympan de l'oreille gauche consécutive à l'accident de la rue François-Miron. »

Actuellement, le sieur L... est pâle, maigre, il parait affaibli. Sur la partie latérale gauche du cuir chevelu (région fronto-pariétale), nous voyons une cicatrice blanche de 6 à 7 centimètres, non douloureuse. La cicatrice n'est pas adhérente aux os du crâne. mais les téguments qui l'entourent dans une zone de 5 à 6 centimètres sont peu mobiles.

L... déclare que du côté gauche, il n'entend rien, pas même lorsque la montre est appliquée sur l'apophyse mastoïde. Nous n'avons pu découvrir la perforation du tympan. Nous avons rempli d'eau le conduit auditif externe, nous avons fait souffler le sieur L..., la bouche étant fermée, il n'est pas sorti de bulle d'air par le conduit auditif externe. Il semble donc qu'actuellement, il n'y a pas perforation de la membrane du tympan, ou que si la perforation existe, elle doit être fort petite. Ce qui d'ailleurs ne prouve pas qu'au moment de l'accident cette perforation ne se soit pas produite, elle a pu ensuite se cicatriser, et ce travail cicatriciel donner naissance à un épaississement de la membrane du tympan amenant un certain degré de surdité de l'oreille gauche.

Mais des diverses épreuves auxquelles nous avons soumis L..., il résulte pour nous cette conviction que la surdité de l'oreille gauche existe en partie, mais que L... l'exagère considérablement. En tout cas, l'ouïe de l'oreille droite est excellente, car lorsqu'on s'adresse à L... en baissant progressivement la voix, il entend parfaitement.

L... accuse de plus d'autres troubles spéciaux sur lesquels nous devons nous expliquer et qu'il lui serait difficile d'inventer et surtout de grouper de façon que leur caractère nosologique soit facile à reconnaître. Il dit que parfois (une dizaine de fois depuis l'accident) étant sur la voie publique, il est pris d'une sorte de vertige, il glisse à terre, il ne perd pas connaissance.

Les sensations éprouvées par le blessé, les actes qu'elles déterminent, caractérisent suffisamment la forme de vertige dite maladie de Ménière ou *vertigo ab aure læsa*. Ce diagnostic a été confirmé par le professeur Charcot à qui nous avions adressé le malade, d'une part pour avoir la confirmation de notre opinion, d'autre part pour qu'il le soumît à un traitement rationnel qui n'a pas encore été tenté jusqu'à ce jour.

Le sieur L... accuse de plus des douleurs de tête, une insomnie, dont nous ne pouvons contester ou affirmer la réalité. Disons seulement que ces troubles nerveux accompagnent souvent le vertige de Ménière.

Nous avons de plus constaté sur l'olécrâne du côté gauche la cicatrice blanchâtre de la plaie notée le 16 juillet 1882 par le Dr Mérigot. Il ne reste actuellement aucun trouble imputable à cet accident local.

Conclusions. — 1° Le sieur L... (Édouard) a eu au moment de l'explosion de la rue François-Miron une plaie de tête et une perforation de la membrane du tympan de l'oreille gauche, une plaie du coude gauche et des contusions multiples.

2° Il persiste à la suite de ces diverses lésions une surdité plus ou moins complète de l'oreille gauche, mais surtout une maladie vertigineuse dite maladie de Ménière.

Ces accidents sont graves, exposent celui qui en est atteint à des chutes subites, sans qu'il lui soit possible de se garer contre les dangers qui peuvent le menacer une fois qu'il est à terre.

Le malade n'a pas suivi de traitement sérieux pour ces accidents, il est à craindre que maintenant la médication rationnelle qui, même instituée dès le début, compte un certain nombre d'échecs, ne soit devenue impuissante à cause de l'ancienneté des troubles vertigineux.

3. Explosion de la rue François-Miron. — Nous soussignés, de Fontanges, inspecteur général des ponts et chaussées en retraite, D' Crequy, D' Brouardel, experts désignés par le conseil de préfecture de la Seine, en date du 8 février 1888, pour examiner le sieur M..., serment préalablement prêté avons procédé à cette expertise le 5 mars 1888.

Le sieur M... (Prosper), âgé de quarante-un ans, demeurant 38, rue Rambuteau, déclare avoir été blessé, au moment où il passait dans la rue François-Miron, lors de l'explosion survenue le 12 juillet 1882.

Un certificat du D' Mérigot, en date du 16 juillet 1882, porte que : « le membre supérieur gauche était fortement tuméfié, les téguments présentaient une coloration ecchymotique jaune verdâtre très prononcée et des excoriations nombreuses.

« L'humérus du même côté était fracturé vers son extrémité inférieure.

« De nombreuses excoriations siégeaient sur la partie latérale gauche du tronc. »

M... est entré à l'Hôtel-Dieu le 12 juillet 1882, il en est sorti le 29 juillet. Le certificat de séjour porte « blessure, fracture compliquée », signé D' Richet.

M... a fait un second séjour à l'Hôtel-Dieu en octobre de l'année suivante. Le certificat en date du 22 octobre 1883 porte « fracture ancienne du coude avec ankylose ».

M... déclare que blessé alors qu'il était au milieu de la chaussée devant le café Duchène, il aurait perdu connaissance et n'aurait repris ses sens qu'alors qu'il était au poste.

Il ajoute que, outre les infirmités du bras et du pied que nous allons décrire, il aurait des crises de douleurs de tête persistant depuis l'accident.

Ces douleurs siégeraient en arrière de la tête, dans la région occipitale, elles reviendraient par crises dont la durée serait de une heure ou une heure et demie. Pendant ces paroxysmes, il serait obligé de garder une immobilité absolue.

Il aurait de plus des douleurs dans les yeux, celles-ci dureraient une nuit environ, elles s'accompagneraient de troubles de la vision, de sécrétion de larmes (eau dans les yeux). Puis il resterait quelquefois cinq, six, huit jours sans douleur, assez bien remis de ses crises.

État le 5 mars 1888. — M... est maigre et paraît fatigué. Les milieux des yeux sont transparents, les pupilles sont égales, peut-être peu mobiles sous l'influence de la lumière. Les conduits lacrymaux sont libres, il y a un peu de blépharo-conjonctivite, les vaisseaux des conjonctives sont injectés.

On ne découvre aucune inégalité à la surface des os du crâne.

Bras gauche. — Il existe une ankylose incomplète de l'articulation du coude gauche. L'avant-bras est maintenu en demi-flexion sur le bras, l'étendue des mouvements d'extension et de flexion ne dépasse pas 15 degrés. Les mouvements de pronation et de supination sont également très limités.

Cette ankylose est la conséquence de la fracture de l'extrémité inférieure de l'humérus gauche, avec pénétration intra-articulaire de la ligne de fracture. Le fragment épicondylien a subi sur son axe vertical un mouvement de demi-torsion avec déplacement antérieur de l'épicondyle.

Les saillies articulaires osseuses du cubitus viennent butter contre ce fragment déplacé. C'est donc une ankylose incomplète, mais définitive.

Pied droit. — M... a reçu à la bataille de Gravelotte une blessure du pied droit qui l'a laissé infirme.

Au niveau de l'union du tarse avec le métatarse sur le bord externe du pied, une cicatrice verticale, longue de 7 centimètres, adhérente aux os, inégale, enfoncée par places, a pour bords les parties déformées de la région osseuse, *calcanéum, os cuboïde, tête du 3e métatarsien.*

La voûte du pied est notablement écrasée.

M... déclare que depuis cette blessure il ne peut ni se tenir debout pendant un temps prolongé, ni faire une marche qui dépasse une heure sans éprouver de grandes fatigues.

En résumé, nous constatons que M... a :

1° Une lésion ancienne du pied droit qui ne lui permet pas de faire un travail prolongé ou énergique, exigeant soit une station verticale, soit une marche un peu longue.

2° Une ankylose du bras gauche qui le met dans l'impossibilité de se livrer à des ouvrages qui nécessitent soit un effort même peu vigoureux des bras, soit des mouvements un peu étendus.

Outre ces infirmités définitives dont la réalité et les conséquences sont faciles à constater, M... se plaint de crises douloureuses de la tête et des yeux. La congestion des conjonctives semble justifier dans une certaine mesure les affirmations de M..., mais nous ne pouvons sur ce point être absolument renseignés. Les déclarations de M... sont possibles, conformes à ce que nous avons déjà observé, mais sur ce point nous sommes dans l'impossibilité de conclure avec une précision absolue.

Conclusion. — M... a une double infirmité : 1° une résultant de la blessure reçue à Gravelotte ; 2° une seconde résultant des blessures reçues lors de l'explosion de la rue François-Miron.

Cette double infirmité le met dans l'impossibilité de se livrer à un travail manuel fatigant ou un peu prolongé.

4. Explosion de la rue François-Miron. — Nous soussignés, de Foulanges, inspecteur général des ponts et chaussées en retraite, Dr Crequy, Dr Brouardel, experts désignés par le conseil de préfecture de la Seine, en date du 8 février 1888, pour examiner la dame L...., serment préalablement prêté, avons procédé à cette expertise le 19 mars 1888.

La dame L... (Marie), âgée de trente-six ans, casquetière, demeurant 89, boulevard de Charonne, déclare avoir été blessée au moment où elle se trouvait sur la voie publique, lors de l'explosion survenue le 12 juillet 1882 dans la rue François-Miron.

Un certificat du Dr Mérigot, en date du 16 juillet 1882, porte :

« Les blessures consistent en :

« 1º Une plaie contuse mesurant environ 7 centimètres située au-dessous de l'œil droit avec décollement des téguments.

« 2º Une plaie mesurant environ 8 centimètres située en dehors de la narine droite. Cette blessure paraît avoir intéressé le sinus maxillaire de ce côté. Plusieurs dents de la mâchoire supérieure paraissent avoir été fracturées.

« 3º Une plaie contuse mesurant environ 7 centimètres, à la partie postérieure du bras droit ; l'avant-bras du même côté est le siège de deux plaies superficielles, peu étendues, situées à son côté interne.

« 4º Enfin, à la partie postérieure du tronc, à droite de la partie médiane, on remarque deux plaies contuses mesurant chacune environ 6 et 7 centimètres de longueur. »

Après l'accident, la dame L... fut transportée à l'Hôtel-Dieu ; elle y séjourna six semaines.

Actuellement la dame L... est maigre, pâle, paraît avoir plus que son âge.

Elle porte sur la région latérale droite de la face une cicatrice verticale, mesurant 12 centimètres, à bords irrégulièrement froncés, allant du rebord orbitaire du frontal à la partie inférieure de la mâchoire inférieure. Cette cicatrice est adhérente aux os sous-jacents. Le rebord orbitaire du frontal présente une petite encoche irrégulière, la branche montante du maxillaire supérieur est enfoncée, le sinus maxillaire est déprimé.

Les dents du côté droit du maxillaire supérieur ne sont plus représentées que par quelques racines et des fragments de dents gâtées, mais il en est ainsi également des autres parties du système dentaire.

La peau comprise entre la cicatrice et la région médiane de la face est complètement anesthésiée.

La pupille de l'œil droit est dilatée, un peu irrégulière, immobile. On ne voit pas d'opacité des milieux transparents de l'œil. La dame L... se plaint de ne pas distinguer nettement de cet œil ; les épreuves auxquelles nous l'avons soumise et les constatations faites sur la pupille confirment cette déclaration. Il est certain que la puissance visuelle de l'œil droit est insuffisante pour permettre avec lui seul à Mᵐᵉ L... de se livrer à un travail utile.

Sur la face postérieure du bras droit, nous trouvons dans le tiers inférieur deux cicatrices blanches de 5 à 6 centimètres de

longueur, non adhérentes au muscle triceps. La dame L.... dit que
son bras est affaibli, qu'elle ne peut porter un seau d'eau, cela
est possible, toutefois comparé au bras gauche, le bras droit ne
semble pas notablement atrophié.

De plus la dame L... accuse des douleurs de tête, fréquentes,
peut-être en rapport avec les troubles de la vision. Elle dit que
ces douleurs et l'affaiblissement de sa vue la mettent dans l'impossibilité de faire un travail utile.

Conclusion. — La puissance visuelle de l'œil droit est insuffisante pour permettre avec lui seul à Mme L... de se livrer à un
travail utile.

5. Explosion des gaz d'une fosse d'aisances (A. CHEVALLIER   1).
— Le 6 novembre 1859, les dames G... et B... étaient tranquille-
ment assises dans une boutique dépendante de la maison, rue de
Bercy, 10 ; tout à coup une détonation très forte se fit entendre :
c'était une explosion qui se produisait dans la fosse d'aisances de
la maison, située sous la boutique ; la pierre qui la recouvre et
sur laquelle se trouvaient justement les dames G... et B... fut
enlevée violemment à une hauteur de deux mètres : les deux
femmes furent lancées dans l'espace et retombèrent dans la fosse;
elles n'ont dû leur salut qu'à de prompts secours, mais elles
étaient assez grièvement blessées et elles n'ont pu pendant quelque temps se livrer à leurs travaux habituels.

Dans ces circonstances, elles ont formé une demande en
6 000 francs de dommages-intérêts, tant contre la Société civile de
Bercy, propriétaire de la maison, que contre L. D..., principal
locataire. On supposait à cet effet que l'accident devait être attribué à la mauvaise construction de la fosse et peut-être aussi au
défaut de vidange. De son côté, le sieur L. D... a appelé en
garantie son sous-locataire, le sieur J..., cafetier. Il a prétendu
que l'explosion avait été déterminée par le jet d'un corps enflammé dans la fosse d'aisances ; or le cabinet communiquant
avec cette fosse est dans le local occupé par le sieur J..., il a
même ajouté, sur la déclaration de quelques enfants, qu'un
buveur, installé dans le café J..., avait, peu de minutes avant

____

(1) A. Chevallier, *Sur les accidents qui résultent de l'inflammation des
gaz produits dans les fosses d'aisances* (*Annales d'hyg.*, 1861, 2e série,
t. XVI, p. 287).

qu'on entendit la détonation, quitté sa table tenant à la main un papier enflammé, qu'il était monté précipitamment au cabinet, et qu'au moment de l'explosion il en était redescendu avec plus de précipitation encore.

A la date du 28 août 1860, la quatrième chambre du tribunal civil de la Seine nomma deux experts, MM. M..., ingénieur, et L..., chimiste, qui furent d'avis que le jet dans la fosse d'un corps enflammé, papier, allumette ou bout de cigare, avait occasionné l'accident, qui toutefois n'aurait pas eu lieu si la fosse avait été construite suivant les règles de l'art.

L'affaire revenait en cet état devant la 4ᵉ chambre. Le tribunal, après avoir entendu MM. Arnaud, avocat des dames G... et B..., Didier, avocat du sieur D..., Delaunay, avocat du sieur G..., représentant de la Société de Bercy, et Dabot, avocat du sieur J...,

Considérant qu'il résulte de tous les documents produits, que l'explosion dont les veuves G... et B... ont été victimes, est le résultat de l'imprudence d'un buveur qui, ayant pénétré dans les lieux d'aisances loués à J..., a jeté dans la fosse un papier enflammé ; qu'il résulte également de l'expertise que la fosse dont il s'agit était dans de mauvaises conditions ; que les tuyaux de chute et de ventilation étaient de diamètre insuffisant et très mal disposés pour produire le renouvellement de l'air ; qu'avec de meilleures conditions d'aération, l'accident n'aurait pas eu lieu ;

Considérant qu'il suit de là que la responsabilité de l'accident dont ont souffert les demanderesses doit être supporté tout à la fois par la Société civile de Bercy, propriétaire de la maison dont il s'agit, et par le buveur inconnu qui n'a pu être mis en cause, mais que les demanderesses sont sans droit dans leur demande en dommages-intérêts, soit contre L. D..., soit contre J..., puisque ces derniers ne sont ni propriétaires, ni constructeurs de la fosse, cause de l'accident ; et que d'un autre côté ils ne peuvent pas être responsables du fait d'un inconnu sur lequel ils n'avaient aucune autorité ; que d'ailleurs il résulte du rapport des experts que la fosse était dans des conditions de vidanges suffisantes, et qu'il est constant en fait qu'elle a été construite postérieurement à l'établissement de la boutique, d'où il suit qu'aucun reproche ne peut être adressé au principal locataire ;

Déclare les veuves B... et G... mal fondées dans leur demande contre L. D... et J... ; condamne G... ès nom à payer à la veuve B... une somme de 200 francs, et à la veuve G... celle de 1 000 francs ;

Dit que C... ès nom sera tenu dans le délai de quinzaine, à partir d'aujourd'hui, d'exécuter dans la fosse d'aisances dont il s'agit, les travaux nécessaires pour qu'elle soit ventilée d'une manière suffisante, et ce, conformément aux conclusions des experts; sinon et faute par G... de faire les travaux nécessaires dans le délai de quinzaine et icelui passé, autorise J... à les faire exécuter aux frais et risques de la Société civile de Bercy, sous la direction de l'expert M...;

Condamne G... ès nom en tous les dépens vis-à-vis de toutes les parties. — (Tribunal civil de la Seine. Présidence de M. Labour.)

6. Explosion des gaz d'une fosse d'aisances Dr Perrin) 1 . — L'accident s'est passé en 1838, au n° 162 de la rue Saint-Dominique, dans une fosse sans tuyau d'évent, desservie par un seul cabinet d'aisances situé au rez-de-chaussée. Au moment de l'explosion, une colonne de matières fécales s'échappa verticalement par la lunette du siège, et enveloppa complètement le visiteur imprudent, qui fut en quelque temps projeté avec une violence extrême, par la fenêtre même du cabinet, jusque dans la cour voisine. La pierre de la fosse fut soulevée et retournée, ainsi que quarante à cinquante pavés dans la cour. Il fut impossible d'établir par l'enquête si le visiteur avait pénétré dans le cabinet avec une lumière, ou s'il avait jeté dans la fosse un papier enflammé.

7. Explosion des gaz d'une fosse d'aisances Dr Perrin) 2 . — L'explosion de la rue Saint-Martin, qui eut lieu sur les onze heures du matin, par une très chaude journée du mois de juillet 1863, se fit sans que le concierge, qui était en bas de l'escalier au moment de l'explosion, eût vu ou entendu quelqu'un sortir des cabinets situés aux 2e, 3e et 4e étages. Ce concierge n'oserait cependant affirmer d'une manière absolue qu'aucun visiteur n'ait pu à la rigueur y entrer ou en sortir à son insu, et surtout projeter dans le tuyau de chute un corps enflammé quelconque.

(1) Dr Perrin, *De l'inflammation des gaz produits dans les fosses d'aisances et des accidents d'explosion et autres qui peuvent en résulter* (*Ann. d'hyg.*, 1867, 2e série, t. XXVII, p. 6).

(2) Dr Perrin, *Annales d'hyg. et de méd. lég.*, 2e série, t. XXVII, p. 9.

Quoi qu'il en soit, la pierre d'extraction placée au rez-de-chaussée, dans une guérite en menuiserie vitrée, formant l'avant-corps de la loge, fut soulevée et complètement déplacée, en même temps qu'une flamme bleuâtre, accompagnée de fumée, s'échappa à travers le vitrage de la guérite, qui fut brisé. La pression des gaz à la surface des matières contenues dans la fosse, détermina une projection violente de ces matières à travers la lunette du siège béant du 2ᵉ étage, jusqu'au plafond du cabinet, qui fut souillé dans une grande étendue. Évidemment le visiteur supposé, dont on est d'ailleurs fondé à admettre, jusqu'à preuve du contraire, la présence dans un de ces cabinets, n'était pas fort heureusement dans celui où les matières de la fosse ont si largement pénétré. Cette fosse était sans tuyau d'évent et pleine aux deux tiers seulement. Il n'y avait de cabinets d'aisances qu'aux trois derniers étages; le rez-de-chaussée et le premier en étaient dépourvus. Ces cabinets étaient tous à siège béant, exposés au midi, directement aérés et éclairés sur la cour.

8. Explosion des gaz d'une fosse d'aisances (Dʳ Perrin) (1). — Une explosion survint rue Martel, nº 1, vers minuit, au mois de mars ou d'avril 1865, dans une fosse, sans tuyau d'évent, qui ne se vidait guère que tous les cinq ou six ans et desservait un seul cabinet d'aisances au rez-de-chaussée, muni d'un siège hermétique en fonte, dit à bascule; la porte de ce cabinet ouvrait sur une petite cour.

Le visiteur qui venait de pénétrer dans le cabinet au moment de l'explosion, fut jeté, presque sans connaissance, dans la cour. La porte d'entrée fut brisée, ainsi que quelques vitres d'une croisée au 2ᵉ étage. Le siège en fonte fut fortement endommagé. Quant à la pierre d'extraction formant le sol même du cabinet, elle fut soulevée au-dessus de son cadre pour retomber de champ et obliquement au-dessus de l'orifice. La détonation produite fut effroyable et mit en violent émoi tout le quartier, qui fut empesté pendant plusieurs heures.

Le visiteur, remis depuis longtemps de son aventure, a toujours persisté à nier qu'il ait jeté aucun corps enflammé dans la fosse. Il était entré d'ailleurs dans le cabinet sans lumière à la main.

(1) Dʳ Perrin. *Annales d'hyg. et de méd. lég.*, 2ᵉ série, t. XXVII, p. 10.

9. Explosion des gaz d'une fosse d'aisances (D' PERRIN) [1]. —
C'était en 1864, rue de Tournon, n° 20, dans une fosse sans ventilation, desservant un seul cabinet commun, à siège béant, situé
au rez-de-chaussée sur la cour. Au moment où la détonation se
fit entendre, la personne placée sur le siège fut subitement
enveloppée par la flamme et eut les cheveux brûlés. La pierre
d'extraction fut soulevée et déplacée, ainsi que plusieurs pavés
alentour. Toutefois on ne s'aperçut pas immédiatement de ce déplacement, attendu que cette pierre d'extraction était située dans
un petit hangar voisin, séparé du cabinet d'aisances par une porte
pleine, toujours fermée à clef, et qu'on n'ouvrait jamais qu'au
moment de la vidange. Aussi qu'arriva-t-il ? C'est que les gaz
délétères, s'échappant en abondance de la fosse violemment
entr'ouverte, pénétrèrent dans une petite cuisine dont la porte
d'entrée donnait précisément sous ce petit hangar, et, de là, dans
une chambre à coucher contiguë, dans laquelle deux personnes,
le mari et la femme, reposaient. Il était trois heures du matin,
quand tout à coup ces deux personnes se réveillèrent suffoquées,
étourdies, à demi asphyxiées, ce qu'elles attribuèrent dans l'ignorance où elles étaient de l'explosion qui avait eu lieu vers minuit,
à quelque fuite de gaz. Mais bientôt, n'y pouvant tenir, elles
durent se jeter hors du lit et se traîner, en chancelant comme des
gens ivres, jusque dans la rue, où elles purent enfin respirer à
l'aise et revenir peu à peu à elles-mêmes, après avoir éprouvé des
nausées et des vomissements, et reconnu le genre d'accident
auquel elles venaient d'échapper.

**10. Explosion par les gaz sortant d'un puits. Affaire de la
rue Saint-Séverin.** — Je soussigné, Jules Socquet, docteur en médecine, commis par M. Bertulus, juge d'instruction près le tribunal de première instance du département de la Seine, en vertu
d'une ordonnance en date du 11 mars 1896, ainsi conçue :

« Vu la procédure commencée contre X..., inculpé d'homicide et
blessures par imprudence.

« Attendu la nécessité de constater judiciairement l'état dans
lequel se trouve en ce moment le cadavre du nommé B... (Désiré),
déposé à l'Hôtel-Dieu.

« Ordonnons qu'il y sera procédé par M. Socquet, lequel, après

(1) D' Perrin, *Annales d'hyg. et de méd. lég.*, 2ᵉ série, t. XXVII, p. 13.

avoir reconnu l'état où se trouve le cadavre, procédera à son autopsie et s'expliquera sur les causes de la mort. »

Serment préalablement prêté, ai procédé à cette autopsie le 12 mars 1896.

Le cadavre est celui d'un jeune enfant de quatorze à quinze ans environ, assez bien constitué et mesurant 1ᵐ,48.

Ce cadavre porte de nombreuses brûlures au deuxième degré, disséminées sur différentes parties du corps, notamment sur le côté gauche de la face. On constate, en outre, des plaies contuses et des contusions ecchymotiques.

Sur les deux yeux se trouvent des ecchymoses sous-conjonctivales.

Sur la lèvre inférieure, près de la commissure labiale gauche, petite plaie d'un centimètre de longueur.

Sur la bosse frontale droite, large contusion ecchymotique de 4 centimètres de diamètre.

A la naissance du cuir chevelu, un peu à droite de la ligne médiane, plaie contuse linéaire de 2 centimètres de longueur.

Sur l'épaule droite, petite contusion ecchymotique de 2 centimètres.

Au niveau du coude gauche, plaie contuse de 3 centimètres de diamètre. Sur la face postérieure du poignet gauche, plaie contuse de 3 centimètres. Sur la face dorsale de la main gauche, se trouvent quinze ou vingt petites plaies, situées au milieu d'une large ecchymose.

Le poignet droit est le siège d'une luxation en arrière. Sur la face dorsale de la main droite, notamment au niveau du pouce et de l'index, se trouvent de longues érosions de la peau.

Le scrotum présente à droite une plaie de 8 centimètres de longueur, le testicule droit fait hernie par cette plaie.

Au niveau du trochanter gauche, petite plaie contuse.

Sur la cuisse et la jambe gauches, se trouvent plusieurs petites contusions ecchymotiques.

Sur la cuisse droite se trouvent quatre ou cinq petites plaies contuses.

Sur la jambe droite, à la partie supérieure de la face interne, se trouve une large plaie de 10 centimètres, les muscles ont été sectionnés ; les bords de la plaie présentent un écartement de 5 centimètres.

Un peu au-dessus de la malléole interne droite se trouve une plaie contuse transversale, mesurant 5 centimètres de longueur.

Ouverture du corps. — Sous le cuir chevelu se trouve un épanchement sanguin assez abondant. — Toute la moitié antérieure du crâne, y compris les voûtes orbitaires, est fracturée en nombreux fragments. Ces fractures se continuent en arrière et à droite jusqu'au niveau de la partie médiane. Les rochers sont fracturés, notamment le rocher gauche.

L'hémisphère cérébral droit est recouvert d'un épanchement de sang. — Au niveau du bulbe et du quatrième ventricule, on constate un épanchement sanguin. La dure-mère est déchirée et donne issue à de la substance cérébrale.

L'œsophage et la trachée sont sains.

Il n'y a pas d'épanchement dans les cavités pleurales. Le poumon droit présente de nombreuses adhérences dans toute sa hauteur. A gauche, on constate quelques adhérences. Les poumons sont sains ; ils ne contiennent pas de tubercules.

Les cavités du cœur sont vides ; les valvules sont saines.

Le foie est sain.

La rate est saine et n'est pas diffluente.

Les reins sont sains et se décortiquent facilement, le rein droit est un peu congestionné.

Dans la cavité abdominale se trouve un léger épanchement sanguin. Les intestins paraissent sains.

Le pubis présente une ligne de fracture très nette, située un peu à gauche de la ligne médiane.

La vessie est vide ; sa muqueuse est saine.

Conclusions. — 1° Le cadavre porte sur différentes parties du corps, notamment à la face, des brûlures, des plaies contuses disséminées et des contusions ecchymotiques.

2° La mort est le résultat de nombreuses fractures des os du crâne.

11. Explosion par les gaz sortant d'un puits. Affaire de la rue Saint-Séverin. — Je soussigné, Jules Socquet, docteur en médecine, commis par M. Bertulus, juge d'instruction près le tribunal de première instance du département de la Seine, en vertu d'une ordonnance, en date du 20 mars 1896, ainsi conçue :

« Vu la procédure commencée contre X..., inculpé d'homicide par imprudence.

« Attendu la nécessité de constater judiciairement l'état où se trouve le sieur G... (François), de procéder à son autopsie et de rechercher les causes de la mort.

« Ordonnons qu'il y sera procédé par M. Socquet, lequel après avoir reconnu l'état où se trouve le cadavre du sieur G... (François), s'expliquera sur les causes de la mort. »

Serment préalablement prêté, ai procédé à l'examen du sieur G... (François), à l'Hôtel-Dieu, et à son autopsie, le 25 mars 1896.

Lors de l'examen du sieur G... (François), âgé de trente-six ans, nous avons constaté que cet homme portait de nombreuses brûlures disséminées sur tout le corps et qu'il était atteint d'une fracture du cubitus gauche.

Cet homme étant décédé le 19 mars à cinq heures du soir, nous avons procédé à son autopsie le 25 mars et avons constaté ce qui suit :

De nombreuses brûlures aux deuxième et troisième degrés disséminées sur la face : joues, nez, lèvres, etc., les cheveux et les moustaches ont été flambés ; les sourcils le sont moins et les cils ont été respectés.

Au coude gauche, on constate une luxation en avant de l'extrémité supérieure du radius et une fracture du cubitus.

La partie antérieure des avant-bras et les mains porte des brûlures assez étendues.

Sur la face antérieure de la jambe guache, au niveau du tiers inférieur, se trouve une large brûlure.

Ouverture du corps. — Il n'y a pas d'épanchement sanguin sous le cuir chevelu. Les os du crâne ne sont pas fracturés. Les méninges sont épaissies et un peu congestionnées. Le cerveau se décortique facilement ; il ne présente aucune lésion, ni tumeur, ainsi que le bulbe et le cervelet.

L'œsophage et la trachée sont sains.

Les poumons présentent quelques adhérences pleurales, ils sont un peu congestionnés et ne contiennent pas de tubercules.

Le péricarde est vide ; les cavités du cœur renferment un caillot fibrineux à droite et cruorique à gauche. Les valvules sont saines.

Le foie est gras et volumineux ; il pèse $2^{kil},550$.

L'estomac renferme quelques grammes de liquide jaunâtre ; sa muqueuse est saine.

La rate n'est pas diffluente.

Les reins sont sains ; ils se décortiquent facilement.

Il n'y a pas d'épanchement dans la cavité abdominale.

Les intestins ne sont pas congestionnés, ils sont sains, il n'y a pas d'ulcération au niveau du duodénum.

La vessie est vide ; sa muqueuse est saine.

L'inspection des vêtements dont était recouvert le sieur G... François), lors de l'explosion dont il a été victime le 6 mars dernier, montre que la victime a été flambée dans un courant de gaz très chauds, et qu'il ne paraît pas y avoir eu projection de liquide enflammé. On constate, en effet, sur la blouse et la chemise, que l'étoffe a été roussie à sa partie superficielle ; à l'intérieur des plis, l'étoffe est intacte. Lorsque le vêtement, notamment les manches, est étendu, on constate des lignes roussies, séparées par d'autres lignes d'étoffe intacte ; le vêtement est, pour ainsi dire, zébré.

Conclusions. — 1° Le cadavre du sieur G... François , porte sur différentes parties du corps, notamment sur la face, de larges brûlures aux deuxième et troisième degrés. Il présente, en outre, une luxation du radius gauche et une fracture du cubitus gauche.

2° La mort a été le résultat de ces différentes lésions.

12. Explosion de farine dans une boulangerie. — Rapport à M. le préfet de police, par M. H. Bunel (1). — Monsieur le Préfet, vous m'avez transmis un rapport du régiment des sapeurs-pompiers, vous signalant une explosion chez le sieur Metzlé, boulanger, 42, rue Croix-des-Petits-Champs, et vous m'avez demandé de vous rendre compte de la cause de cet événement.

Avant de vous exposer les faits tels qu'ils paraissent résulter de l'enquête à laquelle j'ai procédé sur place, je crois nécessaire de donner la description des locaux dans lesquels l'explosion s'est produite.

Le sieur Metzlé occupe, rue Croix-des-Petits-Champs, au rez-de-chaussée, une boutique, dont la devanture, avec porte d'entrée au milieu, est complètement vitrée en glaces d'un seul morceau. Cette boutique est séparée par une cloison, également vitrée,

(1) Conseil d'hygiène publique et de salubrité de la Seine.

en glaces dépolies à l'acide, d'une arrière-boutique comprenant à droite une salle à manger et à gauche une petite pièce où l'on trouve l'escalier en pierre descendant au fournil. Cette cloison a deux portes vitrées s'ouvrant à l'intérieur et mettant en communication la boutique avec les deux pièces de l'arrière-boutique qui sont séparées par une cloison pleine en maçonnerie. Dans cette cloison légère, et juste en face de l'escalier de cave, une porte à coulisse manœuvrant dans la salle à manger, au moyen de galets sur une cornière en fer, fixée à la partie supérieure de l'huisserie.

En cave, sous la boutique, le fournil proprement dit avec son four, les supports à pannetons, etc., et sous l'arrière-boutique, en communication avec le fournil par une baie de 1 mètre environ de largeur, une cave dans laquelle se trouve le pétrin à farine. Au-dessus de ce pétrin, un bec de gaz papillon, et à $0^m,60$ de distance la glissoire qui amène la farine du deuxième étage.

Cette glissoire est formée, sur presque tout son parcours, d'un cylindre en métal ayant environ $0^m,20$ de diamètre et, à l'extrémité près du pétrin, sur une longueur de $1^m,20$ environ, d'un cylindre en treillis ou grosse toile à sacs. Cette manche en toile permet à l'ouvrier de diriger la farine dans les corbeilles ou sur tel point du pétrin qu'il le désire et, au moyen d'une ligature et même à la main, d'arrêter l'arrivée de la farine de la chambre à farine.

La cave au pétrin est en communication directe, à droite, par une baie de $0^m,80$ de largeur avec une troisième cave. Le fournil est éclairé et aéré par deux soupiraux sur rue, fermés par des châssis vitrés.

Le 25 mars, vers 3 heures de l'après-midi, un ouvrier boulanger, après avoir rempli une corbeille de farine, procédait à la ligature de la manche pour arrêter l'arrivée de la farine, quand tout à coup cette manche en toile se déchira le long de la couture et un jet de farine fit irruption et vola comme un nuage dans la cave au pétrin.

Au contact du bec de gaz, la folle farine prit feu et l'ouvrier, enveloppé par des flammes, put heureusement se jeter de côté et se réfugier dans la troisième cave. Il avait reçu des brûlures assez graves du premier degré au côté et du deuxième et du troisième degrés au bras, et il devra garder le lit plus d'un mois.

La flamme se précipita ensuite dans le fournil, s'échappa par l'escalier formant cheminée d'appel, vint frapper contre la porte à coulisse que nous avons décrite plus haut, où elle brûla presque complètement un plumeau suspendu à l'huisserie de gauche de cette porte. La cornière de la porte à coulisse fut tordue et arrachée, et la porte renversée à l'intérieur de la salle à manger. La traverse supérieure de l'huisserie est noircie par la fumée, mais au delà de cette porte il n'y a plus de traces de flamme ni de fumée.

Enfin, sous l'effet de l'explosion, la glace dépolie de la salle à manger vola en éclats ainsi que la glace de la travée de droite de la devanture, et les morceaux violemment projetés au dehors blessèrent légèrement un enfant qui passait sur le trottoir.

La cloison vitrée subissait en même temps un choc violent et l'on remarque des crevasses à la partie supérieure dans la jonction du plâtre avec les huisseries des deux portes vitrées dont les glaces, d'ailleurs, n'ont pas été brisées.

M. Metzlé évalue à 200 kilogrammes la quantité de farine qui fit subitement irruption dans le fournil par cette déchirure de la manche en toile.

Les cas d'inflammation de la folle farine, au contact d'une lumière et brûlant comme la poudre de lycopode, sont bien connus des meuniers et des boulangers; en projetant sur un bec de gaz de la farine très divisée au moyen d'une brosse, j'ai reproduit exactement les longues flammes que les artificiers obtiennent dans les théâtres; mais l'on cite très peu de cas d'incendie avec explosion.

De l'examen des lieux, il paraît résulter qu'il y a eu deux phases distinctes : 1° Dans le fournil, en cave et dans l'escalier jusqu'à la porte à coulisse, production d'une longue flamme, mais pas d'explosion, car les vitres des soupiraux sont intactes et ne sont pas brisées; 2° Explosion contre la porte à coulisse qui est violemment arrachée, ainsi que dans la salle à manger et dans la boutique où les glaces sont brisées.

Dans la séance du 14 avril 1878, à la Société d'encouragement pour l'Industrie nationale, M. Dumas remettait au Conseil une lettre qui lui était adressée de Louisville (U.-S.), par M. Laurence Smith, correspondant de la Société pour les arts chimiques, et signalant une violente explosion survenue dans des circonstances exceptionnelles :

« Le 2 mai dernier, une violente explosion a eu lieu dans un des grands moulins à farine de Minneapolis, sur une des chutes du Mississipi. Ces moulins sont comptés parmi les plus grands du monde ; leur force motrice est produite par un appareil hydraulique. La détonation a eu lieu sans aucun avertissement préliminaire. La couverture entière de cet immense édifice a été lancée en l'air et les murailles sont tombées en tuant un grand nombre d'employés. L'effet de cette explosion s'est étendu aux moulins voisins, renversant les murailles et causant un violent incendie qui a détruit cinq des plus grands moulins établis sur cette chute d'eau.

« Quelle est la cause de cette détonation ?

« Après les recherches les plus minutieuses, je suis convaincu qu'il y a eu explosion provenant de la présence, dans l'air, de matières organiques excessivement divisées (fleur de farine, etc.), qui ont formé un mélange explosif semblable à celui qui résulte de l'éther, de l'alcool mêlé à l'air. Des faits semblables, mais d'une bien moins grande gravité, ont, je crois, été déjà observés.

« Cet événement mérite la plus sérieuse attention, car il révèle un danger qui n'était pas connu et qui intéresse une importante industrie.

« L'inflammation a dû être causée par l'échauffement des meules tournant avec une vitesse excessive (*running dizzy*).

« J'ai pensé qu'il convenait de porter cet accident extraordinaire à la connaissance de la Société d'encouragement. »

A la suite de cette communication, M. Laboulaye rappelait un mémoire de Carnot (1), relatif à ce genre de détonation. Voici le passage de ce mémoire qui a trait à la question qui nous occupe :

« Parmi les tentatives faites pour développer la puissance motrice du feu par l'intermédiaire atmosphérique, on doit distinguer celles de M. Niepce (2), qui ont eu lieu en France il y a

(1) *Réflexions sur la puissance motrice du feu et sur les machines propres à développer cette puissance*, par S. Carnot, ancien élève de l'École polytechnique, à Paris, 1824, chez Bachelier. — Carnot (Nicolas-Léonard-Sadi), fils aîné du conventionnel, né en 1796, mort en 1832, victime de l'épidémie cholérique.

(2) Niepce (Joseph-Nicéphore), l'inventeur de l'héliographie, né à Chalon-sur-Saône en 1765, mort en 1833.

plusieurs années, au moyen d'un appareil nommé par les inventeurs *pyréolophore*. Voici en quoi consistait à peu près cet appareil : C'était un cylindre, muni d'un piston, où l'air atmosphérique était introduit à la densité ordinaire. L'on y projetait une matière très combustible, réduite à un grand état de ténuité et qui restait un moment en suspension dans l'air, puis on y mettait le feu. L'inflammation produisait à peu près le même effet que si le fluide élastique eût été un mélange d'air et de gaz combustible, d'air et d'hydrogène carboné, par exemple ; il y avait une sorte d'explosion et une dilatation subite du fluide élastique, dilatation que l'on mettait à profit en la faisant agir tout entière contre le piston. Celui-ci prenait un mouvement d'une amplitude quelconque et la puissance motrice se trouvait ainsi réalisée.

« Rien n'empêchait de renouveler l'air et de recommencer une opération semblable à la première.

« Cette machine, fort ingénieuse et intéressante surtout par la nouveauté de son principe, péchait par un point capital. La matière dont on faisait usage comme combustible c'était la poussière de lycopode, employée à produire des flammes sur nos théâtres était trop chère pour que tout avantage ne disparût pas par cette cause ; et malheureusement, il était difficile d'employer un combustible de prix modéré, car il fallait un corps en poudre très fine dont l'inflammation fût prompte, facile à propager, et laissât peu ou point de cendre.

« Au lieu d'opérer comme le faisait M. Niepce, il nous eût semblé préférable de comprimer l'air par des pompes pneumatiques, de lui faire traverser un foyer parfaitement clos dans lequel on eût introduit le combustible en petites portions par un mécanisme facile à concevoir, etc. 1 . »

(1) Le mémoire de Sadi Carnot qui, dès son apparition, ne fit pas grande sensation en France, est cependant très intéressant et fut très remarqué en Angleterre, où des essais sur le développement de la puissance motrice de la chaleur par l'air atmosphérique venaient d'être récemment faits (1824). Carnot ne croit pas insurmontables les grandes difficultés que pourrait présenter dans la pratique l'emploi de l'air chaud comme force motrice, et il ajoute que si l'on parvenait à les vaincre, l'air offrirait une supériorité remarquable sur la vapeur d'eau.

Quelques années plus tard, l'ingénieur suédois Ericson construisait

Il résulte de cet exposé et des recherches auxquelles je me suis livré, que les explosions de farine sont excessivement rares et que l'explosion de la rue Croix-des-Petits-Champs a eu pour cause l'irruption brusque de la folle farine dans un état de divisibilité extrême, qui, formant avec l'air un mélange combustible et explosible, s'est enflammée au contact du bec de gaz et a occasionné les brûlures du garçon boulanger et le bris des deux glaces.

Votre délégué ne croit pas qu'il y ait lieu d'imposer aux boulangers des prescriptions autres que celles généralement faites jusqu'à ce jour et qui ont pour but de prévenir les commencements d'incendie assez fréquents d'ailleurs dans ces établissements.

13. Incendie des Grands Moulins de Corbeil. Rapport d'expertise, par MM. Béthouart, Vaury et Villiers (1). — Nous soussignés :

Béthouart, président du tribunal de commerce de Chartres, constructeur-mécanicien ;

Vaury, juge au tribunal de commerce de la Seine, meunier ;

Villiers, docteur ès sciences, professeur agrégé à l'École supérieure de pharmacie de Paris ;

Commis par une ordonnance de M. Lesage, juge d'instruction près le tribunal de Corbeil, à l'effet de :

1° Rechercher les causes de l'incendie ;

2° Rechercher dans quelles conditions les poussières de blé deviennent inflammables ;

3° Les chambres à poussière étaient-elles construites dans des conditions de sécurité suffisantes ?

4° N'y avait-il pas imprudence à avoir des chambres obscures dans lesquelles on ne pouvait pénétrer qu'avec une lumière ?

5° N'y avait-il pas imprudence à se servir de lanternes ordinaires qui pouvaient mettre le feu aux poussières en suspension dans l'atmosphère ou déposées à terre et déterminer l'explosion ?

6° Les grandes chaleurs ne nécessitaient-elles pas des précautions supplémentaires ?

les premières machines à air chaud, et Hugon et Lenoir inventaient les premières machines à gaz.

(1) Béthouart, Vaury et Villiers, *Incendie des Grands Moulins de Corbeil* Ann. d'Hyg., 1892, tome XXVIII, p. 113.

7° N'y avait-il pas imprudence à se servir de lanternes non nettoyées?

8° Le fait de laisser la poussière s'accumuler pendant quinze jours environ ne présentait-il pas un danger ?

9° Et généralement faire toutes recherches et constatations qu'ils croiront nécessaires.

Nous nous sommes transportés à Corbeil le 25 juin 1892, et après avoir prêté serment entre les mains de M. le juge d'instruction de Corbeil, nous avons visité les magasins incendiés, dans lesquels nous n'avons pu trouver aucun indice qui puisse nous mettre sur la voie de la cause du sinistre, la portion du bâtiment où l'explosion s'est produite ayant été complètement démolie.

Nous avons demandé aux personnes présentes : Laisney, directeur de la Société des Grands Moulins de Corbeil; Mainfroy, directeur technique ; Dalton, chef du magasin à blé; Massart, menuisier ; Grener, forgeron ; Poulenc, taraudeur; Krebs, chauffeur, de nous fournir tous les renseignements possibles sur l'explosion. Toutes ces personnes, sauf M. Laisney, se trouvaient présentes, mais à une distance suffisante du centre de l'explosion pour avoir pu échapper aux conséquences de cette dernière ; quelques-uns cependant ont été légèrement blessés.

Des renseignements fournis par M. Laisney et par M. Mainfroy, il résulte que tous les mois on procède à un arrêt de mouture et à un inventaire. On en profite pour faire les réparations courantes et pour procéder au nettoyage et à la visite des machines, ce qui occasionne à ce moment la présence d'un personnel plus nombreux et d'ouvriers spéciaux (chauffeurs, mécaniciens, menuisiers , qui se trouvaient réunis aux divers étages du magasin pour leur service. — On procède aussi au nettoyage des chambres dites *chambres à poussière*. Ces dernières sont des pièces dans lesquelles on chasse au moyen de ventilateurs l'air chargé de poussières qu'on enlève au blé au moment de sa réception, poussières qui sont surtout constituées par des débris de poils et qu'il est important de ne pas mélanger à la farine au moment de la mouture. Dans les chambres à poussière, le travail des hommes consistait à pousser la poussière avec des balais et des pelles de bois. Il pouvait y avoir une hauteur de $0^m,25$ de poussière avant le nettoyage. Les quantités de poussière recueillies étaient, en général, de 50 sacs au moins.

Le sinistre est arrivé le 30 mai 1892, on avait tout arrêté à 7 heures du matin. Quand l'explosion s'est produite, vers 11 heures un quart, le nettoyage était très avancé et le travail devait recommencer dans l'après-midi.

Les chambres à poussière ne pouvaient avoir de fenêtres dont les vitres auraient été rapidement couvertes de poussière. De plus, la chambre du 2ᵉ étage, où l'explosion paraît avoir commencé, était munie de cloisons en chicanes, destinées à arrêter la poussière et qui auraient intercepté la lumière. C'est pour cela qu'on était obligé de se servir de lanternes. On ne fait pas usage de lampes électriques, parce que le nettoyage se fait quand les moteurs et le dynamo sont arrêtés.

Les essais faits il y a quelques années avec des lampes de mineurs ont montré que l'usage de ces lampes était très défectueux, car elles s'obstruent très rapidement par suite de la poussière qui vient remplir les mailles de la toile métallique. On ne fume jamais et les bruits qui ont couru à ce sujet ne sont pas établis.

M. Dalton était dans un bateau à blé, en face des magasins, et a entendu l'explosion dont il compare le bruit à celui d'un coup de canon ; les gravats ont été projetés jusque sur le bateau.

Ses renseignements confirment les précédents.

Il dit en outre qu'il y avait quatre chambres à poussière superposées : aux 2ᵉ, 3ᵉ, 4ᵉ et 5ᵉ étages, communiquant par une ouverture dans le plancher. Une cheminée en bois menait sur le toit à partir de la plus élevée. On commençait par nettoyer la chambre supérieure et on finissait par le bas où les poussières étaient recueillies dans des sacs accrochés sous le plancher du second étage. La chambre du 5ᵉ étage recevait seule le jour directement. Les autres n'avaient pas de fenêtres. La chambre du 2ᵉ étage était seule munie de chicanes. Dans chacune, une porte communiquait avec l'étage, de sorte que pendant le nettoyage on était obligé de les ouvrir, l'air étant rendu irrespirable par les poussières en suspension. Il y avait donc beaucoup de poussière dans les étages, ce qui explique la propagation de l'explosion, la poussière formant dans tout le vaisseau du bâtiment un mélange d'air et de corpuscules inflammables continu et d'une densité à peu près identique.

Les chambres étaient obscures. On accrochait à un clou dans

chacune d'elles une lanterne ordinaire à quatre faces comme cela se pratique dans les moulins.

Tous les hommes ont été brûlés en quelques secondes, par suite de l'explosion et non de l'incendie qui l'a suivie. Trois sont morts sur le coup. Un ouvrier, nouveau depuis deux mois, a été retrouvé mort dans la chambre du second, la plus chargée de poussière, couché contre le mur de la maison voisine.

Massart, menuisier, était près de la machine au rez-de-chaussée, dans un endroit sans poussière. Les bourreliers ont été brûlés, ils étaient dans un local où il y avait de la poussière.

Il y a dix ans, il s'est produit une légère explosion dans une chambre à farine. Trois ouvriers ont été légèrement brûlés.

Grener (Adam), forgeron, était en train de raccommoder les pompes; l'explosion est venue d'en haut. Il n'y avait pas, à l'endroit où il se trouvait, de poussière avant l'explosion. On ne fumait pas. Ceux qui auraient fumé eussent été renvoyés.

Poulenc, taraudeur, était dans la machine, dans le bas. Pas de poussières. Il a été blessé par un morceau de bois. Pas brûlé. N'a jamais vu fumer.

Krebs, chauffeur, était à la machine; a seulement entendu l'explosion et vu la flamme ensuite, le plafond ayant été crevé. Il n'y avait pas de poussière dans cet endroit, avant la rupture du plafond. Au-dessus, il y avait le transporteur et par conséquent beaucoup de poussière. Personne ne fume.

A ces renseignements, nous joindrons la déposition du nommé Turin, blessé par l'incendie et qui est mort peu de temps après. Cette déposition, recueillie à un moment où, d'après le dire des témoins, il avait toute sa lucidité d'esprit, nous a été communiquée par M. le juge d'instruction. Elle donne des détails très précis :

« Je me trouvais dans la chambre à poussière, occupé au nettoyage avec quelques camarades. Tout à coup, j'ai vu quelques flammèches sortir de la lanterne fixée au mur et lécher les parois de celui-ci. Ces flammèches avaient d'abord peu de dimension, puis, petit à petit, prenaient de l'extension; j'ai cherché à éteindre ce feu qui prenait à la poussière fixée au mur, mais je n'en ai pas été maître; en un clin d'œil tout le mur a été envahi; puis le plafond, et enfin l'explosion s'est produite. Je ne puis dire comment cela s'est passé ensuite; lorsque la façade a été écroulée j'avais perdu la tête, je sais cependant que j'ai sauté dans le vide.

« Selon moi, l'explosion est due à la mauvaise condition de la lanterne, qui, probablement, fermait mal.

« Nous étions environ douze ouvriers dans cette salle, et par suite de sa disposition intérieure nous ne pouvions nous voir les uns les autres, car elle forme, pour les besoins du travail, une sorte de labyrinthe. Je ne crois pas à une imprudence de fumeur; dans tous les cas, je n'ai rien vu ; à mon avis, je le répète, l'explosion provient du fait que seul j'ai constaté. »

Cette déposition paraît indiquer très nettement le point où l'explosion a commencé : soit la chambre à poussière située au 2e étage, puisque dans cette chambre seule étaient disposées, ainsi que nous l'avons dit, des cloisons en chicanes. Elle donne aussi des indications très nettes sur la cause de l'explosion.

Toutes ces déclarations sont concordantes et conduisent aux conclusions suivantes:

Tous les hommes ont été brûlés par l'explosion et non par l'incendie qui l'a suivie.

L'explosion s'est étendue dans toutes les parties contenant des poussières de blé.

Il faisait très chaud et très sec (30° à 40°).

Les lampes de mineurs sont difficilement applicables dans les chambres à poussière.

Il était sévèrement interdit de fumer.

Première question. — *Quelles sont les causes de l'incendie ?*

Ce n'est pas la première fois que des accidents analogues se sont produits, mais une fois seulement, ils ont atteint des proportions aussi considérables, dans les grands moulins de Minneapolis situés sur une des chutes du Mississipi (États-Unis), en 1878.

Ils s'expliquent facilement par la propriété que possèdent les poussières inflammables de former avec l'air des mélanges explosifs. Cette propriété est anciennement connue et des machines motrices fondées sur l'inflammabilité d'un mélange d'air et de poussière de charbon ont même fonctionné il y a un certain nombre d'années.

Récemment encore, une usine a été détruite à Nice par suite de l'explosion produite par de la poussière de liège, et cela, sans qu'il y ait eu d'incendie à la suite de l'explosion.

L'amidon et la fécule, en suspension dans l'air, ont à plusieurs reprises déterminé de légères explosions par suite du mélange détonant formé par ces matières et par l'air.

Les poussières que l'on recueille dans les chambres à poussière des moulins ne sont pas de nature minérale. Nous avons constaté qu'elles sont susceptibles de brûler sans laisser de quantités appréciables de cendres. Examinées au microscope, elles paraissent presque exclusivement constituées par les débris des poils qui se trouvent à la surface du grain de blé. Ces poussières sont donc capables, comme la poussière de charbon, de liège, l'amidon et la fécule, de former avec l'air des mélanges explosifs. Nous avons pu vérifier nous-mêmes, avec de la poussière de blé semblable à celle qui existait dans les chambres à poussière des moulins de Corbeil, qu'en insufflant de l'air dans un flacon rempli de cette poussière, le nuage ainsi obtenu pouvait s'enflammer au contact d'une flamme et l'inflammation se propager rapidement et sous forme explosible.

Ce phénomène est du reste difficile à produire d'une manière régulière. Il est nécessaire que le poids de la poussière atteigne une certaine proportion qu'il est impossible de déterminer par une expérience directe. La quantité d'oxygène contenue dans un litre d'air est voisine de $0^{gr},3$. Ce poids peut brûler complétement $0^{gr},27$ de poudres telles que l'amidon, la cellulose, qui ont sensiblement la même composition que les poussières de blé. Il est facile de voir que l'air pouvait tenir en suspension un poids égal de matières solides en suspension à certains moments du balayage, et nous avons constaté qu'en insufflant de l'air chargé de poussière dans un flacon, on pouvait y faire entrer une quantité de poussière plus considérable. Ce poids devait même, probablement, être supérieur à la proportion indiquée, car sans cela l'explosion aurait brûlé ces poussières instantanément et n'aurait pas été suivie d'un retour de flamme ayant causé l'incendie.

Il nous parait infiniment peu probable que l'explosion ait été déterminée par une étincelle due au frottement d'une pelle sur un clou ou sur un morceau de silex. Nous n'avons jamais pu déterminer l'inflammation de l'air chargé de poussières, en y faisant passer des étincelles électriques. Le contact d'une flamme nous parait une condition nécessaire de l'inflammation. La présence d'une lanterne allumée dans laquelle circule un courant d'air continu, mélangé de poussière, est parfaitement suffisante pour déterminer l'explosion. On pourrait objecter, il est vrai, que pendant de nombreuses années on s'est servi impunément de lanternes, dans les moulins de Corbeil, pendant le nettoyage des chambres à poussière. Cette objection ne nous paraît pas fondée. Il a suffi qu'à un moment donné, par suite d'un coup de balai plus violent, la proportion de la poussière en suspension dans l'air ait pu se rapprocher de celle indiquée plus haut, condition qui a pu n'être jamais réalisée auparavant. Il faut peut-être tenir compte de ce fait, que l'accident s'est produit le lendemain de la fête du pays ; quelques ouvriers ont pu, en jouant, soulever plus de poussière qu'à l'ordinaire et déterminer ainsi l'explosion.

Il est inutile d'admettre une imprudence de fumeur: cette hypothèse est contredite par toutes les dépositions recueillies et d'ailleurs la flamme d'une allumette ne présente pas plus de dangers que celle d'une lanterne allumée.

Enfin, il résulte de la déposition si nette de Turin, que l'inflammation a commencé à se produire au contact d'une lanterne.

Nous admettrons donc, suivant toute probabilité, que *l'explosion doit être attribuée à la présence de lanternes allumées dans les chambres à poussière au moment du nettoyage.*

Deuxième question. — *Dans quelles conditions les poussières de blé deviennent-elles inflammables?*

Les poussières recueillies dans les chambres à poussière sont toujours capables, quand la proportion en est suffisante, de former avec l'air des mélanges explosifs. En réalité, le degré de sécheresse et la température de l'air doivent avoir une certaine influence sur cette inflammabilité. Cependant les essais que nous avons faits, à ce sujet, nous ont montré que cette influence n'est pas très sensible.

Troisième question. — *Les chambres à poussière étaient-elles construites dans des conditions de sécurité suffisantes?*

Les chambres à poussière étaient établies comme dans la plupart des moulins. La gravité du sinistre montre que cette installation est fort défectueuse : il est indispensable que l'on puisse procéder au nettoyage des chambres à poussière sans y apporter de lumière. L'usage même de lampes électriques nous paraît devoir être interdit, bien que l'expérience nous ait montré que la production d'une étincelle électrique ne présente guère de danger.

Dans les visites que nous avons faites à ce sujet, nous avons trouvé, dans un moulin, une installation très convenable pour les chambres à poussière. Ces chambres y sont closes, mais elles donnent sur un couloir largement éclairé par des fenêtres. Elles communiquent par des portes avec ce couloir. Au moment du nettoyage, on ouvre ces dernières et les chambres sont ainsi parfaitement éclairées par la lumière naturelle. Une pareille installation devrait être exigée dans tous les moulins.

Il nous paraît, du reste, que l'explosion des moulins de Corbeil doit servir d'enseignement pour l'avenir, mais ne peut guère engager la responsabilité de la Société. Les conditions n'y étaient pas plus défectueuses, nous le répétons, que dans presque tous les autres moulins, et les accidents du même genre qui se sont produits sont trop peu importants ou ont une cause trop incertaine pour avoir pu servir d'avertissement suffisant.

QUATRIÈME ET CINQUIÈME QUESTIONS. — *N'y aurait-il pas imprudence à avoir des chambres obscures dans lesquelles on ne pourrait pénétrer qu'avec une lumière? — N'y aurait-il pas imprudence à se servir de lanternes ordinaires qui pourraient mettre le feu aux poussières en suspension dans l'atmosphère ou déposées à terre et déterminer l'explosion?*

La réponse à la question précédente s'applique également à ces deux dernières.

SIXIÈME QUESTION. — *Les grandes chaleurs ne nécessitaient-elles pas des précautions supplémentaires?*

Une seule précaution est à prendre, c'est de disposer les chambres à farine de telle sorte qu'on ne soit pas obligé d'y introduire une lumière artificielle et cette précaution est à prendre dans tous les cas. Toutefois le danger est un peu plus grand quand la température est très élevée.

SEPTIÈME QUESTION. — *N'y aurait-il pas imprudence à se servir de lanternes non nettoyées?*

Nous estimons qu'une lanterne allumée est aussi dangereuse qu'une flamme nue. Il importe donc peu que les lanternes soient plus ou moins en état.

HUITIÈME QUESTION. — *Le fait de laisser la poussière s'accumuler pendant quinze jours environ ne présentait-il pas un danger?*

La quantité de poussière contenue dans les chambres à poussière n'a pas d'importance au point de vue du danger d'explosion, puisque celle-ci ne peut se produire que par l'inflammation des poussières en suspension dans l'air, dont la proportion est indépendante de la quantité de celles qui sont déposées sur le sol.

14. Explosion d'une tourie de pétrole (1). — Le 6 janvier 1862, Tardieu fut chargé de procéder à l'autopsie de la veuve L..., que l'on trouva morte dans son appartement, situé au-dessus d'un magasin de produits chimiques, où une tourie de pétrole avait fait explosion et avait déterminé un violent incendie. Le feu n'avait pas atteint cette dame, mais une fumée très épaisse et odorante avait envahi sa chambre à coucher et l'avait fait périr par asphyxie.

Plus tard, les 16 et 23 février, Tardieu eut à examiner les cadavres de deux autres victimes du même accident, qui succombèrent à l'hôpital des Cliniques, l'un six semaines, l'autre sept semaines après l'événement, aux suites de brûlures très étendues.

15. Explosion d'essence minérale. — Je soussigné, Jules Socquet, docteur en médecine, commis par M. Lefuel, substitut de M. le procureur de la République près le tribunal de première instance du département de la Seine, en vertu d'une ordonnance, en date du 5 mai 1892, ainsi conçue :

« Vu les articles 32 et 43 du code d'instruction criminelle et le procès-verbal dressé le 5 mai 1892 par M. le commissaire de police du quartier Saint-Gervais constatant le transport à l'Hôtel-Dieu des sieurs B... et D... qui ont été, ainsi que la dame B..., brûlés par l'inflammation de l'essence minérale qu'ils transvasaient.

« Commettons M. le docteur Socquet à l'effet de procéder à l'examen des sieurs B... et D... et de la dame B... et de constater tous indices de crime ou délit. »

Serment préalablement prêté, ai procédé à ces divers examens.

I. *Examen du sieur B...* — Lorsque le 6 mai nous nous sommes présenté à l'Hôtel-Dieu à l'effet de procéder à l'examen du sieur B..., il nous a été répondu que cet homme était décédé la veille audit hôpital.

(1) Tardieu, *Étude médico-légale sur les blessures*, p. 296, Paris, 1879.

Nous avons, sur une nouvelle ordonnance de M. le procureur de la République, procédé à son autopsie et rédigé un rapport spécial.

II. *Examen de la dame B... les 6 et 21 mai 1892.* — La dame B... a seulement été pansée à l'Hôtel-Dieu, elle n'y est pas restée en traitement.

Cette femme, née Secondine L..., âgée de trente-sept ans, est d'une taille moyenne et ne parait pas très vigoureuse. Cette femme porte sur la face palmaire de la main droite et sur la face antérieure du poignet droit, des brûlures au deuxième degré. Ces brûlures étaient presque complètement cicatrisées à la date du 21 mai, mais elle ne pourrait encore se servir de la main droite, les doigts étant légèrement rétractés.

III. *Examen du sieur D..., les 6, 24 mai, 10 et 25 juin 1892.* — Le sieur D... (Joseph), âgé de trente-huit ans, est d'une taille moyenne et parait assez vigoureux. Le 5 mai dernier, cet homme aurait été brûlé à la face et aux mains.

On constate sur toute la face, des brûlures au premier degré ; sur le front, les oreilles et la région postérieure du cou, des brûlures au troisième degré, recouvertes de croûtes épaisses. Les cils sont brûlés ; toute la face est rouge.

Sur la face dorsale de la main droite, se trouve une large brûlure au deuxième degré.

Toute la main gauche est brûlée au troisième degré ; les brûlures sont recouvertes de croûtes.

Lors de notre dernière visite, il existait encore des croûtes à la partie supérieure de chaque oreille. A la partie médiane de la face dorsale de la main gauche se trouvent encore une petite plaie de 2 centimètres de diamètre recouverte d'une croûte.

La vue et l'ouïe sont intactes.

Conclusions. — 1° La dame B... et le sieur D... portent chacun, sur différentes parties du corps, des brûlures au deuxième et troisième degré.

2° Ces différentes brûlures n'entraîneront aucune infirmité permanente ou temporaire. La durée de l'incapacité absolue de travail sera de quatre à cinq semaines pour la femme B... et de deux mois environ pour le sieur D...

16. Explosion d'essence minérale. — Je soussigné, Jules Socquet, docteur en médecine, commis par M. Lefuel, substitut de

M. le procureur de la République près le tribunal de première instance du département de la Seine, en vertu d'une ordonnance, en date du 6 mai 1892, ainsi conçue :

« Vu les articles 32 et 43 du code d'instruction criminelle et le procès-verbal dressé le 6 mai 1892 par M. le commissaire de police du quartier Saint-Gervais constatant le transport à la Morgue du cadavre du sieur B..., décédé à l'Hôtel-Dieu le 5 mai 1892.

« Commettons M. le docteur Socquet, à l'effet de procéder à l'autopsie du sieur B... et de constater tous indices de crime ou délit. »

Serment préalablement prêté, ai procédé à cette autopsie le 11 mai 1892.

Le cadavre est celui d'un homme de taille moyenne, âgé de vingt-sept ans, et paraissant assez vigoureux. La rigidité cadavérique a complètement disparu et la putréfaction est commencée.

La surface du corps est brûlée sur une grande étendue ; la peau se détache et s'enlève très facilement par larges lambeaux. Le cuir chevelu, y compris les cheveux, est complètement brûlé. La face est recouverte d'un enduit noirâtre sur lequel le derme paraît intact.

Les sourcils et les cils sont complètement brûlés.

La peau du thorax présente de nombreuses brûlures au deuxième degré ; celle des membres supérieurs présente des brûlures au troisième degré.

Sur la peau du dos, des fesses et des cuisses se trouvent de larges plaques de brûlures au deuxième et troisième degré.

Il n'y a pas d'épanchement sanguin dans le cuir chevelu. Les os du crâne ne sont pas fracturés. Les méninges sont un peu congestionnées. Au niveau du bulbe, se trouvent les traces d'un petit pointillé hémorrhagique.

La trachée est gorgée d'une fine spume bronchique. Les poumons sont extrêmement congestionnés ; les bronches contiennent beaucoup de spume finement aérée et légèrement sanguinolente. Il n'y a ni épanchement liquide dans les cavités pleurales, ni fausses membranes.

Un peu de liquide dans le péricarde. Le ventricule droit renferme un caillot fibrineux ; le ventricule gauche un caillot cruorique ; les valvules sont saines.

L'estomac est vide ; sa muqueuse présente, par places, de petites ulcérations de la grandeur d'une lentille ne comprenant que la couche muqueuse. Dans la première partie du duodénum se trouve un piqueté hémorrhagique très net et quelques petites ulcérations ne comprenant pas toute l'épaisseur de la paroi.

Le foie est gros ; la vésicule biliaire ne contient pas de calculs hépatiques.

La rate est saine ; elle n'est pas diffluente.

Les reins se décortiquent facilement.

Les intestins sont congestionnés ; il n'y a pas d'épanchement dans la cavité abdominale.

La vessie est vide ; sa muqueuse est saine.

Conclusions. — La mort du sieur B... est le résultat d'une congestion pulmonaire double, consécutive à des brûlures au deuxième et au troisième degré.

17. Homicides et blessures par explosion de machine à vapeur. Explosion de Joinville-le-Pont. — Je soussigné, Jules Socquet, docteur en médecine, commis par M. Espinas, juge d'instruction près le tribunal de première instance du département de la Seine, en vertu d'une ordonnance, en date du 9 février 1895, ainsi conçue :

« Vu la procédure commencée à l'occasion d'une explosion ayant eu lieu à l'usine du Bi-Métal à Joinville-le-Pont,

« Prions M. le Dr Socquet, serment prêté, d'examiner :

« 1° A l'hôpital Saint-Antoine, le cadavre de la femme M...;

« 2° A l'hôpital cantonal de Saint-Maurice, celui de M... (Joseph) ;

« 3° A la Morgue celui de M... (Charles) ;

« 4° Et d'examiner également l'état des blessés, dont le domicile lui serait indiqué par M. le commissaire de police de Joinville-le-Pont ;

« Et de donner un rapport aux fins de droit. »

Serment préalablement prêté, ai procédé à ces diverses opérations.

I. EXAMEN MÉDICO-LÉGAL DES CADAVRES. — 1° *Examen de la femme M... à l'hôpital Saint-Antoine, le 10 février 1895.* — Le cadavre est celui d'une femme de taille moyenne, paraissant bien constituée. Les cheveux sont couverts de plâtre et de terre.

La face et les bras sont le siège de nombreuses brûlures aux 2e et 3e degrés. — La voûte du palais et la langue sont également brûlées. — La moitié supérieure du dos est le siège d'une vaste brûlure au 2º degré. — Sur les deux jambes se trouvent plusieurs petites érosions. — Sur la face dorsale du pied droit se trouve une large plaie contuse en forme de fer à cheval, comprenant toute la moitié externe du pied. — On ne constate pas, sur les différentes parties du corps, de fracture des os.

Sur la ligne médiane de l'abdomen, un peu au-dessous de l'ombilic, se trouve une incision linéaire chirurgicale, mesurant 15 centimètres de longueur. — Cette incision s'étend jusqu'à l'intérieur de l'utérus, elle a été pratiquée à l'hôpital Saint-Antoine aussitôt après la mort de cette femme, pour extraire le fœtus qu'elle portait, et qui était encore vivant. — Ce fœtus, qui a succombé quelques minutes après sa naissance, était du sexe masculin; il pesait 2^{kil},200 et mesurait 46 centimètres de longueur; il paraissait être arrivé au huitième mois environ de la vie intra-utérine.

2º *Examen du sieur* M... (*Charles*). — Le cadavre du sieur M... (Charles), déposé à la Morgue de Paris, est celui d'un homme bien constitué, paraissant âgé de trente-huit à quarante ans environ. La face et le cuir chevelu sont couverts de terre, de plâtras. — Les cuisses et les jambes, les bras, les avant-bras et les mains, sont le siège de nombreuses brûlures aux 1er et 2º degrés. — En certains endroits, l'épiderme s'enlève par larges lambeaux. — Toute la région postérieure de la poitrine et l'abdomen sont également le siège de larges brûlures. — La face est brûlée en nombreux endroits.

La cuisse gauche est fracturée à l'union du tiers inférieur avec le tiers moyen. — La jambe droite est fracturée à sa partie médiane; les fragments osseux ont perforé la peau et font issue ; on constate également sur les jambes plusieurs petites plaies contuses.

3º *Examen du cadavre du sieur* M... (*Joseph*). — Le cadavre du sieur M... (Joseph), que nous avons examiné à l'hôpital cantonal de Saint-Maurice, est celui d'un homme paraissant âgé de cinquante-huit à cinquante-neuf ans environ. Cet homme est décédé quelques heures après son arrivée audit hôpital.

On constate actuellement les lésions suivantes :

Sur le cuir chevelu, au niveau du pariétal gauche, un peu en arrière de l'oreille, se trouve une large plaie contuse, comprenant toute l'épaisseur du cuir chevelu. Toute la face, principalement le côté gauche, est le siège de nombreuses brûlures aux 1er et 2e degrés. Large brûlure de tout le membre inférieur gauche. — Sur la face externe du genou droit se trouve une large brûlure au 2e degré. Sur les autres parties du corps, notamment sur les mains, se trouvent plusieurs petites brûlures disséminées.

Sur la face dorsale de la main gauche, se trouvent deux larges plaies contuses.

Le bras gauche est fracturé au niveau de sa partie moyenne. — La jambe droite est complètement fracturée à l'union du tiers inférieur avec le tiers moyen.

4° *Examen de G... (Guillaume), le 10 et 22 février, à Saint-Maurice.* — Le sieur G... (Guillaume), âgé de trente-sept ans, se trouvait dans l'écurie au moment où se produisit l'explosion; il aurait eu la jambe droite emportée par un débris de la machine. Transporté le jour même à l'hôpital cantonal de Saint-Maurice, la plaie de la jambe droite aurait été régularisée, en vue d'obtenir une cicatrisation et par suite un moignon.

Lors de notre première visite, on constate que le blessé est dans un état d'abattement très grave, le pouls est très agité, la langue est sèche, la température assez élevée, et il ne répond que par monosyllabes aux diverses questions que nous lui posons. — Sur la lèvre supérieure, au niveau de la partie médiane, se trouve une plaie assez profonde. — Sur le côté droit de la face se trouvent plusieurs brûlures au 2e degré.

La jambe droite du sieur G..., qui a été retrouvée dans les décombres, était sectionnée à l'union du tiers moyen avec le tiers supérieur. La ligne de section était irrégulière et un large lambeau postérieur, allant jusqu'au genou, faisait partie du débris.

Le sieur G... est décédé à l'hôpital Saint-Maurice des suites d'un phlegmon volumineux de la jambe et de la cuisse droite; l'examen du cadavre a été pratiqué le 22 février courant.

II. Examen des blessés. — Les blessés de l'explosion de Joinville-le-Pont sont au nombre de quatre; ce sont:

α. La jeune M... (Jeanne), en traitement à l'hôpital Trousseau.

β. Le sieur M... (Lucien), en traitement à l'hôpital de Saint-Maurice.

γ. Le sieur H... (Louis), demeurant, 27, avenue Caflin, à La Varenne.

3. Le sieur P... (Joseph), demeurant, 42, avenue Caffin, à La Varenne.

1° *Examen de la jeune M... (Jeanne), le* 10, 16 *février,* 14 *et* 29 *mars* 1895. — La jeune M... (Jeanne-Germaine), âgée de trois ans et demi, est de petite taille et ne paraît pas très vigoureuse. On constate actuellement les lésions suivantes :

1° Sur la partie médiane du front, au niveau de la naissance du cuir chevelu, se trouve une plaie contuse, comprenant toute l'épaisseur du cuir chevelu, mesurant 3 centimètres environ de longueur ;

2° Au-dessus du sourcil gauche se trouve une plaie contuse, parallèle à l'arcade sourcilière, mesurant 4 centimètres de longueur ;

3° Sur le côté droit du menton et au niveau du menton se trouvent des brûlures au 1er degré ;

4° Sur la cornée gauche se trouve une légère opacité ;

5° La cornée de l'œil droit est intacte, mais les paupières sont le siège d'un œdème considérable ;

6° La main droite est le siège de nombreuses brûlures au 2e degré et par places au 3e degré ;

7° Larges brûlures sur toute la face dorsale de la main gauche.

Lors de notre seconde visite, nous avons constaté que l'opacité de la cornée gauche avait complètement disparu ; la vue était intacte.

A notre dernière visite, le 21 mars, on constate que les plaies contuses et les brûlures des mains sont à peu près cicatrisées. La phalangette du doigt indicateur de la main droite est tombée.

2° *Examen du sieur M... (Lucien), les* 10, 20 *février et* 10 *mars* 1895. — Le sieur M... (Lucien), âgé de vingt-deux ans, comptable-caissier à la Compagnie française du Bi-Métal, est de taille moyenne et paraît fort, très vigoureux. Par suite de la commotion, il aurait été renversé à terre, recouvert de débris de verre provenant du vitrail du bureau et de plâtras, et brûlé, par la vapeur, sur différentes parties du corps, notamment à la figure et aux mains. Les cinq ou six premiers jours qui suivirent l'accident, il n'aurait pu se nourrir que d'aliments liquides ou semi-liquides.

Le 10 février, on constatait sur la bosse frontale gauche, près de la naissance du cuir chevelu, une plaie contuse en forme de fer à cheval, à concavité inférieure, mesurant 6 centimètres de longueur. Les bords de cette plaie ont été réunis par des points de suture.

Sur la figure et les mains se trouvent de nombreuses brûlures aux 1er et 2e degrés.

Lors de notre dernière visite, on constatait que les brûlures étaient cicatrisées et ne laissaient aucune trace appréciable. La plaie du cuir chevelu était presque complètement cicatrisée. — Le blessé mange et boit bien; il pourra bientôt reprendre ses occupations.

3° *Examen du sieur H... (Louis), les 9 février et 9 mars 1895.* — Le sieur H... (Louis), âgé de trente et un ans, se trouvait dans le bureau, avec le sieur M..., lors de l'explosion.

Le 9 février, on constatait les blessures suivantes :

1° Sur le front, se trouvent une brûlure au 2e degré et une petite plaie contuse ;

2° Sur la partie médiane du nez et des lèvres, se trouvent des brûlures au 1er degré ;

3° Sur la main droite, quelques brûlures au 1er degré avec de nombreuses phlyctènes. — Sur le doigt indicateur se trouve, au niveau de la première phalange, une plaie contuse de 2 centimètres de diamètre ;

4° Sur la main gauche, au niveau de la face palmaire de la dernière phalange, se trouve une large phlyctène ;

5° Au niveau de la malléole externe du pied gauche, se trouve une plaie contuse de 2 centimètres environ de diamètre.

Le 9 mars, on constate que toutes les plaies et brûlures, à l'exception de la plaie contuse de la malléole externe gauche, sont cicatrisées. — Cette dernière plaie est en voie de cicatrisation ; le pied est légèrement gonflé et il existe encore un peu de gêne dans la marche.

4° *Examen du sieur P... (Joseph), les 9 février et 2 mars 1895.* — Le sieur P... (Joseph), âgé de dix-neuf ans et demi, est de taille moyenne et paraît assez vigoureux. Lors de l'explosion, il se trouvait au milieu du bureau ; il aurait été renversé sur le côté droit et le sieur M... (Louis) serait tombé sur ses jambes.

Le 9 février, on constatait les blessures suivantes :

1° Sur la bosse frontale droite, au niveau de la naissance du cuir chevelu, se trouve une petite érosion de la peau ;

2° Sur la région mastoïdienne droite, petite érosion avec ecchymose.

3° A la partie supérieure de l'oreille gauche, au niveau du bourrelet, se trouve une petite érosion de la peau ;

4° Au niveau de la commissure droite des lèvres, petite érosion de la peau ;

5° Sur la main droite, à l'extrémité de l'index et du médius, se trouvent deux coupures mesurant chacune 15 millimètres de longueur ;

6° Sur la main gauche, face dorsale, se trouvent trois petites érosions. Sur la face externe du petit doigt, érosion de 2 centimètres. Sur la deuxième phalange du doigt annulaire se trouve une plaie contuse de 2 centimètres environ ;

7° Au niveau de l'épine iliaque antéro-supérieure gauche se trouve une petite plaie contuse d'un centimètre de diamètre, entourée d'une large ecchymose de 6 centimètres. — A 10 centimètres en arrière se trouve une petite érosion de la peau. — Cette région est douloureuse à la pression.

Le blessé accuse quelques douleurs de tête : la première nuit, nous dit-il, avait été bien agitée et troublée par des cauchemars affreux. — L'appétit est bon et la digestion se fait bien.

Lors de notre visite du 2 avril, on constatait que toutes les plaies étaient complètement cicatrisées ; le blessé avait pu reprendre ses occupations depuis plusieurs jours.

Conclusions. — 1° L'explosion qui a eu lieu à l'usine du Bi-Métal, à Joinville-le-Pont, le 8 février, a occasionné la mort de quatre personnes : 1° de la femme M... ; 2° du sieur M... (Charles) ; 3° du sieur M... (Joseph) ; 4° du sieur G... (Guillaume). Ce dernier a succombé une dizaine de jours environ après l'explosion, des suites de ses blessures.

2° Cette même explosion a occasionné des blessures, plus ou moins graves, à quatre personnes : 1° la jeune M... (Jeanne) ; 2° le sieur M... (Lucien) ; 3° le sieur H... (Louis) ; 4° le sieur P... (Joseph).

3° Ces différentes blessures n'occasionneront aux blessés aucune infirmité permanente ou temporaire. Seule, la jeune M... (Jeanne) aura une difformité de la main droite, consistant dans la perte de la phalangette du doigt indicateur.

4° La durée de l'incapacité absolue de travail sera de :

α. Deux mois environ pour la jeune M... (Jeanne).

β. Six semaines pour le sieur M... (Lucien).

γ. Quatre semaines pour le sieur H... (Louis).

δ. Douze à quinze jours environ pour le sieur P... (Joseph).

18. Explosion d'appareil de chauffage à l'eau chaude (1). — Le 11 janvier 1850, à l'hospice des aliénés de Blois, l'appareil de chauffage ne fonctionnant que le jour, par suite du refroidissement considérable de la température pendant la nuit, l'eau se congela dans les tuyaux ascendants et les obstrua ; la circulation ne put pas s'établir, et la chaleur s'accumula de plus en plus dans l'eau de la chaudière, jusqu'au moment où la tension de la vapeur fut devenue supérieure à la résistance des parois de l'appareil. La chaudière, de 81 litres de capacité, fit explosion, et, en se déchirant, frappa mortellement deux hommes, démolit le fourneau, renversa la cheminée et enleva la toiture.

19. Explosion d'appareil de chauffage à l'eau chaude (Dr A. Guérard) (2). — Le 8 janvier 1858, à l'église Saint-Sulpice, à Paris, à dix heures et demie du matin, pendant la messe basse qui se célébrait à la chapelle de la Vierge, une violente et subite détonation se fit entendre, et en un instant la chapelle fut remplie d'une vapeur épaisse, le sol inondé d'eau bouillante, la petite chaire placée à l'entrée de la chapelle mise en pièces, ainsi qu'un grand nombre de chaises.

Trois personnes furent tuées sur le coup, deux autres succombèrent dans la journée.

Quant aux blessés, leur nombre a dépassé dix, et quelques-uns l'ont été d'une manière extrêmement grave ; un de ces derniers a eu la joue presque enlevée et la mâchoire inférieure brisée.

Les accidents produits ont consisté en brûlures au premier et au second degré, plaies par arrachement, plaies contuses, contusions ; chez quelques personnes, il y a eu asphyxie et congestion cérébrale, dues à l'action de la vapeur brûlante qui remplissait l'espace.

Enfin l'émotion causée par un événement aussi déplorable qu'imprévu a entraîné les suites les plus fâcheuses chez quelques-uns des assistants.

(1) Tardieu, *Étude médico-légale sur les blessures*, p. 342.

(2) A. Guérard, *Sur les explosions des appareils à eau employés pour chauffer et ventiler les édifices publics en particulier* (Ann. d'hyg., 1858, tome IX, p. 380).

La projection de l'eau bouillante a suivi de près celle des débris de la chaire et des chaises sur les principales victimes : je me crois fondé à le supposer par le siège de la brûlure qui occupait toute la face et rendait méconnaissable les traits du visage. On a pu constater ce résultat sur trois personnes déposées à la Morgue, dont la figure d'un rouge vif, était en même temps le siège d'une tuméfaction énorme. Ces victimes ont dû être d'abord renversées, puis inondées d'eau bouillante.

J'ai été immédiatement appelé à donner des soins à une dame qui offrait à la figure et aux mains des brûlures superficielles, à la partie interne de la cuisse gauche une large contusion, et en dedans du genou droit une autre contusion beaucoup moins étendue. Les vêtements de cette dame étaient trempés ; elle m'a dit avoir été transportée, sans savoir comment, assez loin de sa place première. Les brûlures ont été guéries en peu de jours ; quant aux contusions, la peau désorganisée s'est séparée peu à peu des parties saines, et, à la chute des eschares, la plaie de la cuisse gauche mesurait environ 20 centimètres en hauteur sur 12 en longueur, et celle du genou 8 centimètres sur 6. La première n'est pas encore cicatrisée aujourd'hui 31 mars (près de trois mois après l'accident). Il est important de remarquer que, par la position de la malade au moment de l'explosion, c'est le côté externe de la cuisse gauche qui était tourné du côté du poêle, circonstance qui prouve qu'ici la plaie contuse a été produite par l'action des projectiles.

20. Explosion de vapeurs d'éther. Homicide par imprudence. — Je soussigné, Jules Ogier, docteur ès sciences, chef du Laboratoire de toxicologie, commis par M. Atthalin, juge d'instruction près le tribunal de première instance du département de la Seine, en vertu d'une ordonnance, en date du 15 novembre 1888, ainsi conçue :

« Vu la procédure ouverte le 14 novembre à l'effet d'informer sur les causes d'une explosion et d'un commencement d'incendie ayant eu lieu quai National, 21, à Puteaux, chez M. Woolley (Edward), fabricant d'un spécifique contre les douleurs, explosion qui se serait produite pendant que M. Woolley manipulait des substances chimiques.

« Attendu que cet accident a entraîné la mort de la nommée

Élisa Dietrisch, domestique chez le sieur Woolley, et que le sieur Woolley, atteint de blessures très graves, a été transporté à l'hôpital Beaujon et est actuellement hors d'état de parler.

« Prions M. Ogier, chef du Laboratoire de toxicologie à la Morgue, de se transporter d'urgence quai National, 21, à Puteaux, et de, avec l'assistance de M. le commissaire de police de Puteaux, lequel est par nous requis à cet effet par les présentes, procéder à toutes constatations techniques en vue de déterminer, tant les causes de l'explosion que les responsabilités pénales qui auraient été encourues, prélever tous échantillons, tous produits chimiques, généralement toutes pièces utiles pour les analyses, lesquels prélèvements seront constatés régulièrement par procès-verbaux de M. le commissaire de police.

« (*Nota*. — M. Lecœur, ingénieur, a été commis à la date d'hier 14 novembre 1888.) »

Serment préalablement prêté, j'ai rempli comme il suit la mission qui m'a été confiée :

Je me suis rendu à la Morgue où j'ai vu le cadavre de la femme Élisa Dietrisch (dont l'autopsie a été faite depuis par M. le Dr Socquet). Un examen extérieur très sommaire m'a permis de constater que ce cadavre est couvert de brûlures graves disséminées à peu près dans toutes les régions du corps (voir la photographie p. 38 et 39) ; mais qu'il ne porte point d'autres blessures graves apparentes, telles que celles que pourrait produire une explosion violente.

Le 16 novembre, je me suis rendu à Puteaux, quai National, 21, où j'ai procédé, en même temps que MM. Atthalin, juge d'instruction, Lecœur, ingénieur, et Carlier, commissaire de police, à l'examen du local où ont eu lieu l'explosion et l'incendie.

On entre dans la maison par un couloir qui donne sur le jardin ; pour y arriver il faut franchir une marche peu élevée : on remarque qu'un raccord de planches, formant plan incliné, a été établi devant cette marche ; le sol du couloir et des pièces de gauche, devant servir d'atelier, est aussi recouvert de planches.

A gauche du couloir, en entrant, on trouve une grande pièce contenant, entre autres objets, une provision considérable de fioles vides, longues et étroites, portant l'inscription : « St Jakob's Œl » moulée dans le verre. Cette première pièce, de même que la partie antérieure du couloir, n'a pas souffert de l'incendie.

Un peu plus loin, du même côté, se trouve une seconde pièce plus grande, contenant de grandes tables de bois blanc, sur l'une desquelles est installé un appareil que nous jugeons inutile de décrire et qui, d'après l'ensemble de ses dispositions, paraît destiné à faire des décantations. Dans cette pièce, il n'y a point de traces d'incendie, mais la grande porte s'ouvrant sur le corridor a été défoncée par l'explosion et s'est inclinée en dedans de la pièce.

A partir de ce point, et jusqu'à son extrémité, le couloir porte des traces d'incendie : les toitures sont partiellement brûlées, les boiseries carbonisées, etc.

Au niveau de la porte qui se trouve au milieu du corridor, on remarque un « diable » dont l'un des brancards a disparu, et dont l'autre est fortement carbonisé. A droite de cette porte, on voit, à terre, des débris de verre vert, à surface courbe, qui proviennent évidemment d'une tourie brisée ; à côté, des débris de paille, qui proviennent sans aucun doute de l'enveloppe de la tourie dont nous retrouvons les fragments.

Au delà de la porte, on descend une petite marche : il est à remarquer que le passage de cette marche n'est point protégé par un plan incliné de bois, comme à l'entrée du corridor.

Plus loin, toujours du côté gauche, s'ouvre une porte qui donne accès dans une petite pièce où le feu n'a fait aucun ravage et dans laquelle nous trouvons divers appareils neufs (grands entonnoirs de fer-blanc, cuves en tôle galvanisée), de plus une tourie en verre, intacte, dans son panier et contenant de l'éther ordinaire (éther sulfurique). La capacité d'une telle tourie peut être de 40 à 60 litres.

Plus loin, sur le côté droit du couloir, est un vestibule ou vérandah, donnant sur le jardin. Les carreaux ont été brisés par l'explosion. Dans un coin, sont rangées des caisses vides. En un point, le sol, dallé de marbre, présente un aspect assez particulier : les dalles sont soulevées, rejetées de côté, les matériaux du dessous forment une saillie. Dans cette partie, l'explosion a donc produit des effets qui, au premier abord, rappellent les dégâts que pourrait causer l'explosion de substances telles que le coton-poudre ou la dynamite. C'est le seul point du local où l'on observe cet aspect particulier. Nous verrons plus loin quelle est l'explication qu'on peut donner à ce propos.

Au fond du couloir, est la cage de l'escalier qui, dans toutes ses parties, a été atteinte par la flamme. La flamme a aussi pénétré dans le couloir de l'étage supérieur et a causé des brûlures superficielles (peintures des murs, plafonds ou portes . En somme, d'après l'aspect de cet escalier, on devine, qu'à un moment donné, une flamme énorme a dû remplir la cage de l'escalier et en atteindre uniformément toutes les parties ; en d'autres termes, il ne semble pas qu'il s'agisse là d'un incendie commençant lentement dans un point et se propageant de place en place.

Au bout du même couloir à droite, se trouve la cuisine : ici l'incendie n'a laissé que des traces extrêmement légères (brûlures très peu profondes de la peinture du plafond, près de la porte . Tous les objets placés dans cette cuisine sont restés intacts. Dans le fourneau, il y a des restes de charbon de terre non brûlés. — Mais si l'incendie n'a fait ici que des dégâts insignifiants, les traces de l'explosion sont au contraire très manifestes. Les vitres sont brisées et chassées au dehors : le mur donnant sur le jardin est debout, mais il a certainement subi une forte pression du dedans au dehors : c'est ce que démontre l'existence d'une longue fente verticale à l'un des coins. Enfin, dans un petit réduit attenant à la cuisine, l'explosion a déterminé la chute d'un pan de mur. En somme, et c'est là une constatation importante, les dégâts qui existent dans la cuisine, s'expliquent parfaitement, si l'on suppose, qu'à un moment donné, il s'est produit une pression considérable tendant à écarter les murs du dedans au dehors. Ce sont tout à fait des effets de ce genre que causerait l'explosion d'un mélange gazeux détonant dans l'atmosphère d'une pièce à peu près close. La flamme produite par une telle explosion ne peut déterminer des brûlures sérieuses ; mais elle peut contribuer à propager l'incendie, par exemple en mettant le feu à des liquides inflammables répandus à terre.

Ajoutons encore que des explosifs tels que la dynamite, le coton-poudre, ne produiraient pas de tels effets.

A l'entrée du corridor, du côté droit, est une petite pièce servant de bureau ; sur la table ont été trouvés un livre de compte et deux copies de lettres, qui ont été mis sous scellés par les soins de M. le commissaire de police scellé nº 1 .

L'examen de ces livres nous a donné quelques renseignements utiles.

Le premier est sans intérêt ; il ne contient que des comptes de dépenses courantes du sieur Woolley, depuis 1885. Dans ce cahier se trouve un relevé à l'entête de M. L. Duboscq, 8, rue de Jarente, daté du 24 octobre 1888 et dont voici la teneur :

Doit M. Woolley :

> 3 sacs aconit concentré.   65 fr. 80
> 1 sac orcanette.   14 » 75

Les copies de lettres portent la mention, à l'encre rouge : « The Charles A. Wogeler Cº » ; ils contiennent des lettres rédigées en anglais, d'après lesquelles on voit que le sieur Woolley s'occupait, pour le compte de la « Wogeler Cº », de la fabrication du produit désigné sous le nom de « Sᵗ Jakob's Œl », et qu'il était entrain d'installer cette fabrication dans la maison de Puteaux. Quelques-unes de ces lettres nous donnent des indications sur la nature des produits qu'il employait. Voici la traduction de quelques passages intéressants à ce point de vue :

« A MM. Dubosc frères et Subert, novembre 1888. — J'ai reçu, sur l'ordre que je vous ai donné il y a quelque temps : du camphre, de la térébenthine, de l'éther et de l'acide phénique ; mais l'alcool (dénaturé) ne m'est pas encore parvenu ; veuillez donner votre attention, etc... »

« A MM. Reboul-Flamant à Nimes, 9 novembre 1888. — J'apprends de la maison de Londres que vous avez été avisé, il y a quelque temps, de m'envoyer ici 100 kilogrammes d'huile d'originum (1) (thym rouge), etc. »

Dans une autre lettre adressée à « The Charles Wogeler Cº » il est question des doses des différentes matières à employer pour la fabrication de l'huile de Saint-Jacob. « La recette que j'ai toujours employée a été écrite pour moi par Keller, il y a sept ans environ : peut-être avez-vous diminué depuis la quantité d'alcool. Ladite recette recommande d'employer la teinture d'aconit à la dose de 10 gallons d'alcool pur pour 20 livres de racines. Quantités ramenées ensuite à 9 et 19. Cela ferait 17 gallons pour une mixture ou 14 gallons impérial, d'après mon estimation, etc... Origan. J'emploie 3 gallons et je ne pèse jamais : j'estime que le poids peut

---

1 D'autres lettres mentionnent également le thym rouge, ou l'huile d'origanum, avec un *a* à la place de l'*i*, ce qui semble plus correct. Je pense qu'il s'agit d'huile d'origan, destinée à remplacer l'essence de thym.

être environ 22 livres ; mais il ne m'est jamais arrivé d'en avoir
un stock à la fois. — Acide phénique, j'emploie un gallon, et je ne
pèse jamais. Je l'emploie sous la forme pure, blanche, raffinée de
Londres, et je suis sûr qu'il pèse 8 livres par gallon. Je présume
que vous en employez de degré plus élevé, tel que celui que vous
m'avez envoyé quand j'étais à Toronto. — Térébenthine, 70 gallons
est ce qu'il faut, ce qui ferait un peu plus de 58 gallons impérial.
Cependant, etc... J'ai donné la formule à la maison anglaise, ra-
menée aux mesures anglaises, etc... Ici je vais mélanger selon les
mesures françaises et je vous enverrai une copie de la formule, etc... »

Ces renseignements nous apprennent donc quels sont les produits qu'employait habituellement pour son industrie le sieur
Woolley : ces produits sont : l'alcool, l'éther, la térébenthine, le
camphre, l'acide phénique, la teinture d'aconit, l'huile d'origan.
(Parmi ces produits, l'alcool et l'éther servaient sans doute d'in
termédiaires dans la fabrication, les autres figuraient réellement
dans la composition du produit.)

Or, ces produits sont-ils ceux qu'on a trouvés dans l'immeuble
du quai National ? Nous avons dit que dans la petite pièce du
corridor se trouvait une tourie d'éther. De plus, divers produits
étaient rangés dans un local isolé, placé dans le jardin à droite de
la grille d'entrée : c'étaient : un tonneau d'alcool, deux tonneaux
de térébenthine, des pains de camphre, et un estagnon d'acide
phénique.

Donc les produits qui ont été retrouvés sont bien de ceux
qu'employait habituellement le sieur Woolley, — et il n'en a pas
été trouvé d'autres.

L'un de ces produits peut-il avoir causé l'explosion et l'incendie ? L'alcool, la térébenthine pourraient avoir été une cause d'incendie, mais non d'explosion. C'est évidemment l'éther qu'il faut
incriminer, car ce liquide est éminemment inflammable, très volatil, et sa vapeur mélangée à l'air forme des mélanges explosifs.
Dès lors, on devine, en s'aidant des constatations faites sur les
lieux, que les choses se sont passées ainsi :

D'après diverses déclarations, le sieur Woolley, le jour de l'accident, était occupé à compléter son installation et à transporter
des produits dans les pièces de l'intérieur qui devaient lui servir
de laboratoire ; il est vraisemblable qu'en amenant une tourie

d'éther, sur le diable dont on a trouvé les débris, un accident se sera produit, vers la porte du milieu du corridor, sans doute à l'endroit où se trouve une petite marche à descendre : la tourie se sera renversée, ou le fond s'en sera brisé par suite du choc produit en passant sur cette marche : une grande quantité d'éther s'est répandue sur le plancher, a suivi le corridor jusqu'à la cuisine, et a pénétré sous la porte : quelques instants ont dû s'écouler entre le moment où l'éther s'est renversé, et le moment de l'explosion : il a fallu en effet un certain temps pour que la vapeur d'éther se répandît dans l'atmosphère de la cuisine : puis l'explosion a eu lieu.

C'est certainement dans la cuisine que s'est produit le principal effort de l'explosion ; très probablement ce sont des charbons incandescents du fourneau qui ont allumé le mélange explosif d'air et de vapeur d'éther. L'explosion s'est ensuite instantanément propagée aux autres parties du local contenant de la vapeur d'éther (bas de la cage de l'escalier, couloir, vérandah), brisant les vitres et causant des dégâts en somme peu graves. De plus, une certaine quantité d'éther (ou complément de vapeur d'éther) a pénétré par une bouche de calorifère ouverte sur le couloir : la détonation s'est donc aussi propagée dans le sous-sol, où elle a démoli partiellement le calorifère et a déterminé dans le sol dallé de la vérandah ce soulèvement dont nous avons donné la description, et qui nous avait d'abord paru un peu singulier et difficile à expliquer dans notre hypothèse (1).

(1) Voici quelques détails plus précis sur les conditions où la vapeur d'éther a pu faire explosion:

La tension de vapeur de l'éther est considérable aux températures ordinaires (280 mm. à + 10°, celle de l'eau n'étant que de 9 mm. à la même température ; ceci explique la rapidité avec laquelle l'éther se résout en vapeur, au contact de l'air. A 34°,8, il bout et devient donc gazeux sous la pression normale.

1 gramme de gaz oxygène peut, théoriquement, brûler 0gr,38 de vapeur d'éther; par suite, 1 mètre cube d'air, qui contient environ 286 grammes d'oxygène, peut brûler 108 grammes d'éther. Dans une pièce de 50 mètres cubes de capacité (je pense que c'est à peu près la capacité de la cuisine, ce chiffre pourra d'ailleurs être rectifié d'après les plans exacts), il y a donc assez d'oxygène pour brûler 5.400 grammes, ou environ 7 litres d'éther; c'est-à-dire qu'avec 7 litres seulement d'éther, vaporisés dans cette pièce, on formerait le mélange détonant théorique. Mais il n'en a pas fallu autant pour produire les effets

La flamme produite par l'explosion a immédiatement mis le feu à l'éther liquide répandu à terre. Cette flamme d'éther s'est élevée avec une grande rapidité, et en peu d'instants a rempli la cage de l'escalier. Il est à croire que la fille Élisa Dietrisch, qui travaillait au premier étage, s'est mise à descendre l'escalier, dès qu'elle a entendu le bruit de l'explosion : la flamme d'éther se sera élevée dans la cage pendant qu'elle était en train de descendre : elle a ensuite traversé, pour sortir, le couloir où brûlait une nappe d'éther. Ces circonstances expliquent suffisamment la gravité et la dissémination des brûlures dont elle était atteinte.

Telles sont les circonstances dans lesquelles ont dû se produire l'explosion et l'incendie. Les explications que nous venons de donner ne reposent, il est vrai, que sur des hypothèses; mais elles sont d'accord avec les déclarations qui ont été recueillies, avec les renseignements tirés de l'examen des copies de lettres du sieur Woolley, avec les indications fournies par l'examen des lieux : elles sont donc absolument vraisemblables. D'autre part, aucun des faits constatés ne rend vraisemblable une explication autre que celle que nous avons développée.

Conclusions. — I. — L'explosion qui a eu lieu, 21, quai National à Puteaux, a été causée par l'inflammation d'un mélange d'air et de vapeurs d'éther. Cette explosion a pris naissance dans la cuisine, sans doute au contact de charbons allumés dans le fourneau : elle s'est ensuite propagée dans le couloir, et dans le sous-sol, par les tuyaux de calorifère.

II. — La flamme produite par l'explosion a mis le feu à l'éther liquide répandu à terre dans le couloir et dans la cage de l'escalier. Cet éther en brûlant a causé l'incendie.

III. — Nous ne pouvons préciser exactement les conditions dans lesquelles l'éther a été renversé à terre, ni par suite la part de responsabilité qui incomberait au sieur Woolley. S'agit-il d'une imprudence ou d'une maladresse exclusivement imputable au sieur Woolley, la tourie qu'il transportait était-elle en mauvais

constatés. S'il est vrai que ce sont des charbons du fourneau qui ont mis le feu au mélange, l'explosion s'est produite dès que la vapeur d'éther mêlée d'air et s'élevant du sol, a atteint le niveau du fourneau. Le mélange tonnant n'occupait sans doute que le bas de la pièce. 1 litre ou 2 d'éther ont pu suffire pour donner la dose de gaz tonnant nécessaire.

état, brisée par quelque choc antérieur ou félée par quelque défaut du verre ? c'est ce que l'expertise ne nous apprend pas.

A la décharge du sieur Woolley, il est permis de faire observer que, à en juger par les détails de son installation, ledit sieur Woolley paraît être un homme soigneux et prudent, habitué au maniement des substances inflammables qu'exigeait son industrie.

21. Explosion de vapeurs d'éther. Homicide par imprudence. — Je soussigné, Jules Socquet, docteur en médecine, commis par M. Atthalin, juge d'instruction près le tribunal de première instance du département de la Seine, en vertu d'une ordonnance, en date du 15 novembre 1888, ainsi conçue :

« Vu la procédure ouverte à l'effet d'informer sur les causes d'une explosion et d'un commencement d'incendie, ayant eu lieu le 10 novembre 1888, quai National, n° 24, à Puteaux chez le sieur Woolley (Edward), fabricant d'un spécifique contre les douleurs, explosion qui se serait produite pendant que M. Woolley manipulait des substances chimiques.

« Attendu que cet accident a entraîné la mort de la nommée Élisa D..., décédée à l'hôpital Beaujon hier à six heures du soir, et dont nous avons fait transporter le corps à la Morgue ; qu'en outre le sieur Woolley (Edward), atteint de brûlures très graves, a été transporté à l'hôpital Beaujon, salle Malgaigne, lit n° 12.

« Disons qu'il sera, par M. le docteur Socquet, serment préalablement prêté, procédé :

« 1° A l'autopsie de la demoiselle D...

« 2° A l'examen médico-légal du sieur Woolley ».

Serment préalablement prêté ai procédé à ces divers examens.

I. *Autopsie du corps de la demoiselle Élisa D..., le 17 novembre 1888.* — Le cadavre est celui d'une jeune femme, de taille moyenne, paraissant assez vigoureuse. La rigidité cadavérique a complétement disparu et la putréfaction n'est pas commencée.

Sur tout le corps, à l'exception d'une ceinture faisant le tour de la taille, au niveau de l'ombilic et mesurant 12 à 15 centimètres de hauteur, on constate de nombreuses plaques de brûlures, presque toutes superficielles, mais dont quelques-unes sont un peu plus profondes. L'épiderme s'enlève par larges lambeaux et le derme est rougeâtre. Au niveau des deux seins, les brûlures sont plus profondes ; le sein gauche et le bras gauche sont profondément brûlés.

Les cheveux ont été brûlés sur toute la moitié antérieure du cuir chevelu ; les sourcils et les cils ont été brûlés.

Il n'y a pas d'épanchement sanguin sous le cuir chevelu.

La face est fortement brûlée ainsi que l'extrémité de la langue.

Les os du crâne ne sont pas fracturés. Les méninges sont un peu congestionnées. Le cerveau, la bulbe et le cervelet sont sains ; ils ne présentent aucune lésion, ni tumeur.

L'œsophage contient un peu de matières alimentaires.

La trachée est saine. Il n'y a pas d'ecchymoses sous-pleurales. Le poumon gauche présente quelques adhérences à son sommet. Les poumons sont congestionnés : ils ne contiennent pas de tubercules.

Le péricarde est vide ; il n'y a pas d'ecchymoses sous-péricardiques. Les ventricules contiennent un peu de sang liquide. Les valvules sont saines.

Le foie est très congestionné ; la vésicule biliaire ne contient pas de calculs.

L'estomac renferme une grande quantité de matières alimentaires parmi lesquelles se trouvent des pommes de terre.

La rate est saine ; elle n'est pas diffluente.

Les reins sont congestionnés ; ils se décortiquent facilement.

La cavité abdominale ne contient pas d'épanchement.

Les intestins ne sont pas très congestionnés ; ils paraissent sains.

L'utérus est sain, ainsi que les ovaires.

La vessie est vide et sa muqueuse est saine.

II. *Examen du sieur Woolley (Edward), les 16 novembre, 21 novembre, 4 décembre 1888 et 29 janvier, 6 mars 1889.* — Le sieur Woolley (Edward), est âgé de trente-deux ans. Le 14 novembre 1888, il aurait eu la face, le cuir chevelu et les mains brûlés à la suite d'une explosion d'une bonbonne d'éther. Lors de nos premières visites, tant à l'hôpital Beaujon, qu'à l'hôpital Richard Wallace, à Levallois, il ne nous a pas été possible d'examiner les plaies du sieur Woolley, celles-ci étant recouvertes par les pièces du pansement.

Le 6 mars, nous assistons, à l'hôpital Anglais, au pansement du blessé, et nous constatons ce qui suit :

Toute la calotte du cuir chevelu, y compris les oreilles, est le siège d'une vaste plaie, suppurant légèrement. Les plaies de la face sont en partie cicatrisées. La paupière inférieure de l'œil gauche est le siège d'un ectropion. Sur la cornée de l'œil droit, se trouve un staphylome ; la vision de ce côté est presque complètement abolie.

Les mains et les bras sont le siège de vastes brûlures, profondes surtout à droite. L'amputation de l'avant-bras droit doit être pratiquée prochainement.

Depuis notre visite du 6 mars 1889, nous avons appris, par le chirurgien traitant, que l'amputation du bras avait eu lieu et nous devions aller l'examiner prochainement, lorsque nous avons appris, par M. le juge d'instruction, le départ du sieur Woolley pour l'Angleterre.

Conclusions. — 1° La mort de la fille Élisa D... est le résultat des nombreuses brûlures qui recouvraient presque tout le corps.

2° Cette fille a dû être entourée de flammes.

3° Le sieur Woolley (Edward) porte à la tête et aux bras de nombreuses brûlures, paraissant assez profondes (3e ou 4e degré environ). Le blessé ayant quitté l'hôpital avant sa guérison complète, il nous est impossible de dire quelles seront les conséquences de ses brûlures. Mais, nous pouvons dès à présent affirmer qu'elles ont entraîné la perte de l'avant-bras droit (celui-ci ayant été amputé) et, probablement, la perte de l'œil droit.

22. Explosion survenue chez un coiffeur se servant d'éther de pétrole. — Je soussigné, Jules Socquet, docteur en médecine, commis par M. Huet, juge d'instruction près le tribunal de première instance du département de la Seine, en vertu d'une ordonnance, en date du 31 janvier 1896, ainsi conçue :

« Vu la procédure commencée contre D... (Eugène), coiffeur, inculpé de blessures par imprudence.

« Attendu la nécessité de constater judiciairement l'état où se trouve en ce moment la demoiselle L..., 29, rue Claude-Bernard, qui a été brûlée à la tête et aux mains.

« Ordonnons qu'il y sera procédé par M. Socquet, docteur en médecine, lequel après avoir reconnu l'état où se trouve la blessée, dira quelle est la gravité des blessures, la durée de l'incapacité de travail et les conséquences qui en auront résulté.

« L'expert s'expliquera sur la façon dont les blessures ont pu être occasionnées, procédera à toute constatation et tout examen jugé utile ; — au besoin se transportera sur les lieux où l'accident s'est produit. »

Serment préalablement prêté, ai procédé à ces divers examens.

I. *Examen de Mlle L...*, *les 4 et 20 février 1896.* — La demoiselle L... (Baptistine-Émilie), âgée de vingt-deux ans, est grande et paraît assez vigoureuse. Le 17 janvier dernier, dit-elle, elle se trouvait dans le salon de coiffure du sieur D...; ce dernier lui faisait un nettoyage des cheveux avec une solution intitulée : « friction russe », lorsque tout à coup la chevelure prit feu, sans qu'elle puisse dire la cause de l'inflammation. Elle eut une partie des cheveux brûlés, quelques brûlures au deuxième degré de la face et des mains. Pendant près de quinze jours elle ne put s'alimenter qu'avec du lait, des potages, des aliments liquides.

Lors de notre première visite, on constatait sur les mains les brûlures suivantes :

Sur la face dorsale des doigts de la main droite et au niveau de la tête du 4e métacarpien, se trouvent des traces de brûlures au deuxième degré. Sur la face palmaire de l'index et de l'annulaire, se trouvent des traces de phlyctènes.

Sur la face palmaire des doigts index, médius et annulaire de la main gauche, ainsi que sur la face dorsale des autres doigts, se trouvent des traces de brûlures analogues à celles de la main droite.

Le 20 février, on ne constatait, sur les doigts, au niveau des brûlures, qu'une rougeur de la peau.

Les deux oreilles étaient recouvertes de croûtes. Sur le nez, la joue gauche et un peu au-dessus de l'extrémité externe du sourcil, se trouvent des traces de brûlures au deuxième degré.

II. *Constatations et expériences faites chez le sieur D...* — Le salon de coiffure du sieur D..., dans lequel a eu lieu l'accident dont la demoiselle L... a été victime, est situé à l'entresol. Ce salon, conforme au plan dressé par M. le commissaire de police du quartier Saint-Merri, joint à la procédure, est une pièce de 3 mètres de largeur sur 5 mètres de longueur ; il est éclairé, le jour, par une fenêtre sur la rue. Contre une des parois de cette pièce, celle de gauche en entrant dans ledit salon, se trouvent trois toilettes. Au-dessus de chacune de ces toilettes, à un mètre environ, se trouve une lampe incandescente électrique. C'est au niveau de la toilette du fond de la pièce, la plus près de la fenêtre, que se trouvait la demoiselle L... Dans le coin de droite de cette toilette, se trouve un petit fourneau à gaz servant à chauffer les fers à friser.

Dans sa déposition devant M. le commissaire de police le sieur D... explique, de la façon suivante, les causes de l'accident :

« Un bec électrique, placé exactement au-dessus de la tête de la jeune fille et à environ un mètre, éclairait le salon et il y a tout lieu de croire, du moins je ne me l'explique pas autrement, que c'est une couche des gaz s'échappant du liquide très volatil, qui aura fait contact avec le globe électrique allumé depuis déjà un quart d'heure. Dans ces conditions, et si mes prévisions étaient justes, la première faute reviendrait au fabricant de ce produit dangereux, qui est M. B.-L..., fabricant de produits chimiques ; il le livre au commerce sous le nom de « friction russe ».

Le sieur B.-L..., interrogé par M. le commissaire de police, a déclaré, dans un procès-verbal joint au dossier, ce qui suit :

« Le sieur D..., coiffeur, rue de Rivoli, m'a acheté quelquefois, mais rarement, du produit que je vends sous le nom de « friction russe ». Ce produit, destiné au nettoyage des cheveux, m'est vendu à moi-même, tout prêt à être livré, par la maison de produits chimiques S... frères. Je le reçois en bidon ; je le parfume, le mets en litre avec une étiquette que je vous dépose et qui constate qu'il faut éviter notamment, en s'en servant, le feu et la lumière.

« En effet, ce produit n'est autre chose qu'une benzine (éther de pétrole rectifié). Il y a donc grand danger d'avoir, à proximité de la personne qui se fait servir, de la lumière ou du feu. »

Après nous être procuré chez le sieur B.-L... un litre de « friction russe » qui nous a été vendu six francs, nous avons constaté que sur ce litre était collée une étiquette, conforme à celle qui se trouve dans la procédure, portant la mention suivante : « Friction russe. Cette friction est très volatile et inflammable, éviter de s'en servir à proximité du feu et de la lumière. »

Le sieur D... ayant déclaré ne plus avoir du liquide appelé « friction russe », et s'en être débarrassé aussitôt après l'accident en faisant jeter le reste dans la Seine, nous nous sommes rendu à son domicile le 13 février courant, vers neuf heures du soir, avec

une certaine quantité du liquide que nous avions acheté au sieur
B.-L.... Une fois dans son salon de coiffure, nous avons fait
allumer deux lampes à incandescence, celle située au-dessus de
la cuvette où a eu lieu l'accident et une autre placée au-dessus
de la porte d'entrée du salon, mais dans le salon lui-même.
Chacune de ces lampes était d'une intensité de dix bougies.
Après vingt minutes, on constatait que la lampe placée au-dessus
de la cuvette n'était pas très chaude, on pouvait facilement la
tenir entre les doigts sans se brûler; il n'en était pas de même de
l'autre lampe sur laquelle on ne pouvait laisser les doigts plus de
deux ou trois secondes, sans s'exposer à se brûler.

Nous avons versé, dans un vase en étain qui nous a été obli-
geamment prêté par le sieur D..., environ 100 centimètres cubes
de liquide « friction russe », puis, après avoir enroulé à l'extrémité d'une baguette, un tampon d'ouate du volume d'un poing,
nous avons imbibé complètement ce tampon en le trempant dans
le vase contenant la solution. Ainsi imprégné, le tampon d'ouate
a été approché successivement des deux lampes et maintenu
ainsi pendant plusieurs minutes. Le liquide s'est évaporé, mais ne
s'est pas enflammé. Après avoir imbibé à nouveau le tampon
d'ouate dans la solution nous l'avons mis en contact direct avec
le globe des lampes, nous avons alors nettement entendu la crépi-
tation résultant du contact d'un liquide froid sur un corps chaud,
ce contact a été prolongé plusieurs minutes, sans qu'il y ait
inflammation du liquide.

La flamme d'une allumette ayant été ensuite approchée des
quelques centimètres cubes de liquide restant dans le vase, immédiatement le liquide s'est enflammé.

Des expériences que nous avons faites il résulte donc :

1° Qu'un objet quelconque imprégné de la « friction russe », qui
nous a été livrée par le sieur B.-L...., et qui serait identique à
celle livrée par le même individu au sieur D..., ne s'enflamme pas
directement au contact d'un objet chaud, notamment d'une lampe
incandescente.

2° Que ce liquide s'enflamme instantanément au contact d'un
corps en ignition.

Conclusions. — 1° La fille L... (Baptistine) porte sur la face et
les mains des traces de brûlure au premier et au deuxième
degré.

2° Les brûlures n'occasionneront aucune infirmité permanente ou temporaire.

3° La durée de l'incapacité absolue de travail a été d'un mois environ ; mais à cette incapacité absolue a succédé une incapacité relative de quinze jours.

4° Le liquide employé par le sieur D... est un éther de pétrole, liquide très volatil et très inflammable, conséquemment très dangereux à manipuler.

5° Des expériences que nous avons faites au domicile du sieur D..., il résulte que ce liquide ne s'est pas enflammé au contact d'un corps chaud, mais qu'il s'est enflammé spontanément au contact d'un corps en ignition, tel que la flamme d'une allumette ou tout autre. Le sieur D... devait donc avoir un corps en ignition près de la nommée L..., lors de l'accident arrivé à cette dernière. Nous estimons qu'il y aurait lieu de signaler aux services compétents, les dangers que présente la manipulation de ce liquide (éther de pétrole), afin de prendre les mesures nécessaires pour en réglementer spécialement la vente et éviter ainsi le retour de pareil accident, dont les conséquences pourraient être beaucoup plus graves que dans le cas actuel.

23. Explosion de capsules dites amorces Chastin. Homicides et blessures par imprudence. — Je soussigné, Paul Brouardel, commis par ordonnance de M. Delahaye, juge d'instruction, serment préalablement prêté, ai procédé le 15 mai 1878 et les jours suivants à l'examen des morts et des blessés, victimes de l'accident de la rue Béranger, 22, à l'effet de reconnaître la nature des lésions, des blessures et d'en déterminer les causes.

Les lésions constatées sur les morts et les blessés, victimes de la catastrophe de la rue Béranger, peuvent se grouper sous trois chefs différents :

A. Lésions par brûlure.

B. Lésions dues à l'explosion, dilacération par des corps violemment lancés, agissant comme des fragments d'engin explosible.

C. Lésions par écrasement pendant l'écroulement de la maison.

Sur quelques-uns des cadavres ou des blessés on trouve simultanément ces diverses lésions, cependant le plus souvent un des modes a prédominé et permet de ranger la victime dans l'une de ces diverses catégories.

A. Lésions par brulure. — 1° *Examen du cadavre de M*^me *M...*, demeurant 22, rue Béranger. — Au moment où, en notre présence, le corps de Mme M... a été retiré des débris de la maison, il était dépouillé de ses vêtements. On ne trouvait plus sur le corps que les bas maintenus par leurs jarretières et déchirés par places, et des fragments d'une passementerie en laine large d'un doigt et demi et dont les plus longs morceaux ne dépassaient pas 6 à 8 centimètres.

La peau du corps présente un aspect noirâtre, inégalement réparti, mais cependant très généralisé, existant aussi bien sur le côté droit que sur le côté gauche. La peau est dans presque toute son étendue un peu dure, parcheminée.

La face est noirâtre, boursouflée, mais on reconnaît encore facilement les formes du front, des yeux, des oreilles, du nez et des joues. A droite, l'épiderme a une couleur noirâtre plus accentuée qu'à gauche, il se détache à droite plus facilement qu'à gauche.

La langue est noire, très tuméfiée, elle sort de 5 à 6 centimètres hors des arcades dentaires. Celles-ci sont fortement imprimées dans son épaisseur.

L'épiderme des épaules, des bras et surtout des avant-bras est soulevé par un grand nombre de petites phlyctènes presque confluentes, non entourées d'un cercle rouge.

La poitrine, les seins, le ventre et le dos sont de couleur noire, mais l'épiderme n'est pas soulevé. Le ventre est très ballonné.

Les cuisses et les jambes ne présentent de spécial qu'une coloration noirâtre avec un peu d'induration de la peau.

Le crâne est largement perforé dans la région pariéto-frontale droite ; les fragments de cette perforation, qui mesure plus de 6 centimètres de diamètre, ont disparu. L'encéphale en ce point a subi une perte de substance considérable. Les bords des fragments osseux sont blanchâtres, calcinés. Le cuir chevelu autour de cette fracture est dans tous les sens décollé dans un espace assez étendu. Sur ces parties soulevées, les cheveux sont roussis, cassants. Sur le reste de la peau du crâne, la chevelure est bien conservée. On trouve les débris d'un peigne en écaille et un morceau de cuivre jaune ouvragé, tordu et replié sur lui-même.

Les os des membres ne sont pas fracturés.

Le sang de Mme M... examiné au spectroscope ne révèle pas la présence de l'oxyde de carbone ; il donne à l'examen tous les caractères du sang normal.

Conclusions. — 1° Le corps de Mme M... porte dans toute son étendue des traces de brûlures. Celles-ci ont été peu profondes, ne semblent pas avoir dépassé les lésions des brûlures du premier et du second degré, cependant l'induration de la peau presque générale, ne permet pas de douter que le derme n'ait lui-même été atteint.

2° Ces désordres rappellent ceux que l'on constate sur les individus frappés par la foudre. Comme dans ces cas, le corps a été dépouillé de ses vêtements qui ont disparu, sauf les bas collés sur la peau et retenus par les jarretières. Ils rappellent également ceux que l'on a observés chez des individus enveloppés au moment d'une explosion par une atmosphère portée subitement à une température excessivement élevée et animée par ce fait d'un mouvement de translation très violent.

3° L'étendue et le peu de profondeur des brûlures prouvent que la femme M... n'est restée qu'un instant, exposée au contact d'un foyer incandescent.

4° La fracture du crâne est probablement le résultat d'un choc par un corps étranger, cependant elle est semblable et elle a le même siège que celle que l'on observe sur les cadavres des brûlés, ainsi que Tardieu en a rapporté des exemples dans l'incendie de la rue Beaubourg (1), et que nous l'avons constaté sur les deux femmes brûlées l'an dernier lors de l'incendie du pavillon de l'hôpital Saint-Antoine, alors que l'on ne pouvait invoquer pour les expliquer aucune violence extérieure.

2° *Examen du cadavre de la demoiselle G...* (*Louise*), vingt ans, demeurant 56, rue Sedaine. — Le cadavre porte sur la région médiane du front et les deux joues des brûlures au premier et au second degré. A la région fronto-pariétale gauche, on voit une plaie longue de 6 centimètres, comprenant toute l'épaisseur de la peau et des tissus sous-jacents jusqu'aux os.

L'humérus du bras gauche est fracturé. Les mains sont couvertes d'écorchures.

(1) Tardieu, *Étude médico-légale des effets de la combustion sur les différentes parties du corps humain* (*Ann. d'hyg.*, 1854, t. I, p. 371).

Conclusions. — Lésions par brûlure et par écrasement.

3° *Examen de S...* (Paul), concierge de la maison rue Béranger, n° 19, hôpital Saint-Louis, salle Saint-Antoine, n° 53 (visite du 16 mai 1878). —La face est couverte par une large brûlure diffuse au premier et au second, degré. Au moment où l'air enflammé a été projeté sur sa face, S... a énergiquement contracté les muscles du front et des orbites, il s'est ainsi formé des plis de la peau, au niveau des rides habituelles. Les parties profondes de ces rides n'ont pas été aussi atteintes que les parties saillantes, il en résulte sur le front des traînées de peau saine et autour des yeux des lignes rayonnantes à peu près intactes.

L'œil gauche est complètement perdu, la cornée est opaque, la conjonctive boursouflée par un chémosis rouge. La vision est abolie.

L'œil droit est moins profondément atteint, la cornée n'est opaque qu'à sa partie inférieure. La conjonctivite est moins intense. La vision est trouble, mais non abolie.

La figure et la main droite sont criblées par la projection d'éclats de verre réduits en fine poussière. Le bas du visage a été protégé par la main, qui au moment où S... a été atteint par le feu portait un morceau de pain à la bouche.

Aujourd'hui 16 juin, la cornée des deux yeux a subi une fonte purulente, les deux yeux sont en suppuration.

Conclusions. — 1° Lésions par brûlure et par projection d'éclats de verre.

2° Perte des deux yeux.

4° *Examen de la demoiselle M... Mélanie*, âgée de vingt-deux ans (première visite 16 mai 1878, hôpital Saint-Louis, salle Sainte-Marthe, n° 71. — Brûlures au premier et au second degré des lèvres et du nez, la muqueuse de la bouche est également brûlée. Sur la partie interne des lèvres, on voit des lambeaux d'épithélium détachés, la langue est rouge et gonflée.

Sur la tête, à gauche, existe une plaie contuse ayant 3 ou 4 centimètres de longueur.

Grossesse de trois mois.

La fille M... est sortie de l'hôpital le 23 mai.

Revue le 12 juin ; on constate que toutes ces lésions sont guéries, qu'il n'en restera aucune trace.

La grossesse n'a pas été interrompue et suit son cours régulier.

Conclusions. — 1° Lésions par brûlure et contusion du cuir chevelu.

2° Lésions guéries aujourd'hui, et n'ayant pas profondément altéré la santé générale, puisque la grossesse suit son cours normal.

5° *Examen de la femme P...*, concierge du n° 20, soignée à l'École de commerce, rue Amelot (visite du 16 mai). — La peau du nez, du pourtour des lèvres, des paupières est brûlée au premier degré. La contraction des muscles peauciers au moment de l'accident a déterminé, comme chez S..., des plis rayonnés dont les parties saillantes sont brûlées, dont les parties profondes sont intactes.

Les cheveux des régions frontales et temporales sont brûlés.

Les deux oreilles et la partie dorsale de la main droite sont couvertes de brûlures au second degré. La partie dorsale de la main gauche est brûlée au troisième degré.

Conclusions. — 1° Lésions déterminées exclusivement par brûlure.

6° *Examen de P...*, fils de la femme précédente, soigné à l'École de commerce, rue Amelot (visite du 16 mai). Les lésions sont à peu près les mêmes que celles que nous avons notées sur la précédente victime.

Le front et la peau de la région orbitaire sont recouverts par une large brûlure au premier degré. La brûlure n'est pas uniforme, mais rayonnée et entrecoupée par des plis de peau saine. Les cheveux du front sont brûlés. La partie dorsale de la main droite est couverte de brûlures au deuxième degré, la partie dorsale de la main gauche est brûlée au troisième degré.

Conclusions. — Lésions déterminées exclusivement par brûlure.

B. LÉSIONS PRODUITES PAR EXPLOSION. — 7° *Examen du cadavre de la domestique de M*^{me} *M...* — Le corps n'est plus qu'un monceau de débris informes. Les cavités du thorax, de l'abdomen, sont ouvertes.

On ne constate aucun vestige du crâne et de la face, on ne retrouve qu'un lambeau de peau du cuir chevelu, auquel adhèrent encore quelques cheveux. Les épaules sont enlevées ainsi que les membres supérieurs. Les omoplates sont brisées ainsi que les clavicules. Le sternum et les extrémités antérieures des côtes sont détruits. La colonne vertébrale présente un grand nombre de fractures. Le bassin est brisé. Une des cuisses est séparée du tronc, les jambes sont séparées des cuisses et des pieds. Le pied gauche montre à nu le calcanéum et l'astragale brisés. La peau du talon est séparée du tissu cellulaire, elle est épaisse et comme roussie. Au-dessus d'elle on trouve des languettes de papier rouge d'amorce, puis une couche de tissu cellulaire qui aussi est séparé de la couche supérieure par des papiers amorces. Il semble que la partie interne du pied est ouverte, formant comme les feuillets d'un livre entre lesquels se seraient logés des papiers amorces. Le bord des ongles des trois premiers orteils du pied droit est racorni et brûlé.

En résumé, presque tous les os longs et plats du corps sont brisés.

A travers la large ouverture sternale, on aperçoit le cœur ainsi que les poumons complètement dilacérés. Dans le thorax, au milieu des débris du cœur et des poumons, on trouve une grande quantité de petites languettes de papier rouge ayant environ 4 ou 5 centimètres de longueur. On trouve aussi du papier jaune et des débris de ficelle dont le plus long fragment mesure 30 centimètres.

L'abdomen est ouvert et laisse à nu le foie exsangue et déchiré en plusieurs endroits, ainsi que la rate. Le diaphragme est déchiré, l'estomac contient des matières alimentaires, notamment des petits pois faciles à reconnaître. Une portion des intestins ne se retrouve pas dans la cavité abdominale.

Ce qui distingue toutes ces mutilations, c'est la présence dans les chairs, le thorax et l'abdomen de débris d'amorces les unes éclatées, les autres complètes.

Conclusions. — La mort de cette fille est le fait de l'explosion, les diverses parties de son corps ont été mutilées et dilacérées par le choc de paquets d'amorces agissant comme projectiles. Quelques uns de ces paquets sont restés par fragments au milieu des débris des membres ou au fond des cavités du thorax et de l'abdomen.

8° *Examen de R...* (*Auguste*) (visite le 16 mai, autopsie le 19 mai 1878). — A notre visite du 16 mai, nous avons trouvé le blessé atteint :

1° D'une fracture de la cuisse droite comminutive et compliquée d'une large plaie. Déjà il s'était développé un emphysème traumatique qui envahit rapidement jusqu'à la racine du membre.

2° A la région pariétale droite, vers la partie moyenne de la suture occipto-pariétale, on trouve une large plaie contuse des parties molles. A ce niveau, on constate un enfoncement des os du crâne de la largeur d'une pièce de deux francs environ, cette fracture du crâne a livré passage à un fragment de bois de 6 centimètres. Ce fragment a disparu entièrement dans la cavité crânienne, il a pu être extrait assez facilement et sans agrandissement de l'orifice osseux. Les fibres de ce morceau de bois, qui paraît être une portion détachée d'une poutre en chêne, présentent cette particularité qu'elles sont incurvées à l'extrémité qui a pénétré la première.

Le blessé est dans un état de prostration absolue.

Il succombe le 17 mai à sept heures du soir, avec des symptômes de méningo-encéphalite, délire, agitation et hémiplégie gauche.

A l'autopsie que nous faisons le 19 mai à trois heures, nous constatons une décomposition très avancée du cadavre, qui présente un emphysème presque général.

A *la cuisse droite*, on trouve une large plaie, ayant 8 à 10 centimètres en tous sens. Elle siège à la région externe de la cuisse et communique largement avec le foyer de la fracture. Le fémur est fracturé immédiatement au-dessus de l'articulation du genou qui n'est pas intéressée par le trait de la fracture. Aucun corps étranger ne se trouve dans la cuisse et la plaie paraît avoir été produite par les fragments eux-mêmes.

Au crâne, dans la région indiquée plus haut, le pariétal est enfoncé dans un espace large comme une pièce de deux francs ; au centre de cette dépression, se trouve une perforation ayant 1 centimètre de diamètre environ, elle est faite comme à l'emporte-pièce. Son diamètre est égal à celui du fragment de bois qui a fait projectile. Aucun trait secondaire ne part de cette fracture.

L'état de décomposition de l'encéphale est si avancé qu'il est absolument impossible de se rendre compte de l'état de la substance cérébrale ou des méninges. On ne trouve dans la cavité crânienne aucun corps étranger.

Conclusions. — La mort de R... est le résultat de la perforation du crâne par le fragment de bois qui en a été retiré. Pour que ce morceau de bois ait pu agir comme un éclat d'obus, il faut que sa projection ait été extrêmement violente ; s'il a pu percer la boîte crânienne comme l'aurait fait une balle, il faut, à cause de sa masse très faible, qu'il ait été animé d'une vitesse excessive. C'est une blessure due à l'explosion.

9° *Examen de la demoiselle C...*, âgée de treize ans, soignée, 46, rue Lafayette.

Plaies multiples par éclats de verre, à la tête, à la face, en avant de l'oreille droite, au bras droit, aux deux mains.

Plaie de 1 à 2 centimètres au sein droit.

Contusion de la jambe droite.

10° *Examen de la demoiselle C...* (Marie), âgée de deux ans et demi, soignée, 12, place des Vosges.

La tête et la face ont été criblées de plaies par éclats de verre, on en compte plus de vingt. A la face à droite, on trouve une plaie de 2 centimètres. Le lobule de l'oreille droite a été perforé par un morceau de bois, qui en a été retiré par le chirurgien.

Deux dents ont été cassées à la mâchoire inférieure.

A la partie externe du bras gauche, se trouve une plaie ayant 8 centimètres sur 5 et allant jusqu'à l'os.

Entre le deuxième et le troisième doigt de la main gauche, on trouve une plaie qui a donné lieu à une petite hémorrhagie.

Enfin, on trouve une ecchymose assez large de 3 à 4 centimètres sur l'abdomen.

Conclusions. — Ces lésions sont le fait de la projection de morceaux de vitre et de fragments de bois lancés par l'explosion.

C. Lésions par écrasement. — 11° *Examen du cadavre de K...* (Charles), âgé de vingt ans, demeurant, 10, rue Béranger.

Fractures multiples du crâne. Écrasement et aplatissement des os du nez et des maxillaires supérieurs.

12° *Examen du cadavre de la femme B...* (Léontine D...), quarante-cinq ans, demeurant, 8, cité des Bleuets.

Contusions multiples de la face. Les mains sont dépouillées de leur épiderme par suite de brûlure au deuxième degré.

13° *Examen du cadavre de la femme I...* (V..., Anna-Marie, trente-quatre ans, demeurant, 20, rue Béranger.

Fracture du temporal droit. Fracture de l'extrémité supérieure de l'humérus droit. Contusions multiples.

14° *Examen du cadavre de la femme V...* (L..., Léontine, cinquante ans, demeurant, 187, rue du Temple.

Ablation du crâne. Fracture double des os des deux jambes.

La figure est fortement tatouée par de fins éclats de verre et des débris de plâtras.

15° *Examen du cadavre de la femme F...* (Marie C...), vingt-huit ans, demeurant, 14, rue Popincourt.

Écrasement du larynx par la chute d'un corps dur, ayant laissé sur la face antérieure du cou un sillon analogue à celui de la strangulation.

La main droite est écrasée.

Le genou gauche est aplati, écrasé.

16° *Examen du cadavre de D...*, vingt-cinq ans, demeurant, 14, rue Béranger.

Fracture de la colonne vertébrale dans la région cervicale.

Fracture avec écrasement des deux os de la jambe droite, au-dessous du genou. Le ligament inférieur est presque complètement détaché et n'adhère plus au supérieur que par un lambeau de peau.

Fracture par écrasement du poignet gauche.

17° *Examen du cadavre de la femme D...* (M...), âgée de vingt ans.

Fractures multiples des os du crâne. Le pavillon de l'oreille droite est détaché.

Fractures des deux cuisses.

Le pied gauche est détaché.

18° *Examen du cadavre de la femme P...* (D...), âgée de cinquante ans.

Éclatement et ablation du crâne.

Fracture de l'humérus gauche.

Fractures des deux cuisses.

Brûlures des mains et des cuisses *post mortem* sans phlyctènes et sans liséré rouge.

19° *Examen du cadavre de la demoiselle B...*, vingt-deux ans, demeurant, 20, rue Béranger.

La tête est écrasée, les os du crâne sont fracturés, la tête est aplatie transversalement.

Fracture du coude gauche.

Plaie pénétrante du coude droit.

Fracture de l'humérus droit.

Fractures des deux fémurs.

20° *Examen du cadavre de la demoiselle L....* (Marie), quatorze ans.

Fractures multiples du crâne.

21° *Examen de C...* (*Eugène*), couché hôpital Saint-Louis, salle Sainte-Marthe, n° 9.

Plaie pénétrante du cuir chevelu.

Plaie pénétrante de la jambe droite.

Contusion de l'épaule droite.

Nombreux éclats de verre dans la face.

22° *Examen de la femme B...* (*Jenny*), demeurant, 20, rue Béranger, couchée à l'hôpital Saint-Louis, salle Sainte-Marthe, n° 64.

Fracture du maxillaire inférieur avec enfoncement de l'arcade dentaire du maxillaire supérieur à droite.

Plaie contuse du menton et de l'arcade sourcilière gauche.

Plaies contuses disséminées.

23° *Examen de la femme S...* (G...), demeurant, 19, rue Béranger, couchée à l'hôpital Saint-Louis, salle Sainte-Marthe, n° 69. Sortie le 24 mai 1878.

Plaies contuses disséminées.

Fortement tatouée, surtout à la face, par de nombreux et petits éclats de verre.

24° *Examen de la femme V...* (*Marie*) (M...), concierge du n° 22, rue Béranger, couchée à l'hôpital Saint-Louis, salle Sainte-Marthe, n° 72.

Fracture sans plaie des deux os de l'avant-bras droit.

25° *Examen de D...*, couché à l'hôpital Saint-Louis, salle Saint-Augustin, n° 64.

Plaies contuses de la face, pénétrant jusqu'à l'os frontal, mis à nu mais non fracturé, et jusqu'aux os propres du nez qui sont fracturés.

Fracture de la clavicule droite.

Nombreuses fractures de côtes.

Plaie contuse du genou gauche.

Nombreuses ecchymoses.

26° *Examen de la fille de D...*, âgée de neuf ans, soignée chez les Sœurs de la rue Charlot.

Plaie contuse large, mais peu profonde, de la jambe droite au niveau du genou.

Petites et nombreuses ecchymoses disséminées sur le corps.

27° *Examen de R...* (*Henri*), soixante-six ans, demeurant, 20, rue Béranger, soigné, 23, rue Madame.

Fracture de la huitième côte droite.

Plaie du sourcil gauche.

Écorchures du nez.

Ecchymoses multiples du front, de la paupière, du bras.

Plaie contuse de la jambe en avant du tibia gauche. Le 26 mai, nous trouvons un abcès sous-cutané développé secondairement au-dessous de cette plaie.

28" *Examen de la femme R...*, vingt-huit ans, 165, rue du Temple.

Plaies contuses superficielles du visage et du corps.

Hémorrhagie par le nez et les oreilles.

Contusions sur les cuisses, la jambe gauche, le sein gauche.

Les jours suivants a paru une jaunisse qui a retenu la malade au lit pendant sept ou huit jours.

Conclusions générales. — 1° Les victimes de l'accident de la rue Béranger que j'ai eu à examiner se décomposent ainsi :

	Morts.	Blessés.
A. Lésions par brûlure......	2	4
B. Lésions dues à l'explosion.........	2	2
C. Lésions par écrasement..........	10	8
Total.........	14	14

2° Toutes les brûlures ont les caractères suivants : Elles sont très étendues et peu profondes. Elles sont donc le résultat du contact des tissus avec une flamme ou une atmosphère surchauffée qui n'a touché qu'un instant, on pourrait dire qui n'a fait que lécher, la surface des parties exposées.

Les lésions et brûlures observées sur le cadavre de la femme M..., plus étendues que les autres, ne peuvent être comparées qu'à celles que l'on a décrites dans les cas de fulguration.

3° Les lésions produites par l'explosion sont très variables. La bonne de Mme M... a été dilacérée par des projectiles qui semblent, par les résidus trouvés dans les cavités viscérales et les membres, être des paquets d'amorces.

R... a été tué par un fragment de bois qui a perforé le crâne comme l'aurait fait une balle.

La jeune C..., âgée de deux ans et demi, a eu une plaie du bras faite dans des conditions analogues.

Les autres victimes de l'explosion ont été en quelque sorte tatouées par des débris de verre presque pulvérisé.

4° Les lésions par écrasement ont fait les plus nombreuses victimes, leurs os ont été broyés, et parmi toutes ces lésions celles qui ont été le plus souvent notées sont les fractures des os des cuisses et du crâne.

24. Explosion due au fulminate de mercure. — Je soussigné, Paul Brouardel, commis par M. Atthalin, juge d'instruction près le tribunal de première instance du département de la Seine, en vertu d'une ordonnance, en date du 9 novembre 1881, ainsi conçue :

« Vu la procédure commencée à l'occasion d'une explosion de fulminate de mercure, s'étant produite aujourd'hui, à Paris, rue du Chevaleret, n° 31.

« Attendu la nécessité de constater judiciairement l'état où se trouve en ce moment le cadavre *transporté à la Morgue*, dans la soirée de ce jour, du nommé C... Joseph, vingt-six ans.

« Ordonnons qu'il y sera procédé par M. Brouardel, lequel après avoir reconnu l'état où se trouve le cadavre du susnommé, s'expliquera sur l'état dudit cadavre, sur la nature et les causes des blessures, sur les circonstances dans lesquelles ces blessures paraissent avoir été reçues, et fournira tous renseignements pouvant être utiles aux investigations de la justice. »

Serment préalablement prêté, ai procédé à cette autopsie le 11 novembre 1881.

Le cadavre est celui d'un homme assez grand et paraissant vigoureux. La putréfaction n'est pas commencée et la rigidité cadavérique n'a pas encore disparu. Nous constatons sur les vêtements dont est habillé le cadavre, que son bourgeron de laine est comme déchiqueté à la partie supérieure de la poitrine ainsi que sur l'épaule et le bras droit. Le pantalon est également déchiré au niveau des bourses ainsi qu'au niveau du genou droit, et à la partie inférieure de la jambe gauche. Le tricot de coton est également ment déchiré. Ces déchirures que nous observons sur ces vêtements ne sont pas franches, elles semblent avoir été produites non par section, mais par arrachement, les lignes de section ne sont pas nettes, elles sont déchiquetées.

Sur le corps nous constatons un grand nombre de traces de violences.

La face est méconnaissable, elle n'existe pour ainsi dire plus. La tête est ouverte en deux fragments par une ligne à peu près verticale et médiane. Les fragments sont séparés et laissent voir le cerveau. Les yeux ont complètement disparu. Le nez, la bouche et la partie supérieure du cou sont ouverts jusqu'au niveau de la région thyroïdienne.

Les os de la mâchoire, inférieure et supérieure, l'ethmoïde, le frontal sont également ouverts de façon à laisser à nu le cerveau, le pharynx et la langue.

La partie antérieure de la peau du cou et de la poitrine, dans un espace allant, d'une part, de la région thyroïdienne au creux épigastrique, et d'autre part, d'une épaule à l'autre, et comprenant le tiers supérieur de la région deltoïdienne droite et gauche et la face interne de l'avant-bras gauche, présente une teinte grisâtre. La peau a l'apparence des brûlures au 3ᵉ degré, elle est parcheminée, elle résonne comme du carton, sous le choc d'un corps dur; mais nous ne constatons pas autour de cette plaque parcheminée ou de cette brûlure, de rougeur de la peau ni d'ampoules. A la section, pratiquée en plusieurs endroits, nous ne constatons pas d'ecchymoses ou de suffusions sanguines.

Le derme est aminci, aplati, comme tanné.

Sur le genou droit, ainsi que sur la face inférieure du tibia gauche, se trouvent plusieurs érosions superficielles sans suffusion sanguine, quelques-unes ont la netteté d'une incision. Elles semblent résulter de la projection de corps durs, aigus, comme le seraient les fragments d'un vase brisé. Le pouce gauche est enlevé, ainsi que la presque totalité de l'éminence thénar; la 2ᵉ phalange des trois derniers doigts de la main gauche est fracturée. Le coude gauche présente une luxation en avant de l'extrémité supérieure du radius. Le cubitus est brisé à son tiers moyen. Entre les fragments, on ne trouve pas trace d'un épanchement sanguin.

La 3ᵉ côte droite est fracturée ainsi que la 5ᵉ côte gauche, le fragment postérieur de celle-ci pénètre dans la plèvre. Entre les fragments, il n'y a pas d'épanchement sanguin.

La main droite est couverte d'une poussière grisâtre et ne présente pas de fractures.

On ne constate aucune érosion, ecchymose ou trace de violence sur la région postérieure du cadavre.

Les deux pariétaux sont fracturés et l'occipital présente une ligne de fracture située presque sur la ligne médiane. Les os de la face sont tellement broyés que ce ne serait pas sans difficulté que l'on parviendrait à déterminer l'origine des fragments appartenant à chacun de ces os.

Le lobe droit du cerveau a complètement disparu, le lobe gauche est à nu, la dure-mère est largement ouverte, on ne trouve pas trace de la faux du cerveau. Ce lobe et le cervelet sont piquetés à leur surface et présentent de petits foyers hémorrhagiques disséminés.

Le cartilage thyroïde est fracturé ainsi que le cricoïde et les premiers anneaux de la trachée sur leur ligne médiane antérieure, puis en arrière presque sur la ligne médiane. Le cricoïde est luxé sur le thyroïde. La muqueuse de la trachée et des grosses bronches est très rouge et présente un piqueté hémorrhagique assez abondant.

Le cœur est vide, il ne contient pas de caillots ; le péricarde est moucheté par des ecchymoses sous-péricardiques.

Les bronches sont remplies de mucosités sanguinolentes. Sur la surface des poumons, ainsi que sur le diaphragme, on constate un assez grand nombre d'ecchymoses sous-pleurales et sous-diaphragmatiques. Sur la surface des poumons se trouvent un certain nombre de bulles d'emphysème variant de la grosseur d'une tête d'épingle à celle d'une petite noisette. On dirait des ampoules pleines d'air, elles sont résistantes sous le doigt et à contours nettement arrondis. Le lobe inférieur du poumon gauche présente une déchirure occasionnée par la fracture de la 5ᵉ côte gauche.

Le foie gros, exsangue, pâle, présente sur sa partie supérieure et convexe, au niveau du diaphragme, une déchirure transversale mesurant 8 à 9 centimètres de longueur.

L'estomac contient très peu de matières alimentaires.

La rate est grosse et n'est pas diffluente. Les reins sont sains et se décortiquent bien.

Conclusions. — 1° La mort a été le résultat des lésions du crâne et du cerveau (ablation d'une partie de l'encéphale, déchirure de cet organe).

2° La mort a dû être instantanée et les différentes lésions, fractures, brûlures de la partie antérieure et supérieure de la poitrine, ne présentent aucun signe de congestion, épanchement de sang, qui puisse faire admettre que la vie ait persisté même une seconde après l'accident.

3° Les lésions de la trachée, des bronches, les bulles d'emphysème doivent faire penser que les gaz de l'explosion ont pénétré à l'intérieur de la poitrine, que, selon l'expression énergique des ouvriers mineurs, lors des explosions de grisou, C... *a avalé le feu*.

4° D'après le siège des blessures, il semble probable que le sieur C... avait le genou gauche plié à terre et la tête baissée quand l'explosion a eu lieu.

5° Toutes les lésions paraissent être le résultat d'une explosion violente telle que celle que produit le fulminate de mercure.

25. Explosion de bombes au fulminate de mercure. Attentat Orsini (1). — *Exposé des caractères généraux des diverses blessures, et appréciation de leur nature et de leurs conséquences.* — Les 156 blessés, dont la situation individuelle vient d'être sommairement indiquée, comprenaient 21 femmes et 11 enfants de sept à quinze ans. Leurs professions très diverses ne sauraient être rappelées ici ; qu'il suffise de dire qu'ils appartenaient à toutes les classes, depuis les plus élevées jusqu'aux plus humbles, et que l'on a compté parmi eux 24 militaires (13 lanciers et 11 soldats de la garde de Paris), et 31 agents de l'administration.

Le nombre des blessés ne donne pas l'idée des désastres causés par les projectiles meurtriers. En effet, la plupart des personnes atteintes l'ont été par plusieurs blessures à la fois. Et le chiffre de celles que nous avons constatées s'élève, pour l'ensemble des blessés, à 511, sur lesquelles porteront les considérations dans lesquelles nous allons entrer relativement au siège, à la forme, à la direction, et aux conséquences directes ou indirectes qu'elles pourront présenter.

Nous n'avons pas à nous étendre sur les causes de ces blessures et sur la manière dont elles ont été produites. Nous ferons seulement remarquer que, à part un très petit nombre de contusions légères dues à des chutes ou à des coups accidentels et de déchirures produites par des éclats de verre, toutes les blessures résultant de l'attentat du 14 janvier ont été faites par l'explosion des projectiles fulminants et par les innombrables fragments

____

(1) Tardieu, *Etude médico-légale sur les blessures*, p. 335. (Rapport complet)

qu'ils ont lancés en éclatant. L'extrême ténuité de la plupart de ces débris explique à la fois la multiplicité des blessures et leur forme particulière, ainsi que l'impossibilité dans laquelle on s'est trouvé le plus souvent d'extraire des plaies les grains de métal qui y étaient incrustés. Ajoutons que le pas de vis qui réunissait les deux moitiés supérieure et inférieure du projectile creux, ainsi que les cannelures des nombreuses cheminées creusées à l'une des extrémités, ont dû exercer une influence très appréciable sur la forme d'un certain nombre de plaies; de même que l'élévation de la température due à la déflagration de la poudre fulminante, a donné aux fragments projetés le pouvoir de brûler les tissus dans la profondeur desquels ils étaient lancés. Il est même permis de se demander, si quelque parcelle de poudre, qui n'aurait pas éclaté, n'aurait pas pu pénétrer dans quelques-unes des plaies, et ajouter aux désordres produits par les projectiles.

Le *siège* de ces nombreuses blessures était important à déterminer. On peut dire d'une manière générale qu'aucune partie du corps n'a été épargnée. En effet, les 511 blessures se répartissent à cet égard de la manière suivante :

A la tête, 134 ainsi subdivisées :

Sur le crâne	43	
A la face	71	134
Aux yeux	20	
Au cou		15
A la poitrine		18
Au ventre		10
A la partie postérieure du tronc		6
Aux membres supérieurs		62
Aux membres inférieurs		263
Aux organes génitaux		3

Il est impossible de ne pas être frappé de la proportion relativement énorme des blessures qui ont atteint les membres inférieurs et de ne pas rapprocher cette circonstance des conditions dans lesquelles a eu lieu l'explosion. Il faut se garder toutefois de donner trop d'importance à cette particularité, en présence du chiffre considérable des blessures dont le siége est à la tête.

Nous avons dit que la plupart des personnes atteintes avaient reçu plusieurs blessures à la fois. 59 seulement n'en ont eu qu'une seule. Sur quelques-uns des blessés, nous en avons compté onze, douze, seize, dix-sept, et jusqu'à vingt et vingt-deux. Le plus grand nombre en présente au moins deux, trois ou quatre.

Toutes les plaies offrent dans leur *forme* et dans leurs *dimensions* la plus frappante analogie.

La plupart sont très petites et ne dépassent pas un diamètre de quelques millimètres. Les autres varient de 1 à 3 centimètres ; et ces dernières dimensions sont mêmes exceptionnelles. Au premier aspect, les plaies paraissent affecter une forme assez régulière, généralement arrondie, comme celles que produisent le plus ordinairement les projectiles lancés par les armes à feu. Mais en y regardant de plus près, on reconnaît qu'aucune des blessures ne présente une forme régulière. Quelques-unes sont à peu près rondes ; mais leurs bords sont inégaux et comme déchiquetés. Un grand nombre sont triangulaires et reproduisent assez exactement l'apparence d'une piqûre de sangsue ; enfin nous en avons trouvé plusieurs tout à fait carrées. Ces différences de forme répondent très exactement à celles des fragments multiples et inégaux en lesquels se sont divisés les projectiles explosifs. L'irrégularité de quelques plaies est plus grande encore dans un petit nombre de cas où les téguments ont été déchirés obliquement et sur une plus large surface.

Dans le plus grand nombre des cas, les blessures ont pénétré profondément, et si l'on voit parmi les blessures légères de petites excoriations superficielles et ne dépassant pas l'épaisseur de la peau, on peut affirmer que dans la grande majorité des cas les petits éclats de projectiles se sont enfoncés plus ou moins loin dans les parties blessées. Ils ont ainsi parcouru un trajet dont la direction est très variable, et dont la longueur est tantôt de 2 à 3 centimètres, tantôt de 15 à 20. Un grand nombre de blessures ont même traversé, soit une partie, soit la totalité d'un membre et présentent deux orifices séparés quelquefois par une petite distance, mais souvent aussi par toute l'épaisseur de la cuisse ou du bras. Quelques-unes, heureusement en petit nombre, ont pénétré dans le crâne, dans la poitrine ou dans le ventre. Ordinairement le trajet parcouru par le projectile à travers les tissus est direct, et présente seulement plus ou moins d'obliquité. Mais nous avons vu plus d'une fois, notamment dans les blessures de la jambe, le projectile, entré à la partie antérieure du membre, au-devant du tibia, contourner l'os et ressortir à la partie postérieure. Le même fait s'est présenté aussi dans quelques plaies du bras et de la tête.

Si l'on s'était borné à constater l'état extérieur des blessures au moment où elles se sont produites, on n'aurait qu'une idée très incomplète et tout à fait erronée de leur *véritable nature* et de leurs *caractères*. A part, en effet, les hémorrhagies, qui, sauf pour quelques plaies de la tête et des membres, n'ont pas été très abondantes, les plaies ont dû, pour la plupart, paraître très simples ; quoique, en réalité, elles dussent offrir plus tard des complications toutes particulières et vraiment caractéristiques.

Si l'écoulement du sang à l'extérieur a été, en général, peu considérable, l'extravasation et l'infiltration sanguines dans la profondeur des parties blessées se sont montrées très fréquentes et très étendues.

Nous avons rencontré très souvent des épanchements énormes, et ce n'est pas sans surprise que nous avons vu, quatre ou cinq jours après l'attentat, de petites plaies, qui semblaient une simple piqûre, s'entourer d'un cercle ecchymotique large de 12 ou 15 centimètres ; quelquefois même tout un membre, la jambe ou l'avant-bras, prendre une coloration bleuâtre pour une seule et étroite blessure située sur un point de son étendue. Il a, du reste, été facile de se rendre compte de cette circonstance, lorsqu'on a vu chez les malheureux qui ont succombé les désordres profonds dans l'épaisseur des muscles, les déchirures des vaisseaux, l'attrition des tissus, déterminés par un éclat peu volumineux, au fond d'une plaie dont les dimensions ne pouvaient donner l'idée de semblables lésions.

En même temps que l'on constatait les traces d'épanchements sanguins considérables dans les blessures, on voyait survenir un gonflement inflammatoire parfois très étendu, qui, chez plusieurs blessés, a été le point de départ d'un véritable phlegmon, complication très grave, certainement favorisée par la nature et le caractère de ces plaies, et qui met aujourd'hui quelques-uns en danger.

Nous n'avons pas été moins frappé de l'acuité et de la violence des douleurs qui accompagnent la plupart des blessures, même les plus légères en apparence. Les douleurs qui ont le caractère d'élancements ont souvent été en augmentant dans les jours qui ont suivi celui du crime, et se sont propagées à de grandes distances sur le trajet des nerfs. Une petite plaie de la face interne de la cuisse ou du bras a souvent déterminé d'atroces souffrances dans toute l'étendue du membre. Plusieurs blessés avaient perdu le sommeil et étaient en proie à une agitation fébrile qui n'était pas sans gravité.

Un caractère non moins remarquable des plaies faites par les éclats des projectiles fulminants, c'est la formation d'eschares dues certainement à la brûlure, et que nous avons rencontrées un très grand nombre de fois. On a vu, du sixième au huitième jour, ces eschares se détacher et laisser à nu une surface creuse, irrégulièrement circulaire, à bords taillés à pic, rouges et enflammés, à fond jaunâtre et donnant lieu à une suppuration abondante. Chez plusieurs blessés, le même membre offrait cinq ou six ulcérations profondes, assez semblables au trou que forme un cautère.

Les plaies pénétrantes, celles qui traversent d'épaisses masses charnues, doivent nécessairement donner lieu à une suppuration longue et considérable, et il en est un très grand nombre qui se présentent dans ces conditions chez les blessés du 14 janvier. Mais même parmi les plaies moins profondes, il n'en est pas, sauf quelques excoriations superficielles, qui se soient réunies immédiatement, c'est-à-dire sans inflammation suppurative.

Quelques blessures ont offert des *caractères particuliers*, en raison des lésions qu'elles ont produites.

Nous avons constaté plusieurs plaies qui avaient pénétré dans les articulations, où restaient engagés les fragments de projectiles, qui donnaient lieu à une inflammation articulaire et à des douleurs très vives. Chez les blessés, les os avaient été fracturés, trois fois le crâne, une fois la cuisse et les deux os de la jambe, et une dernière fois le péroné. Trois de ces fractures étaient compliquées, comminutives et accompagnées de nombreuses esquilles. Il serait superflu d'insister sur les caractères et la gravité spéciale de semblables lésions.

Les plaies qui ont frappé la poitrine et le ventre ont, chez trois blessés, pénétré dans ces cavités et déchiré le poumon et les intestins, où des fragments de projectiles ont été retrouvés.

Nous devons une mention particulière aux blessures des yeux qui ont été nombreuses ainsi qu'on l'a vu, et qui ont déterminé des inflammations extrêmement violentes de l'œil et de l'orbite, pouvant, dans quelques cas, et notamment chez trois des victimes, entraîner presque certainement la perte de l'œil blessé, et peut-être même la mort.

Enfin, les parties sexuelles ont offert trois fois des blessures qui, dans un cas, ont présenté des caractères d'une gravité singulière. Le membre viril traversé de part en part dans toute sa largeur, l'urèthre et les corps caverneux déchirés, l'urine s'écoulant par la double plaie, le gonflement, l'inflammation, la douleur des parties lésées, tels sont les désordres terribles produits par un des fragments lancés lors de l'explosion des projectiles fulminants.

Tels sont les caractères généraux que nous ont offert les nombreuses blessures résultant de cette explosion. Il nous reste à en apprécier les conséquences, faciles d'ailleurs à prévoir d'après les détails dans lesquels nous venons d'entrer.

Nous avons déjà fait voir que les 156 blessés pouvaient être divisés en *cinq catégories* suivant la *gravité de leurs blessures* :

    9 ayant succombé,
    6 atteints de blessures très graves,
    18 atteints de blessures graves,
    56 atteints de blessures de moyenne gravité,
    67 atteints de blessures plus ou moins légères.

Nous n'avons pas à revenir sur le degré particulier de gravité qu'elles peuvent offrir chez chaque individu blessé. Nous devons seulement faire remarquer, d'une manière générale, que les conséquences de ces diverses blessures seront moins bénignes que pourrait le faire croire le nombre relativement minime des victimes qui ont, dès à présent, succombé ou dont la vie est encore en danger.

Les complications nombreuses qui sont survenues et que nous avons décrites, les épanchements sanguins, l'inflammation purulente, les déchirures profondes, les douleurs névralgiques, aggravent singulièrement l'état du plus grand nombre des blessés, et retarderont considérablement leur guérison. Il est même à craindre que, pour quelques-uns, ces complications deviennent plus tard funestes, et que l'on ait à enregistrer de nouveaux et irréparables malheurs. Mais, dans tous les cas, il faut s'attendre à voir se prolonger au delà de la limite ordinaire l'incapacité du travail personnel résultant des blessures faites par les fragments de projectiles, même chez ceux qui ne sont pas atteints très profondément, et dont les blessures ne présentent qu'une gravité moyenne.

La cicatrisation complète des plaies ne mettra même pas toujours un terme aux accidents produits par les blessures. La persistance de douleurs plus ou moins aiguës, la gêne des mouvements, la difficulté de la marche chez ceux, en si grand nombre, qui ont été atteints aux membres inférieurs, se montreront comme conséquences secondaires de ces plaies, pendant un temps certainement très long.

L'exiguïté de la plupart des fragments qui ont pénétré dans les parties blessées, en rendant l'extraction très souvent impossible, ajoutera encore à la durée des accidents consécutifs que nous venons de signaler, et qui chez quelques-uns ne disparaîtront jamais sans doute complètement.

Il en est de même de certaines infirmités incurables qui suivront inévitablement quelques-unes des blessures que nous avons constatées ; telles que la rétraction des muscles déchirés, l'ankylose incomplète des articulations lésées, la claudication des membres fracturés, la perte d'un œil, qui dès à présent peuvent être prévues pour plusieurs des victimes. Je me suis attaché à consigner la profession de chacun des blessés, afin de permettre d'apprécier au point de vue de leurs travaux et de leurs occupations personnels la portée et les conséquences réelles de l'incapacité de travail et des infirmités incurables qui peuvent les atteindre.

Conclusions. — Nous avons terminé le long exposé de l'état des diverses personnes blessées lors de l'attentat du 14 janvier; nous avons donné la description générale des blessures, et apprécié leur nature et leurs conséquences ; nous résumerons les développements qui précèdent dans les conclusions suivantes :

1º Les victimes de l'attentat du 14 janvier qui se sont fait connaître, et que nous avons visitées, sont au nombre de 156, chiffre qui reste certainement encore au-dessous de la réalité.

2º Les blessures qu'elles ont reçues s'élèvent ensemble à 511 ; sur un grand nombre on en compte plus de 10 ; deux en présentent plus de 20.

3º A l'exception de cinq ou six qui sont le résultat de contusions accidentelles, de chutes ou de déchirures faites par des vitres brisées, toutes ces blessures ont été produites par l'explosion des projectiles fulminants et par les éclats presque innombrables qui ont été lancés de tous côtés.

4º La plupart des blessures ont pénétré dans la profondeur des organes, et, malgré leur peu d'étendue apparente, ont déterminé des déchirures et des désordres considérables.

5° Ces plaies, par suite de la nature des projectiles inégaux, irréguliers et brûlants qui les pénètrent, par suite de leur étroitesse et de leur profondeur, se compliquent d'épanchement de sang, de phlegmons, de douleurs névralgiques qui ajoutent beaucoup à leur gravité.

6° Neuf des victimes ont succombé, et six autres ont été ou sont encore en danger.

7° L'incapacité de travail personnel, résultant des blessures produites par l'explosion des projectiles fulminants, sera en général prolongée ; et quelques-uns des blessés resteront certainement affligés d'infirmités incurables.

26. Explosion de picrate de potasse. Accident de la place de la Sorbonne ; effroyables mutilations ; conditions de l'explosion (1). — La terrible explosion qui eut lieu dans les premiers mois de l'année 1869, place de la Sorbonne, dans les magasins de produits chimiques de M. Fontaine, fut attribuée au picrate de potasse.

Dès le lendemain de l'accident, je fus chargé par M. le juge d'instruction de procéder à l'examen des victimes.

Je ne crois pas avoir procédé jamais à une opération plus saisissante. Des cinq cadavres que j'avais à examiner, trois étaient pour ainsi dire réduits en lambeaux, le quatrième était entièrement carbonisé. Je vais donner un aperçu des résultats de ces diverses autopsies :

1° Une jeune fille qui s'était tuée en se sauvant par une fenêtre, était tombée sur les pieds d'abord, puis sur les genoux et sur le front où l'on voyait des contusions superficielles. Mais il y avait en même temps contusion du cerveau, et c'est à cette lésion que devait être attribuée la mort, conséquence indirecte de l'explosion.

2° Le fils de M. Fontaine avait été trouvé dans une cave, son cadavre présentait une carbonisation générale et complète. Il n'était le siège d'aucune lésion extérieure, d'aucune mutilation, les organes internes n'avaient pas subi de coction. Le cœur et les vaisseaux étaient vides, les poumons fortement engoués.

(1) Tardieu, *Étude médico-légale sur les blessures*, p. 344.

3º Le sieur B... avait la tête et le cou fracassés, le bras gauche et la poitrine broyés. Le crâne était comme scalpé, le cuir chevelu tout à fait enlevé. Le ventre était ouvert et les deux membres inférieurs complétement broyés.

4º Chez le sieur D..., la tête avait éclaté; il ne restait qu'un lambeau de cuir chevelu déchiqueté et une oreille. Le tronc présentait une large ouverture béante faite par le choc du cadavre contre un banc qui l'avait coupé pour ainsi dire en travers. Au fond de cette plaie on voyait les viscères broyés. Le bassin et la cuisse droite étaient fracassés et l'articulation du genou largement ouverte.

5º Le dernier cadavre, celui d'un jeune homme de vingt-trois ans, offrait un aspect plus horrible encore. Il était méconnaissable et avait été mis en lambeaux. La colonne vertébrale, presque tout entière, était séparée du reste du corps. On retrouvait onze vertèbres auxquelles adhéraient à peine quelques débris de chairs noires desséchées, déchiquetées, comme en charpie. La peau du dos avait été enlevée en un large morceau comme sur un écorché; elle était noircie et incrustée du sable de la rue. Des lambeaux de muscles pendaient arrachés. Une des oreilles restait attachée à un débris de cuir chevelu tailladé et troué. On reconnaissait des fragments du bassin, de l'os coxal, de la tête, du fémur, comme hachés. La section de ces débris de squelette était dans certains points toute noire, dans d'autres saignante. Il restait encore des portions de la rate, du poumon, du menton garni d'une barbe longue châtain foncé, de la mâchoire inférieure, incrustée d'éclats de vitre; puis des lanières de peau de différentes longueurs et plus ou moins étroites; des morceaux d'ossements broyés, enfin une masse de débris tout à fait informes.

Quant au picrate de potasse, qui, selon toute vraisemblance, avait causé la catastrophe, quelques mots suffiront pour préciser les conditions dans lesquelles il peut faire explosion. Je les emprunte à une note de M. Z. Roussin.

Ce sel affecte la forme de petits cristaux de couleur jaune ou jaune orangé, inaltérables à l'air, indifférents aux variations de pression, de température ou d'hygrométrie atmosphériques, et qui ne sauraient ni s'enflammer, ni détoner spontanément à la température ordinaire. Porté à une température voisine de 300 degrés, ce sel se décompose brusquement à la manière d'une poudre très brisante, et produit une explosion dont les effets sont directement proportionnels à la quantité de matière qui s'enflamme et à la résistance que rencontre le dégagement gazeux.

Des expériences directes, exécutées dans les conditions les plus variées de choc et de frottement, ne nous ont jamais permis de déterminer l'inflammation du picrate de potasse en dehors de l'intervention d'une lumière ou d'un corps en ignition. La trituration prolongée dans un mortier de porcelaine, alors même qu'on mélange du sable au picrate de potasse, le piétinement violent de chaussures sèches sur un parquet ou une surface de granit rugueux recouverts de picrate de potasse, le choc même d'un marteau de fer sur une enclume recouverte du même sel, n'ont jamais, entre les mains de M. Roussin, comme en celles de MM. Désignolle et Simonin, qui s'occupent depuis plusieurs années de ce produit, provoqué la moindre explosion.

Les faits qui précèdent permettent donc de conclure, avec toute certitude, que l'explosion de picrate de potasse n'a pu, dans le terrible accident de la place Sorbonne, être déterminée que par le contact accidentel d'une flamme quelconque ou d'un corps en ignition.

Il n'est pas sans intérêt d'ajouter ici, bien que nous n'ayons pas à nous en occuper spécialement, que cet accident donna lieu a une série de procès civils extrêmement nombreux, dans lesquels la responsabilité du fabricant, M. Fontaine, fut mise en jeu et actionnée avec une vivacité extrême, en même temps que celle des compagnies d'assurances.

27. Explosion de munitions de guerre dans un train de voyageurs (1). — Le train, parti de Marseille, avait à l'arrière quatre wagons de munitions de guerre venant de la ligne du Midi, en destination de Toulon. Ces wagons étaient séparés des voitures de voyageurs par un seul wagon de messageries. Le train se trouvait entre Bandol et Ollioules, lorsqu'une détonation terrible, épouvantable, s'est fait entendre fort loin : c'étaient les wagons de munitions qui venaient de faire explosion.

L'événement a été affreux. Plusieurs voitures ont été détruites, et parmi les voyageurs, il y a eu de soixante à soixante-dix per-

____

(1) Tardieu, *Étude médico-légale sur les blessures*, 1879, p. 296.

sonnes tuées. Le nombre des blessés s'éleva à un chiffre au moins égal.

Le convoi se composait de vingt wagons : onze ont été broyés, les neuf autres étaient en lambeaux. Les rails ont été arrachés sur une longueur de 150 mètres, et, quoique le désastre ait eu lieu en rase campagne, les maisons éloignées ont eu leurs toitures arrachées.

Le nombre des victimes s'élevait tout d'abord à cent quatre. Les rapports disaient soixante-huit, mais il en mourait à chaque instant.

La commotion a été si violente, que la plupart des blessés et presque tous les morts ont eu les yeux arrachés de l'orbite et la figure criblée d'éclats de vitres.

En dehors des pertes du personnel, les ravages matériels sont immenses : des champs entiers d'oliviers ont été brisés et en grande partie arrachés; un certain nombre de maisons de campagne se sont effondrées ; on a trouvé des lambeaux de cadavres à une distance de 1,800 mètres, et des débris de rails, ainsi que des milliers de boulons, ont été projetés comme des paquets de mitraille à plus de 500 mètres.

Les voyageurs qui se trouvaient les plus rapprochés du centre de l'explosion n'ont pu être reconnus qu'à des signes particuliers, par suite de l'écrasement de la tête contre les parois des wagons ; l'aspect de cette masse de cadavres mutilés était horrible à voir et surtout inexplicable, à cause des divers effets qui s'étaient produits. Dans un même compartiment, sur une famille espagnole, le père a été foudroyé, la mère assez grièvement blessée, un garçon de sept ans a reçu une légère écorchure à la main, et la petite fille, âgée de quatre ans, n'a pas eu la moindre égratignure. Au reste, tous les blessés ont été principalement atteints à la face par des éclats de verre, de bois et de fer. C'est incontestablement le plus atroce sinistre qui ait eu lieu sur les voies ferrées, à cause de ses proportions désastreuses comme perte de corps et de biens.

28. Explosion due à une poudre chloratée. Homicide et blessures par imprudence. — Nous soussignés,

Vieille, ingénieur des poudres et salpêtres,

P. Descoust, docteur en médecine,

G. Duval, architecte,

J. Ogier, docteur ès sciences,

commis par M. Dopffer, juge d'instruction près le tribunal de première instance du département de la Seine, en vertu de quatre ordonnances en date du 6 juillet 1888, ainsi conçues :

« Vu l'information suivie contre H..., inculpé de blessures par imprudence et d'homicide par imprudence, le 5 juillet 1888, à Paris, rue Saint-Médard, 21.

« Ordonnons que par M. Vieille, serment préalablement prêté devant nous, il sera procédé à une expertise au sujet de l'incendie et de l'explosion qui ont eu lieu à la date et à l'endroit ci-dessus indiqués, pour déterminer quelles en sont les causes et à qui en incombe la responsabilité.

« M. Vieille voudra bien se concerter avec MM. Ogier, docteur Descoust et Georges Duval, lesquels ont été commis par nous par ordonnance en date de ce jour. »

(Les trois autres ordonnances sont rédigées dans les mêmes termes et commettent l'une M. le Dr Descoust, l'autre, M. Georges Duval, la dernière M. Ogier.)

Serment préalablement prêté, nous avons rempli ainsi qu'il suit la mission qui nous a été confiée :

État des lieux. — Nous nous sommes rendus rue Saint-Médard, n° 21, dans l'immeuble où l'explosion a eu lieu, et au quatrième étage ; nous avons pénétré dans le logement occupé par le sieur Bréchard. Ce logement, situé à gauche du palier d'escalier, n'existe pour ainsi dire plus. Il se composait avant l'explosion d'une entrée, une chambre et une cuisine éclairées sur la rue ; seule l'huisserie de la porte d'entrée est encore en place, les cloisons séparant la cuisine de la chambre et du palier ont été démolies et les matériaux ont été projetés surtout dans le fond de la chambre, sur le lit et l'armoire placée à côté. Le fourneau a été arraché de la muraille et le tuyau construit dans l'angle près de la cheminée est démoli, il n'en reste que des amorces. Le plafond au-dessus de la cuisine est effondré et laisse voir les solives du faux plancher ainsi que les chevrons et le dessous de la couverture.

Dans la chambre, tout est bouleversé et brisé.

La feuille de plans qui est jointe au présent rapport montre le logement du sieur Bréchard avant et après l'explosion. Les deux vues du logement après l'explosion complètent la description des lieux. L'une a été prise, les experts placés sur le palier de l'escalier ; l'autre, les experts placés dans la chambre.

C'est dans un des coins de la cuisine, au niveau de planches placées non loin du plafond, que paraît s'être produit le principal effort de l'explosion.

Description et examen des objets mis sous scellés. — Divers objets ont été mis sous scellés par les soins de M. Thuillerie, commissaire de police du quartier du Jardin-des-Plantes. Nous passerons rapidement en revue la liste de ces divers objets et nous nous arrêterons ultérieurement sur ceux dont l'examen nous a paru présenter quelque intérêt.

Les divers scellés portent des cachets intacts.

Scellé 1. — « Une marmite en fer trouée et bossuée, un plat de métal troué et déformé, un plat émaillé déformé et bossué, deux casseroles de métal mises hors de service, le tout saisi dans le logement de Bréchard après l'explosion. Signé : Thuillerie, commissaire de police. »

Ces divers objets sont conformes à la description reproduite ci-dessus : le scellé comprend en outre un débris de cafetière. L'examen détaillé de ces ustensiles nous semble inutile.

Scellé 2. — « Divers fragments de métal trouvés par nous dans les décombres provenant de l'explosion. »

Ces fragments de métal proviennent évidemment de boîtes ayant contenu des amorces de l'avertisseur Raphaël, dont nous parlerons plus loin. Nous réunissons ces fragments de boîtes d'amorces à d'autres fragments identiques, qui font partie de quelques-uns des scellés suivants.

Scellé 3. — « Un certain nombre de petits carrés de papier rose paraissant être du papier d'amorces explosives, trouvés par nous dans les décombres provenant de l'explosion. »

Ces carrés de papier rose représentent 8 à 10 amorces entières : d'après l'état des papiers, on peut voir que les amorces n'ont pas fait explosion : dans la boîte qui les contient, on trouve des parcelles du mélange explosif inaltéré. La plupart de ces amorces se sont décollées en deux fragments, sous l'influence de l'humidité. Elles portent des taches blanchâtres provenant des plâtras des décombres.

Scellé 4. — « Une boîte de métal contenant un certain nombre d'amorces trouvée par un sieur Morin dans les décombres provenant de l'explosion. »

Cette boîte est en fer-blanc recouvert à l'extérieur d'un vernis jaune : elle a la forme d'un cylindre haut de 38 millimètres, large de 27 millimètres. Elle est en tous points pareille à la boîte d'amorces faisant partie de l'avertisseur Raphaël (voir scellé remis par M. le juge d'instruction, page 212); elle est identique aux boîtes d'amorces qui ont servi aux expériences relatées plus loin. Elle contient 40 amorces non brûlées, un peu humides. Les boîtes neuves identiques à celle-ci, que nous avons pu nous procurer, contiennent 100 amorces.

La boîte du scellé pèse, vide, $7^{gr},90$. D'autres boîtes pareilles nous ont donné des poids analogues, toujours voisins de 8 grammes.

Le poids approximatif de la matière explosive contenue dans une amorce est de 28 milligrammes.

Analyse de la matière des amorces — Traitée par l'eau, la substance noire qui constitue ces amorces se dissout partiellement : dans la solution, nous constatons les caractères des sels de potasse et ceux de l'acide chlorique : le mélange contient donc du chlorate de potasse. La partie noire, insoluble, traitée par l'acide chlorhydrique concentré, s'y dissout en dégageant une odeur d'hydrogène sulfuré : dans le liquide chlorhydrique, nous constatons les caractères des sels d'antimoine; le mélange contient donc du sulfure d'antimoine. Après ces traitements, il reste encore une très petite proportion d'une poudre noire, qui n'est autre que du charbon.

En résumé, la matière détonante de ces amorces est essentiellement formée par un mélange de chlorate de potasse et de sulfure d'antimoine.

Des mélanges de ce genre ont été fréquemment employés pour la fabrication d'amorces explosives.

Nous décrirons ultérieurement les expériences entreprises par nous en vue de déterminer le pouvoir explosif, les conditions de propagation de l'*explosion*, et les divers autres caractères de ces amorces.

Scellé 5. — « La chemise que portait le nommé R.. , lors de l'explosion, et qui est tachetée de matières noirâtres. »

Ces taches siègent principalement sur l'épaule et la *manche* droites : au milieu d'une teinte générale grisâtre, on remarque quelques points plus foncés et quelques petites taches rondes.

Scellé 6. — « La chemise que portait le sieur O.... lors de l'explosion, et qui est tachetée de matières noirâtres. »

Chemise de coton rayé rouge, portant sur l'épaule gauche et sur le col des taches grises qui peuvent avoir été produites par l'explosion. Autres taches nombreuses, sans intérêt.

Scellé 7. — « Une certaine quantité de débris métalliques ramassés dans le logement Bréchard après l'explosion et qui nous ont été remis par les gardiens de la paix. »

Ce sont des débris de boîtes d'amorces, brisées par l'explosion ; nous réunissons ces débris aux autres fragments de même nature provenant de certains des autres scellés.

Scellé 8. — « Une certaine quantité de débris métalliques trouvés par nous et l'agent Guilmin dans le logement de Bréchard. »

Débris de boîtes, analogues aux précédents ; en outre un morceau de fer tordu (très probablement une anse de casserole), et un culot de plomb recouvert de cuivre rouge, de forme hémisphérique, portant à sa partie supérieure deux trous : nous ignorons l'usage et la provenance de ce fragment.

Scellé 9. — « Une certaine quantité de débris métalliques trouvés par nous et l'agent Guilmin dans les décombres qui se trouvaient sur le palier du logement Bréchard. »

Débris de boîtes d'amorces analogues aux précédents.

Scellé 10. — « Un bout de mèche assez long trouvé par nous dans le logement Bréchard. »

Cette mèche est entièrement neuve, et mesure environ 70 centimètres. C'est une mèche en coton, ronde, de la forme de celles qui servent pour les lampes dites à essence. Ce scellé paraît sans intérêt.

Scellé 11. — « Deux planches ayant subi un commencement de carbonisation. »

Scellé 12. — « Deux planches ayant subi un commencement de carbonisation et qui paraissent provenir de la porte de la cuisine du logement Bréchard. »

Ces deux scellés sont en effet constitués par des débris de planches partiellement brûlées, et proviennent des panneaux de la porte.

Scellé 13. — « Un certain nombre de débris métalliques trouvés par le sieur Conrad dans les décombres provenant du logement du sieur Bréchard. »

Débris de boîtes d'amorces, que nous réunissons aux précédents. En outre un fragment de cuivre ayant la forme d'un petit tronc de cône et percé d'un trou rond à sa base supérieure : ce fragment paraît être la partie supérieure d'une lampe à pétrole.

Scellé 14. — « Un certain nombre de carrés de papier rose paraissant provenir d'amorces et trouvés par le sieur Conrad dans les décombres provenant du logement Bréchard. »

Ce scellé contient les débris de *11* amorces ; quelques parcelles du mélange explosif sont encore intactes. Les papiers roses sont humides et tâchés de plâtre : les amorces dont proviennent ces papiers n'ont pas détoné.

Scellé 15. — « Deux morceaux de métal, paraissant provenir de l'avertisseur Raphaël et trouvés par le sieur Conrad dans les décombres provenant du logement Bréchard. »

Ce sont des pièces métalliques en cuivre doré, faisant en effet partie de l'appareil dénommé Raphaël. L'une des deux pièces représente la partie essentielle d'un avertisseur, c'est-à-dire la mâchoire à ressort, entre les branches de laquelle se placent les amorces détonantes. La seconde pièce est la moitié d'une mâchoire analogue et provient d'un second appareil avertisseur.

On reconnaît aisément, par les traces laissées dans la cavité destinée à recevoir l'amorce, que ces objets ont déjà servi.

Scellé 16. — « Deux débris métalliques et une cartouche, à nous déposés par M. Vicé, architecte de la préfecture, qui nous a déclaré les avoir trouvés dans le grenier Bréchard à côté de l'ouverture faite par l'explosion. »

Débris de boîtes à amorces, que nous réunissons aux précédents. En outre, une cartouche à balle, du modèle des cartouches du revolver d'ordonnance : cette cartouche a été percutée, mais mal percutée : le fulminate est probablement encore intact.

Scellé 17. — « Quelques plâtras noircis ramassés par le juge d'instruction ou les experts qui l'accompagnaient dans le logement Bréchard. »

Trois fragments de plâtre, à la surface desquels on distingue une couche de peinture noircie. Ces fragments proviennent du mur au voisinage du fourneau.

Scellé 18. — « Quelques débris métalliques à nous remis par M. le juge d'instruction ou les experts qui l'accompagnaient dans le logement Bréchard. »

Ces débris comprennent :

Un fragment de bidon à essence, tordu et déchiré par l'explosion, deux fragments de métal sans intérêt.

Une petite capsule de cuivre, couverte de vert-de-gris (capsule pour amorce d'un fusil à broche).

Un débris du papier de tenture de la chambre où a eu lieu l'explosion.

Scellé 21. — « Un pantalon et un tricot de coton dont le nommé Molko était vêtu lors de l'explosion. »

Pantalon de drap brun, portant une longue déchirure sur la jambe gauche, par-devant, depuis le bas jusqu'au milieu de la cuisse. Autres déchirures moins importantes sur le bas de la jambe droite.

Tricot de coton rayé bleu, très sale, découpé aux ciseaux sur le devant du bas en haut : il y a d'autres découpures aux manches. Ces découpures doivent avoir été faites pour permettre de retirer plus aisément le vêtement. Il y a sur ce tricot de grandes taches brun rouge, principalement par derrière au niveau du cou. Nous avons vérifié que ces taches sont produites par du sang.

Scellé remis par M. le juge d'instruction.

« Un scellé déposé par la femme Legay dans le cabinet de M. le juge d'instruction le 13 juillet 1888 et contenant un avertisseur Raphaël et une boîte d'amorces. » Signé : Dopffer.

Ce scellé consiste en une boîte contenant un avertisseur Raphaël, neuf et complet, avec sa boîte d'amorces. L'avertisseur est pareil, par sa forme, à celui qui a fourni les fragments du scellé 15 : mais celui du scellé 15 était doré, et celui-ci est nickelé. La boîte d'amorces est identique à celle qui constitue le scellé 4, identique à celles dont proviennent les fragments extraits des scellés 2, 7, 8, 9, 13, 16, 18 ; identique aussi aux boîtes d'amorces que nous nous sommes procurées et sur lesquelles ont été faites les expériences relatées plus loin.

Nous jugeons inutile de décrire ici les usages et le fonctionnement de l'avertisseur Raphaël. Cette description figure d'ailleurs dans un prospectus annexé au dossier.

Il résulte des renseignements acquis par l'instruction qu'un incendie a éclaté le 5 juillet dans le logement du sieur Bréchard, et qu'au moment où les voisins accourus pour porter secours enfonçaient la porte, une explosion s'est produite, a causé la mort du sieur Molko et blessé les sieurs Ranaldi et Oguibène.

L'incendie ayant précédé l'explosion, il est évident que l'explosion a été la conséquence de l'incendie, et qu'il devait exister dans le logement de Bréchard des substances explosives, qui, par un mécanisme dont nous avons à chercher l'explication, ont détoné et amené les accidents signalés.

Quelle a été la cause première de l'incendie? Sur ce point nous ne pouvons faire que des hypothèses. Il est à remarquer que les parties atteintes par le feu sont celles qui avoisinaient le fourneau (porte de la cuisine, voir scellés 11 et 12). Or, d'après les renseignements qui nous ont été communiqués, Bréchard aurait expliqué l'incendie en supposant que des charbons enflammés seraient tombés dans le seau à ordures ou à chiffons placé sous le fourneau, et auraient déterminé l'inflammation des matières contenues dans ce seau : de là, l'incendie se serait propagé à la porte et aux planches qui surmontaient le fourneau. Parmi les faits observés, aucun n'est en contradiction avec cette explication, qui est en effet vraisemblable.

Quelle est la matière qui a produit l'explosion?

On sait qu'il a été trouvé, dans la chambre et dans les décombres, des carrés de papier rose provenant d'amorces fulminantes, une boîte à peu près intacte de ces mêmes amorces, enfin un assez grand nombre de débris métalliques provenant de boîtes semblables à la précédente. Le sieur Bréchard reconnaît d'ailleurs avoir eu en sa possession des boîtes d'amorces destinées au fonctionnement de « l'avertisseur Raphaël ». Ce sont évidemment les amorces qui ont causé l'explosion.

Nous avons cherché à savoir quelle pouvait être la quantité d'amorces que possédait le sieur Bréchard. Les débris de boîtes retrouvés dans la chambre ou dans les décombres pesaient en tout 292 grammes. D'autre part, une boîte intacte, vide, pèse $7^{gr},90$. Les débris retrouvés correspondent donc à 37 boîtes environ : mais c'est là évidemment un minimum, car on ne peut supposer que tous les débris ont été recueillis dans la masse des décombres. Cette constatation n'a d'ailleurs que peu d'importance, Bréchard ayant reconnu qu'il avait acheté, sept ou huit mois avant l'accident, 400 de ces boîtes, qu'il en avait vendu un certain nombre et qu'en fin de compte il lui en restait peut-être 250 ou 300. Or 200 ou 300 de ces boîtes renferment 20,000 ou 30,000 amorces, soit 500 à 800 grammes de la composition fulminante dont nous avons donné plus haut l'analyse (scellé 4). C'est là une quantité suffisante pour expliquer les effets constatés. Voici d'ailleurs, relativement à la force de ces amorces et à leur mode de décomposition, les expériences que nous avons faites (1) au laboratoire des poudres et salpêtres :

1. *Force des amorces.* — Les amorces de l'avertisseur Raphaël sont de même type que les amorces Chastin, qui ont causé il y a quelques années l'explosion de la rue Béranger.

Nous avons mesuré comparativement avec la poudre noire, les pressions développées dans une éprouvette close en acier, par un poids d'amorces correspondant à diverses conditions de chargement. Les résultats obtenus sont consignés dans le tableau suivant :

Conditions de chargement.	Pressions développées par	
	les amorces Raphaël	la poudre noire
200 grammes au litre...	1015 kilogr.	700 kilogr.
300 — ...	1427 — 1491 —	1050 —

Les nombres conduisent à attribuer aux amorces une force à peu près égale à une fois et demie celle de la poudre noire, et on peut évaluer à 400 atmosphères environ la pression développée dans une boîte par l'explosion du contenu.

2. *Modes de décomposition.* — Les amorces Raphaël, comme un grand nombre de matières explosives, sont susceptibles de deux modes de décomposition.

Dans la décomposition lente, provoquée en général par l'inflammation à l'air libre au contact d'un corps en ignition, la matière fuse avec une décrépitation faible.

Dans le mode de décomposition rapide, lorsque par exemple on provoque la déflagration par un choc ou par l'explosion d'une capsule au fulminate de mercure, la matière détone instantanément avec une violence extrême et la décomposition se communique aux matières voisines jusqu'à des distances de plusieurs centimètres, avec une vitesse de propagation telle qu'on ne perçoit qu'une explosion unique de tout l'ensemble.

(1) Nous avons pu nous procurer, pour ces expériences, des boîtes d'amorces de tout point identiques à celles que possédait Bréchard.

Ces propriétés ont été mises en évidence par une série d'expériences dans lesquelles on a soumis les amorces, isolées ou dans leurs boîtes, soit au choc d'un mouton, soit à la percussion d'amorces au fulminate.

Une légère friction du pied suffit pour faire détoner avec violence les amorces prises isolément. Lorsqu'elles sont enfermées dans leurs boîtes métalliques, la rigidité de l'enveloppe les protège d'une manière efficace et l'explosion exige alors, pour se produire, un choc assez énergique. Si le mouton tombe d'une hauteur insuffisante, la boîte s'aplatit et son contenu ne détone pas. On peut donc dire que le mode d'emballage des amorces Raphaël présente une sécurité assez grande, bien supérieure à celles qu'offraient les amorces de Chastin, réunies dans de simples boîtes en carton.

Il est donc improbable que la détonation de ces amorces ait été produite par une percussion violente; et c'est ce qui résulte aussi des constatations faites sur le lieu de l'accident et de la place qu'occupaient les amorces, sur un rayon assez élevé au-dessus du fourneau, à un endroit où elles ne pouvaient guère être exposées à des chocs accidentels.

Ceci posé, nous avons cherché à reconnaître si dans certaines conditions, l'inflammation simple ne pouvait pas amener la détonation.

Expériences d'inflammation. — Nous avons essayé successivement les divers modes d'inflammation résumés ci-dessous :

1º Chauffage lent, au bain de sable, de boîtes d'amorces. — On observe l'inflammation lente vers 180°; de nombreuses amorces intactes sont projetées en tous sens;

2º Inflammation de boîtes en bois clouées sur toutes les faces et renfermant huit et dix-huit boîtes d'amorces placées côte à côte. — Ces boîtes fusent successivement sans explosion ni déformation;

3º Chauffage brusque, dans un brasier, de boîtes dont le couvercle est maintenu par des ligatures de fils métalliques. — Les parois des boîtes s'ouvrent avec une faible explosion, sans détonation;

4º Un tube de carton fort, renfermant quatre boîtes superposées, est placé sur un brasier; les boîtes décrépitent successivement sans détonation;

5° Dans une caisse en bois, on place dix-sept boîtes d'amorces et au centre une dix-huitième boîte dont les amorces sont remplacées par de la poudre de chasse (20 grammes). Cette boîte est munie d'une mèche d'inflammation. La poudre en déflagrant éventre deux boîtes d'amorces, en éparpille le contenu sans les faire détoner et projette les autres boîtes intactes (On a fait cette expérience pour répondre à cette hypothèse, d'ailleurs gratuite, que le sieur Bréchard aurait pu posséder une certaine quantité de poudre de chasse);

6° Au milieu d'un paquet de huit boîtes d'amorces, on dispose une cartouche de revolver réglementaire. L'explosion de cette cartouche au contact d'un foyer ne fait pas détoner les boîtes. Cette expérience présentait un certain intérêt ; on sait qu'une cartouche de revolver a été trouvée dans le grenier de Bréchard, (scellé 16);

En résumé toutes les expériences d'inflammation ont donné un résultat négatif, et l'on est conduit à considérer comme anormal le fait de la détonation des amorces dans ces circonstances. En d'autres termes, nous n'avons pas réussi à provoquer l'explosion des amorces en nous plaçant dans des conditions analogues à celles qui ont pu vraisemblablement se réaliser sur le lieu de l'accident.

Mais si la détonation de ces amorces dans de telles circonstances doit être considérée comme anormale, on ne peut dire qu'elle soit impossible. L'expérience acquise dans le maniement des explosifs montre qu'il y a lieu de compter avec ces faits anormaux et que, dans certains cas exceptionnels et mal définis, il y a explosion alors que l'inflammation simple de diverses substances ne devrait que fuser ou déflagrer sans détonation. Voici quelques exemples de faits de ce genre:

Le coton poudre et la dynamite qui, par inflammation, brûlent, en général, avec lenteur, sont susceptibles lorsqu'ils sont en masse suffisante, de prendre à la suite d'une combustion partielle le mode de décomposition détonant.

En 1873, au polygone de Vincennes, de la dynamite dont on opérait la destruction par combustion à l'air libre a donné lieu à une violente explosion.

Récemment, en Angleterre, des expériences destinées à mettre ne évidence l'innocuité du coton-poudre humide en cas d'incendie, se sont terminées par une violente explosion.

La combustion lente d'une simple cartouche de dynamite de 100 grammes, ce qui est une des expériences classiques exécutées dans les corps de troupe, a donné lieu, à Orléans, en 1876, à un accident grave résultant d'une détonation subite.

Tous ces faits sont bien de nature à montrer que la démarcation admise entre les deux modes de décomposition des explosifs n'est pas aussi rigoureuse qu'on est, en général, porté à l'admettre, et que dans certains cas, la détonation peut suivre la simple inflammation de la matière.

C'est sans doute ce qui s'est produit dans le logement de Bréchard. Grâce à l'incendie, une portion des amorces a dû s'enflammer : après la combustion simple d'une quantité plus ou moins considérable de ces amorces, le reste a pris le mode de décomposition par détonation.

A l'appui de cette manière de voir, on peut observer que, par suite de la chaleur développée par l'incendie, les boîtes d'amorces ont dû être portées graduellement et dans toute leur masse à une température assez élevée, circonstance qui a pu contribuer à rendre l'explosion plus facile.

Conclusions. — I. L'incendie qui a éclaté le 5 juillet dernier au domicile du sieur Bréchard a pris naissance, par des causes qu'il n'est pas possible de fixer avec précision, dans la partie du logement où se trouvait le fourneau de cuisine.

II. L'explosion qui a suivi l'incendie a été causée par la détonation des boîtes d'amorces que possédait le sieur Bréchard. C'est sur les planches voisines du fourneau, au coin gauche de la fenêtre, que s'est produit le principal effort de l'explosion. La quantité d'amorces que le sieur Bréchard reconnaît avoir eu en sa possession est suffisante pour expliquer les effets de l'explosion.

III. Il est bien évident que l'explosion a été causée par l'incendie. Toutefois, les recherches auxquelles nous nous sommes livrés en vue de déterminer les conditions spéciales qui ont amené l'explosion, n'ont conduit qu'à des résultats négatifs.

En raison de la composition des amorces et de leur mode d'empaquetage dans des boîtes résistantes, on peut dire d'une manière générale que de telles boîtes placées dans un foyer d'incendie, déflagreront sans faire explosion.

L'explosion qui a eu lieu dans le cas actuel doit donc être considérée comme résultant de quelque circonstance anormale et impossible à préciser. Des faits déjà nombreux et bien observés ont montré que des substances explosives qui, soumises à l'inflammation simple, brûlent d'ordinaire ou déflagrent sans explosion, peuvent aussi quelquefois détoner, par suite de conditions indéterminées qui paraissent s'être réalisées lors de l'incendie du sieur Bréchard, et avoir été la cause indirecte de l'explosion.

IV. En ce qui concerne la part de responsabilité qui incomberait au sieur Bréchard, nous ferons les observations suivantes :

Aucune des constatations faites au cours de l'expertise ne nous permet de dire dans quelle mesure le sieur Bréchard doit être considéré comme responsable de l'incendie.

D'autre part, il ne nous appartient pas de fixer la responsabilité encourue par ledit Bréchard par le fait d'avoir détenu chez lui des quantités notables de ces amorces fulminantes qui ont causé l'explosion. En effet, la responsabilité de Bréchard ne nous paraît être en jeu que s'il est établi qu'en conservant ces amorces chez lui. Bréchard a fait acte de *débitant*, et a contrevenu en cette qualité aux ordonnances qui régissent la vente et la détention des matières explosives.

ANNEXE. — I. *Ordonnance royale du 25 juin 1843.* — Art. 5. Les marchands détaillants d'amorces pour les armes à feu à piston, et les marchands détaillants d'allumettes, d'étoupilles et autres objets du même genre préparés avec des poudres détonantes ou fulminantes..... seront tenus de renfermer ces différentes préparations dans des lieux sûrs et séparés dont ils auront seuls la clef. Il leur est défendu de se livrer à ce commerce sans en avoir préalablement fait leur déclaration par écrit ; savoir : à Paris, à la préfecture de police, etc., afin qu'il soit vérifié si leur local est convenablement disposé pour cet usage.

II. *Ordonnance du préfet de police du 17 septembre 1878.* — Art. 1. Il est interdit de mettre en vente dans le ressort de la Préfecture de police, les amorces pour pistolets d'enfants fabriquées au moyen des substances explosives suivantes :

1° Mélange de chlorates avec du phosphore ordinaire ou amorphe, avec des matières organiques, avec du soufre, avec des sulfures ou des sulfocyanures métalliques, avec toute substance, ou mélange de substances capables de produire avec les chlorates un composé détonant ;

2° Fulminates à base quelconque.

29. Explosion chez un artificier. — Je soussigné, Jules Socquet, docteur en médecine, commis par M. Atthalin, juge d'instruction près le tribunal de première instance du département de la Seine, en vertu d'une ordonnance, en date du 29 mai 1888, ainsi conçue :

« Vu la procédure commencée du chef de blessures par imprudence et incendie par imprudence (explosion survenue le jeudi 24 mai 1888, à Pantin, chez V..., artificier) (1).

« Attendu la nécessité de constater judiciairement l'état où se trouvent en ce moment les nommés :

« 1° P... (Auguste), cinquante-huit ans.

« 2° G... (Jules), dix-sept ans (jambe fracturée et actuellement à l'hôpital Lariboisière, salle Ambroise Paré).

« Ordonnons qu'il y sera procédé par M. le Dr Socquet, lequel, après avoir reconnu l'état où se trouvent les susnommés, s'expliquera sur les causes de leurs blessures, ainsi que sur les conséquences qu'elles pourront avoir. »

Serment préalablement prêté, ai procédé à ces examens.

I. *Examen du sieur P... (Auguste), le 31 mai 1888.* — Le sieur P... (Auguste), âgé de cinquante-huit ans, est d'une taille moyenne et ne paraît pas très vigoureux. Cet homme nous déclare que le 24 mai dernier, vers trois ou quatre heures de l'après-midi, alors qu'il achevait de charger une bombe, celle-ci serait partie subitement, le rejetant à plusieurs mètres en arrière et lui brûlant légèrement la face et la poitrine. Son gilet et son pantalon auraient été également brûlés. Le lundi suivant, c'est-à-dire quatre jours après l'accident, le sieur P... reprenait son travail.

Actuellement nous constatons que les poils du sourcil gauche et ceux qui se trouvent à l'orifice du conduit auditif externe gauche, ont été légèrement roussis.

Sur la face antérieure et supérieure de la poitrine à 1 centimètre à gauche de l'extrémité supérieure du sternum, se trouve une petite plaie, recouverte d'une croûte, et mesurant 1 centimètre de diamètre.

(1) L'explosion s'est produite dans les ateliers de M. V... au moment où P... chargeait une bombe d'artifice. Cette bombe a éclaté, a brûlé l'ouvrier à la figure et mis le feu au bâtiment.

L'expert explique l'accident par le frottement fortuit d'une étoile sur un corps dur, sans qu'aucune imprudence imputable à P... ait été commise.

Le pouce de la main gauche aurait été très légèrement brûlé, ainsi que la face externe de la cuisse droite, mais on ne constate aucune trace actuellement appréciable.

II. *Examen du sieur G...* (*Jules*), *le 2 juin* 1888. — Le jeune G... (Jules), âgé de dix-sept ans, nous déclare qu'il se trouvait à 50 mètres environ de l'endroit où l'explosion aurait eu lieu. C'est en sautant un mur d'une hauteur de 2^m,50, nous dit-il, qu'il se serait fracturé la jambe gauche, il n'aurait été atteint par aucun débris.

On constate actuellement que la jambe gauche est le siège d'une fracture des deux os, au niveau de l'union du tiers inférieur avec le tiers moyen. La jambe, qui est actuellement placée dans un appareil plâtré, présente une ecchymose recouvrant toute la région antérieure.

On ne constate aucune trace de violence sur les autres parties du corps.

Conclusions. — 1° Le sieur P... (Auguste) porte à la région antérieure et supérieure de la poitrine, une petite plaie résultant de l'explosion dont il a été victime le 24 mai dernier.

2° Cette blessure n'entraînera aucune infirmité, et la durée de l'incapacité absolue de travail n'a été que de quatre à cinq jours environ.

3° Le sieur G... (Jules) est atteint d'une fracture du tiers inférieur de la jambe gauche.

4° Cette fracture serait consécutive à une chute faite par le blessé, d'une hauteur de 2^m,50 environ.

5° S'il ne survient aucune complication et si la consolidation de la fracture s'accomplit normalement, la durée de l'incapacité absolue de travail sera de trois mois environ. Mais, à cette incapacité absolue, succédera une incapacité relative au moins aussi longue.

30. Explosion dans un dépôt d'amorces et bouchons-amorces. — Je soussigné, Jules Socquet, docteur en médecine, commis par M. Atthalin, juge d'instruction près le tribunal de première instance du département de la Seine, en vertu d'une ordonnance, en date du 7 août 1885, ainsi conçue :

« Vu la procédure commencée contre le nommé A..., libre, inculpé de blessures par imprudence. (Explosion survenue le 12 juillet 1885, 35, boulevard Arago.)

« Attendu la nécessité de constater judiciairement l'état où se trouve en ce moment le sieur R... (Bernard), quarante ans, comptable.

« Ordonnons qu'il y sera procédé par M. le Dr Socquet, lequel après avoir reconnu l'état où se trouve le sieur R..., qui dit avoir été blessé par des débris, au-dessus de l'œil gauche, et au sommet de la tête du même côté, s'expliquera sur les causes de ses blessures ainsi que sur les conséquences qu'elles pourront avoir, notamment au point de vue de la durée de l'incapacité de travail. »

Serment préalablement prêté, ai procédé à cet examen, le 11 août 1885.

Le sieur R... (Bernard), quarante ans, est de taille moyenne et paraît vigoureux. Il déclare avoir toujours eu une excellente santé, n'avoir jamais été malade. L'accident dont il aurait été victime remonterait à la nuit du 11 au 12 juillet dernier. Il déclare qu'à la suite d'une explosion qui se serait produite dans une pièce voisine de la sienne, il aurait reçu sur la tête des débris de plâtres qui lui auraient fait deux plaies, une à la tête dans le cuir chevelu, l'autre au-dessus de l'œil gauche. Ces plaies auraient saigné abondamment; mais le blessé n'aurait pas eu de perte de connaissance. Pendant quatre ou cinq jours, il aurait été obligé de garder la chambre, puis il aurait pu reprendre son travail.

Actuellement nous constatons sur le cuir chevelu, au niveau du pariétal gauche, la cicatrice d'une plaie récente, encore rougeâtre, linéaire, mesurant 2 centimètres de long, obliquement dirigée de haut en bas et d'avant en arrière.

Sur le bord externe du sourcil gauche et perpendiculairement, la cicatrice d'une plaie un peu irrégulière et mesurant environ 18 millimètres de longueur.

Le blessé déclare qu'au moment de l'accident et pendant les quelques jours qui suivirent, les paupières supérieure et inférieure de l'œil gauche étaient infiltrées de sang et complètement ecchymotiques. Actuellement on ne constate pas trace de cette ecchymose.

Conclusions. — 1º Le sieur R... (Bernard) porte sur le cuir chevelu, au niveau de la région pariétale gauche et à l'extrémité externe du sourcil gauche, la cicatrice de deux plaies à peu près linéaires, pouvant résulter d'un coup fait avec un objet contondant, tel qu'une pierre, un gros plâtras, etc.

2º Ces cicatrices n'entraînent après elles aucune infirmité permanente ou temporaire, et l'incapacité de travail aura été de cinq jours environ.

31. Explosion dans un dépôt d'amorces et bouchons-amorces.
— Je soussigné, Jules Socquet, docteur en médecine, commis par M. Atthalin, juge d'instruction près le tribunal de première instance du département de la Seine, en vertu d'une ordonnance, en date du 24 novembre 1885, ainsi conçue :

« Vu la procédure en information contre A... (Félix), trente-neuf ans, libre, inculpé de blessures par imprudence et de contravention à l'ordonnance du 17 septembre 1878.

« Attendu qu'à la date du 12 juillet 1885, une explosion a eu lieu au sixième étage de la maison, 35, boulevard Arago, où le sieur A... avait déposé des amorces et bouchons-amorces.

« Attendu que la demoiselle P... (Élise), lingère, demeurant 35, boulevard Arago, qui habitait une des chambres au sixième étage, a déclaré ce qui suit le 29 novembre courant :

« Ma porte a sauté ; mon lit, en bois, s'est ouvert en deux ; tout
« s'est écroulé autour de moi. J'ai été couverte de plâtras, de débris
« de verre ; j'ai été fortement contusionnée. J'ai toujours, dans le
« côté, une douleur qui provient, je pense, de la secousse, et qui,
« pendant les trois premières semaines, m'a complètement em-
« pêchée de travailler. »

« Prions M. le Dr Socquet, serment préalablement prêté, de procéder à l'examen médical de la demoiselle P... au point de vue des blessures et contusions qu'elle déclare avoir reçues. »

Serment préalablement prêté, ai procédé à cet examen, le 27 novembre 1885.

La demoiselle P... (Élise), âgée de trente-deux ans, est petite de taille et ne paraît pas très vigoureuse. Elle nous déclare cependant avoir toujours eu une excellente santé, jusqu'au jour de l'accident dont elle aurait été victime le 12 juillet dernier. Après nous avoir raconté les détails de l'accident, cette demoiselle nous déclare qu'elle aurait eu le corps couvert de nombreuses ecchymoses et que ses règles, qu'elle avait à ce moment, se seraient subitement arrêtées. Avant le 12 juillet, ses règles auraient été toujours régulières, mais depuis cette date elle aurait été trois mois environ sans les voir. Actuellement, elle serait indisposée depuis deux jours.

Pendant trois semaines, nous déclare cette demoiselle, elle n'aurait pu travailler et actuellement elle ne pourrait travailler qu'étant assise, dès qu'elle se livre à des marches un peu longues elle éprouverait des douleurs assez vives dans le côté gauche de l'abdomen.

La demoiselle P... déclare également être très nerveuse et avoir des pertes de connaissance de près de trois quarts d'heure environ.

On ne constate actuellement aucune trace de violences sur les différentes parties du corps.

L'auscultation et la percussion de la poitrine et du cœur ne révèlent l'existence d'aucun bruit anormal.

Il n'existe aucun trouble de la sensibilité, de la vue ou de l'ouïe.

Conclusions. — 1° Si l'on s'en rapporte aux dires de la demoiselle P..., elle aurait été victime, le 12 juillet dernier, d'un accident qui aurait occasionné une incapacité de travail de trois semaines environ.

2° Actuellement, c'est-à-dire quatre mois et demi après l'accident, on ne constate sur les différentes parties du corps de cette demoiselle, aucune trace de violences, de fractures, etc., pouvant être considérées comme étant la suite de cet accident.

3° L'accident du 12 juillet dernier n'entraînera, pour la demoiselle P..., aucune infirmité permanente ou temporaire.

32. Explosion de dynamite. Affaire du boulevard Magenta. Homicides. Blessures. — Je soussigné, Paul Brouardel, commis par M. Atthalin, juge d'instruction près le tribunal de première instance du département de la Seine, en vertu d'une ordonnance, en date du 26 avril 1892, ainsi conçue :

« Vu la procédure ouverte contre les auteurs de tentatives d'assassinat commises notamment à l'égard des sieurs Lhérot et Véry, 22, boulevard Magenta, dans la soirée du lundi 25 avril courant;

« Prions M. le Dr Brouardel de vouloir bien, serment prêté, procéder à l'examen médico-légal des personnes suivantes qui se trouvaient dans le débit, et ont été atteintes plus ou moins grièvement :

« 1° M. Véry (Jean-Marcel), trente-huit ans, demeurant, 22, boulevard Magenta (à l'hôpital Saint-Louis);

« 2° Mme Véry (Julie L...), demeurant, 22, boulevard Magenta (à l'hôpital Saint-Louis);

« 3° Véry (Jeanne), demeurant chez ses parents, 22, boulevard Magenta (à l'hôpital Saint-Louis);

« 4° G... (Léger) trente-neuf ans, typographe, demeurant, 77, rue Saint-Martin (à l'hôpital Saint-Louis);

« 5° Hamonod (Victor), typographe, demeurant, 56, rue Chapon (à l'hôpital Saint-Louis).

« 6° B... (Jean), trente-huit ans, menuisier, 27, rue de Montreuil.

« 7° G... (Auguste) trente ans, menuisier, 13, rue Saint-Bernard.

« 8° M... (Alexandre), trente-six ans, menuisier, passage de la Forge-Royale, n° 22.

« 9° Mlle F... (Marie), quarante-quatre ans, 17, rue du Delta.

« 10° Mlle T... (Charlotte), quarante-quatre ans, 19, rue du Delta.

« Et de procéder en outre à l'examen des vêtements des personnes qui ont été transportées à l'hôpital Saint-Louis à la suite de l'explosion. »

Le 14 mai 1892, M. Atthalin, juge d'instruction, me commettait par une nouvelle ordonnance ainsi conçue :

« Vu la procédure relative à l'explosion qui a eu lieu boulevard Magenta le lundi 25 avril dernier ;

« Vu notre précédente ordonnance :

Prions M. le Dr Brouardel de vouloir bien, serment prêté procéder à l'examen médico-légal de la dame G..., demeurant, 178, rue du Faubourg-Saint-Denis, laquelle dame G... a été atteinte au pied au moment où elle passait en tramway devant le restaurant V... »

Serment préalablement prêté, ai procédé à l'examen des blessés.

1. *Véry (Jean-Marcel), marchand de vins traiteur, ancien sommelier.* — Véry, âgé de trente-huit ans, de taille petite, mais assez vigoureux, a été apporté à l'hôpital dans la nuit du 25 avril. Quand nous le voyons le matin, on nous fournit les renseignements suivants :

Au moment de son entrée, Véry ne proférait aucune plainte. Quand on lui parlait, il ne répondait pas. Il laissait aller sous lui ses matières fécales. Il avait une épistaxis abondante. Dans le conduit auditif gauche, il y avait du sang. Celui-ci provenait probablement de l'hémorrhagie nasale, car après avoir nettoyé le conduit de l'oreille, le sang n'a pas reparu.

La jambe gauche était absolument dilacérée. On avait arrêté l'hémorrhagie en appliquant sur la cuisse une bande d'Esmarch à 10 centimètres au-dessus du genou. L'état de la jambe était tel que les internes en médecine jugèrent l'amputation immédiate indispensable. (Nous décrivons plus loin les lésions du membre inférieur, que nous avons fait conserver dans l'alcool.)

Au moment de notre première visite, onze heures après l'accident, V... était dans un état semi-comateux, il répondait à peine aux questions qu'on lui posait, et, pour ne pas provoquer une fatigue qui aurait été nuisible, nous avons dû nous borner à un examen très sommaire. Nous l'avons revu cinq jours après.

Nous réunissons dans une seule description le résultat de nos deux visites :

Tête. — La peau de la face est couverte d'un enduit noirâtre, très adhérent à la peau. Pour l'enlever, on a ajouté de la vaseline, ce qui donne sous le doigt la sensation d'un enduit graisseux.

Les cheveux sont roussis, ainsi que les moustaches, les cils et les sourcils, mais ils ne sont pas complètement brûlés. (Ils ont été flambés.)

Sur la peau de la paupière supérieure gauche, on note la présence de deux plaies, ayant de 7 à 8 millimètres de diamètre, à bords irréguliers. L'une d'elles contient un éclat de verre de 7 à 8 millimètres de longueur sur 3 ou 4 de largeur et d'épaisseur. Le soir de l'accident, bien que l'attention eût été attirée sur l'état des yeux par les plaies de la paupière supérieure, on n'a constaté aucune lésion de ceux-ci. Les 25 et 26 avril, il en fut de même.

Le quatrième jour, 27 avril, il survint une légère conjonctivite ; l'examen à l'œil nu ne révélait encore rien, mais à la loupe avec éclairage spécial, on put distinguer une très petite ulcération de la cornée. Les soins spéciaux (atropine, lavages boriqués, vaseline iodoformée, glace, etc.), n'empêchèrent pas la suppuration des cavités de l'œil de se produire.

Dès le 30, V... n'eut plus que des perceptions lumineuses, l'iris était déformé, la chambre antérieure opaque ; la conjonctivite était peu marquée. Les jours suivants, le gonflement de l'œil augmenta. Le chémosis et l'hypopyon firent juger l'ablation nécessaire. A ce moment, bien que les plaies de la cuisse allassent bien, l'état général s'aggravait, la température montait lentement (diagnostic : panophthalmie).

P. BROUARDEL. — Les Explosifs.   15

Le 3 mai, on enleva l'œil. L'examen montra que la plaie de la conjonctive était à peu près complètement cicatrisée. Les cavités de l'œil étaient en pleine suppuration.

Sur le bord de l'insertion des cheveux, à gauche, au niveau de l'union de la région frontale et temporale, on note l'existence d'une plaie en V à sinus antérieur et supérieur.

On retire de cette plaie un éclat de faïence, provenant probablement d'une soucoupe. Cet éclat pèse 0^{gr},55. Cette plaie a 2 centimètres et demi de diamètre, elle s'accompagne d'un décollement de toute l'étendue du morceau de peau qui forme le V.

Tronc et membres supérieurs. — Aucune lésion, quelques érosions aux mains sans importance.

Membre inférieur gauche. — L'amputation de la cuisse gauche a été pratiquée et, lors de nos deux visites, la plaie paraissait en bon état et ne suppurait pas.

Examen de la jambe. — Celle-ci est broyée. La peau est coupée assez irrégulièrement à 5 ou 6 centimètres au-dessous de la rotule. La jambe est comme éventrée. Les muscles sont hachés, séparés en feuillets dans le sens vertical, effilochés dans le sens horizontal. La partie inférieure est reliée à la partie supérieure par une partie des muscles postérieurs et par l'aponévrose du jambier antérieur qui est intacte, alors que le muscle lui-même a complètement disparu.

Les os sont brisés en plusieurs endroits. La partie moyenne du tibia manque sur une longueur de 10 centimètres environ. Ce fragment a été retrouvé dans les débris du comptoir. Le tibia est absolument dépouillé de son périoste. On ne retrouve une partie de celui-ci qu'à la partie supérieure près de l'épine du tibia, où il forme un cul-de-sac de 1 centimètre environ par décollement du bord inférieur.

Les artères sont déchirées au niveau de la partie moyenne de la jambe.

Membre inférieur droit. — La peau de la face externe présente plusieurs éraflures peu profondes. A la partie moyenne de la face externe, on voit une plaie demi-circulaire de 8 centimètres de diamètre. Cette plaie est entourée d'un décollement assez considérable.

Le blessé succombe le 9 mai dans la nuit, 14 jours après l'accident.

Autopsie (33 heures après la mort). — *Tête*. — Les plaies de la paupière supérieure gauche sont cicatrisées. Il en est de même de la plaie résultant de l'ablation de l'œil.

Les lèvres de la plaie de la région temporo-frontale sont réunies, mais, en les séparant, on trouve infiltré de pus le tissu cellulaire qui double le lambeau de peau primitivement décollé.

Les deux tympans sont perforés. Le tympan gauche est complètement détruit. Le droit est perforé dans sa moitié postérieure (1).

Membres supérieurs. — On voit sur la face externe des deux avant-bras des ecchymoses ayant 5 ou 6 centimètres de diamètre, très pâles. Ces ecchymoses n'existaient pas pendant les premiers jours qui ont suivi l'entrée de V... à l'hôpital.

Il n'y a d'ecchymose ni sur le tronc, ni sur les bras.

Membre inférieur gauche. — Les lèvres de la plaie d'amputation sont presque complètement désunies. Vers le huitième jour après l'amputation, la réunion semblait faite, mais à ce moment le tissu cellulaire a commencé à se sphacéler.

Membre inférieur droit. — Sur toute l'étendue du membre inférieur droit, se trouvent réparties des plaques ecchymotiques qui n'ont apparu que huit jours après l'accident. Le tissu cellulaire qui double la peau est à leur niveau infiltré de sang, mais il n'y a pas de décollement du tissu cellulaire, ni de grands foyers hémorrhagiques.

Encéphale. — Les os du crâne ne sont pas brisés. Au moment où on ouvre l'arachnoïde, il s'écoule des mailles de la pie-mère environ 150 grammes de liquide blanchâtre un peu trouble. La dure-mère sur toute l'étendue de la voûte est très adhérente au crâne, on ne peut complètement la détacher sans laisser quelques lambeaux. Ces adhérences sont anciennes, plus résistantes à droite qu'à gauche.

(1) M. le Dr Castex a examiné les oreilles de quelques-unes des victimes. Il a trouvé : chez Véry, à gauche, le tympan avait disparu, ses débris étaient accolés au cadre tympanique, les osselets étaient disjoints et mobiles; à droite, la membrane tympanique était déchirée dans sa moitié postérieure. — Chez Hamonod, des deux côtés, rupture dans la moitié postérieure du tympan. La déchirure dessinait des traits circulaires et radiés (selon la disposition des fibres conjonctives de la membrane). Il y avait épanchement sanguin abondant dans la caisse à gauche. Il n'y a pas eu de lésions graves de l'oreille interne (*Bulletins et mémoires de la Soc. franç. d'otologie*, p. 248, 1893).

Les mailles de la pie-mère sur toute la surface des circonvolutions sont infiltrées de pus, on voit des traînées blanchâtres bordant les gros vaisseaux.

La pie-mère se détache facilement, elle est épaisse.

Les circonvolutions du cerveau sont petites, et laissent entre elles des intervalles plus larges que sur les cerveaux sains.

A la coupe, la substance cérébrale est pâle, elle ne contient aucun foyer hémorrhagique ou purulent.

Les sinus ne sont pas enflammés, notamment le sinus caverneux ; ils ne contiennent ni pus ni caillot.

Cœur. — Les fibres musculaires sont un peu pâles, jaunâtres. Les valvules sont saines. Le cœur droit contient quelques caillots fibrineux.

Poumons. — Les bases sont très congestionnées. Il n'y a pas de foyer de pneumonie, il n'y a ni tubercules ni abcès.

Foie. — Le parenchyme est jaunâtre, résistant sous le doigt. Il n'y a ni congestion, ni abcès.

Reins. — Le volume est normal. La décortication est assez facile. La substance corticale est très étroite, le hile très volumineux. Le parenchyme est manifestement scléreux.

La *rate*, l'*estomac*, les *intestins* sont sains.

Conclusions. — 1° L. mort de V... est la conséquence directe des blessures qu'il a reçues par le fait de l'explosion du 25 avril.

2° Ces blessures ont rendu indispensable l'amputation de la cuisse gauche.

3° Les autres blessures, celles de la tête, de l'œil, étaient elles-mêmes très graves.

4° Deux circonstances propres aux blessures par explosion ajoutaient à la gravité des lésions ainsi produites :

a. Le choc de l'explosion avait déterminé une commotion cérébrale, qui mettait V... dans un état de résistance moindre vis-à-vis des accidents ultérieurs provoqués par ses plaies.

b. Au moment de l'explosion, les blessures sont produites non pas seulement par l'engin explosif ou ses enveloppes, mais par tous les objets pulvérisés et broyés, qui lancés par l'explosion deviennent eux-mêmes des projectiles. Or ces engins, ces débris de bois, de vêtements, pénètrent sous la peau par les petites blessures aussi bien que par les grandes et, chargés de saletés, de germes nuisibles, inoculent les plaies qu'ils déterminent. Dans ces conditions, les moyens antiseptiques, qui constituent un si grand élément de sécurité dans les opérations et les plaies ordinaires, perdent la plus grande partie de leur efficacité.

5° Les lésions anciennes des méninges, des reins, etc., témoignent que V... avait depuis longtemps des habitudes alcooliques qui le prédisposaient à ce que les inoculations septiques indiquées plus haut déterminent dans ses organes des inflammations purulentes plus facilement que chez une autre personne.

II. *M*^me *Véry (Julie L...), demeurant 22, boulevard Magenta.* — Mme V.., âgée de trente-deux à trente-quatre ans, bien constituée, est restée près de trois jours dans un état semi-comateux, répondant à peine aux questions qui lui étaient posées.

Sa face, ses mains, ses cheveux étaient couverts d'un enduit noirâtre très adhérent, qui salissait tous les objets avec lesquels ils étaient en contact.

On ne trouvait aucune plaie sur son corps.

Le 7 mai, l'état de Mme V... était satisfaisant et sa guérison semblait assurée. Toutefois, après les commotions cérébrales, des réserves doivent toujours être faites.

Conclusions. — Mme V... a eu une commotion cérébrale grave. Bien qu'elle paraisse actuellement guérie, il y a lieu de réserver l'avenir et une conclusion définitive ne saurait être formulée avant un laps de temps que l'on peut évaluer à trois ou quatre mois.

III. *Véry (Jeanne), douze ans et demi, demeurant chez ses parents, 22, boulevard Magenta.* — Cette petite fille, bien constituée, paraît très intelligente. Elle n'a eu aucune secousse cérébrale et quand nous la voyons onze heures après l'explosion, elle répond avec la plus grande précision aux questions qui lui sont posées.

La peau de la face et des mains est couverte de l'enduit que nous avons noté chez ses parents, mais peut-être est-il moins épais.

La joue droite est rouge, un peu flambée.

Elle a été atteinte à l'épaule droite, à la région supérieure de l'omoplate, par un éclat (de bois probablement) qui a fait une blessure triangulaire, la peau est nettement coupée, les muscles sont broyés au-dessous de la peau. On ne trouve pas de corps étranger dans les tissus.

Dix jours après, l'état général était resté excellent. Mais la plaie n'était pas encore complètement cicatrisée.

Conclusions. — La blessure qu'a reçue la jeune V... (Jeanne) est en voie de guérison. Elle a causé une incapacité de travail de trois semaines environ.

IV. *G... (Léger), trente-neuf ans, typographe, demeurant 77, rue Saint-Martin.* — Cet homme assez vigoureux, bien constitué, est couvert de l'enduit déjà indiqué, il présente plusieurs blessures.

A la joue droite, deux blessures de 5 à 6 centimètres s'entre-croisent, couvertes par une couche épaisse de collodion. Ces plaies sont superficielles, elles n'ont pas pénétré jusqu'à l'intérieur de la cavité buccale. Cependant au moment de l'explosion deux grosses molaires de la mâchoire inférieure ont été expulsées de leurs alvéoles et arrachées. On constate les trous laissés par cette ablation. Les dents enlevées ne m'ont pas été remises. Les autres dents ne sont pas ébranlées.

A l'épaule droite, dans la région scapulo-humérale, sur la partie postérieure du deltoïde, il y a deux plaies profondes, mâchées, d'où le chirurgien a retiré des morceaux de bois.

La peau du membre inférieur droit est couverte de nombreuses estafilades. Il n'y a pas de plaie profonde.

Le blessé répond dès le premier jour aux questions qui lui sont posées. Il y a eu un ébranlement cérébral, mais moins profond que chez la plupart des autres blessés.

L'ouïe semble très affaiblie du côté droit.

Conclusions. — Les blessures de l'épaule et de la joue droite, bien que graves, ont guéri en un espace de temps qui n'a pas dépassé un mois.

Il ne semble pas qu'il y ait lieu de redouter des complications d'ordre nerveux consécutives à l'ébranlement.

V. *Hamonod (Victor), typographe, demeurant 56, rue Chapon.* — Cet homme est jeune, vigoureux. La peau de la tête, des membres inférieurs, des avant-bras et le côté gauche du tronc sont couverts d'un enduit noirâtre assez semblable à du cambouis. Il a la couleur d'un nègre.

Les cheveux sont brûlés, les cils complètement détruits, les sourcils et la moustache très brûlés.

Il est criblé de blessures les unes profondes, les autres superficielles. Elles sont absolument innombrables.

Le *membre inférieur droit* est le plus atteint. On note sur sa face externe :

Au niveau de la malléole externe, une plaie de 3 centimètres, d'où le chirurgien a extrait un fragment de bois du volume d'une noisette, qui a fracturé l'extrémité inférieure du péroné. Cette plaie saigne abondamment.

A 3 centimètres au-dessus, sur le bord antérieur du péroné, une plaie assez profonde de 1 centimètre de diamètre.

Sur la face externe de la jambe, une quinzaine de plaies de 5 centimètres à 1 centimètre de diamètre, desquelles on retire des débris de bois et de vêtements. Ces plaies saignent peu.

Sur la cuisse, au niveau de la région externe et moyenne, une vaste plaie profonde de 13 à 14 centimètres, atteignant le fémur. On en retire des morceaux de bois et des débris de vêtements, et le 2 mai, un clou de 7 à 8 centimètres de longueur tordu sur lui-même. Cette plaie saignait beaucoup lors de l'entrée du blessé à l'hôpital. On dut arrêter l'hémorrhagie en appliquant une pince que l'on laissa à demeure.

Au niveau du grand trochanter, deux autres plaies de 2 centimètres et, un peu plus en arrière, une troisième plaie longue de 7 centimètres et profonde de 3 centimètres.

Outre ces plaies, le membre inférieur est couvert d'écorchures, de brûlures, au premier degré, et de très petites plaies qui ont fait comparer le membre inférieur à une écumoire.

La *face interne du membre inférieur gauche* est atteinte, dans les parties que la droite n'a pas protégées, de brûlures et de petites plaies contenant aussi des débris de bois et de vêtements. Au niveau de la partie moyenne de la cuisse, on voit une plaie analogue à la plaie de la cuisse droite, admettant l'index tout entier.

La face gauche présente une plaie de 12 centimètres de longueur et de 10 centimètres de largeur. Les grands et les moyens fessiers sont complètement sectionnés. Du côté gauche de cette plaie, il y a un décollement assez considérable.

Les *faces externe du bras droit* et *interne de l'avant-bras droit* présentent six plaies principales et une multitude de plaies petites, d'où on a retiré également des débris de bois et de vêtements. Une plaie de 1 centimètre et demi intéresse le bord interne de la main.

L'*avant-bras gauche* est atteint dans sa face palmaire d'une multitude d'écorchures sans profondeur. Elles ne contiennent pas de corps étranger.

Dans la *région de l'omoplate droite*, on note deux plaies de 1 centimètre et demi à 2 centimètres de longueur sur 1 centimètre de largeur.

Au *niveau de la dixième côte droite*, on trouve une plaie analogue.

Le premier jour, H... était dans un état nerveux assez singulier. Il se rendait compte de ce qui se passait, mais laissait faire les opérations nécessitées par ces nombreuses plaies sans se plaindre, témoignant qu'il sentait par quelques gestes et quelques mouvements faciles à modérer. Sa sensibilité générale était manifestement très diminuée.

Les jours suivants, H... eut une fièvre intense, du délire; il succomba le douzième jour (1).

Conclusions. — 1° La mort d'H... a eu pour cause directe des blessures reçues dans l'explosion du 25 avril.

2° Le choc reçu au moment de l'explosion a mis son organisme dans des conditions d'infériorité pour résister aux blessures qui l'avaient atteint.

3° Ces blessures, extrèmement nombreuses, étaient les unes graves par leurs dimensions, les autres graves par les décollements qui entouraient même les blessures de petites dimensions.

a. Les fragments de bois, les débris peu volumineux ont en effet perforé la peau et les gaz de l'explosion ont pénétré à leur suite, décollant le tissu cellulaire et dilacérant les muscles.

b. Ces fragments emportaient avec eux les saletés, les poussières, les germes nocifs de toute nature qui se trouvaient accumulés dans la boutique.

c. Il était impossible, même à l'aide de l'antisepsie, de pouvoir pénétrer dans tous les décollements décrits ci-dessus pour aller sur place détruire ces germes inoculateurs.

VI. *B...* (*Jean*), *trente-huit ans, menuisier, 27, rue de Montreuil.* — B... était, dans le débit de V..., assis à une table. Il faisait face au boulevard, il a été soulevé de sa place. En se sauvant, son pied a été pris entre deux lames de parquet. Son pantalon a été déchiqueté par l'explosion, il était couvert de débris de verre. Il n'a pas eu de brûlures.

Quand nous le voyons, le 7 mai, il ne souffre plus de son pied.

<hr>

(1) Je n'ai pu faire l'autopsie, étant malade en ce moment. M. le juge d'instruction a donné cette mission à un de mes collègues, M. le Dr Vibert.

Il déclare être sourd de l'oreille droite, et en effet il entend assez mal. Il entend bien de l'oreille gauche. Il avait de ce côté de la ouate dans l'oreille au moment de l'accident.

Pendant les jours qui ont suivi le 25 avril, il avait des courbatures générales, des étourdissements, des battements de cœur et de véritables moments d'absence, c'est-à-dire que par intervalles il ne se souvenait plus de rien, puis quelques instants après il rentrait en possession de lui-même.

Il n'y a ni analgésie, ni anesthésie ; le champ visuel ne paraît pas rétréci.

Conclusions. — 1° Les lésions subies par B... n'ont pas mis sa vie en danger.

2° Il est probable que l'ouïe de l'oreille droite restera diminuée.

3° Il y a lieu de faire quelques réserves au point de vue de l'avenir. Il est possible que les troubles temporaires de la mémoire aient une durée assez longue (quelques mois) et l'empêchent pendant ce temps de se livrer à ses travaux avec l'activité nécessaire.

VII. *G... (Auguste), trente ans, menuisier, 13, rue Saint-Bernard.* — G... était, dans le débit de V...., appuyé contre le mur, tournant le dos au boulevard.

Comme toutes les autres personnes, il a été couvert de suie. Les vêtements n'ont pas été déchirés, les cheveux n'ont pas été brûlés.

Il a eu au pavillon de l'oreille gauche une écorchure, aujourd'hui cicatrisée (12 jours après l'explosion .

Il a eu pendant les premiers jours une surdité, qui actuellement a presque complètement disparu.

Il dort bien, mais, sous l'influence du moindre bruit imprévu, il bondit, a des palpitations du cœur. Il a également eu des moments d'absence avec perte temporaire de la mémoire. Ces sortes de lacunes intellectuelles tendent à disparaître.

Il n'y a pas d'anesthésie ou d'analgésie. L'étendue du champ visuel ne semble pas rétréci.

Conclusions. — 1° G... n'a eu que des lésions insignifiantes.

2° Il semble très probable que l'ouïe recouvrera son intégrité.

3° Les troubles temporaires de la mémoire résultant du choc subi le 25 avril auront une durée et une importance qu'il est actuellement impossible de préciser.

VIII. *M... (Alexandre), trente-six ans, menuisier, passage de la

Forge-Royale, n° 22. — M... était, dans le débit de vin, assis à la même table que B... et G.., il tournait le dos au boulevard.

Il n'a reçu aucune blessure grave, il a eu seulement quelques écorchures des mains. Son pantalon a été déchiré, coupé par places, ses cheveux ont été un peu grillés.

Depuis ce moment, il est sourd de l'oreille droite (déchirure probable de la membrane du tympan). Il est devenu très irascible. Il a des troubles de la mémoire, de véritables moments d'absence. Il oublie les commandes que lui font les clients.

Il n'y a pas d'anesthésie vraie, cependant la sensibilité paraît retardée. Le champ visuel ne semble pas diminué.

Conclusions. — 1° M... n'a reçu aucune blessure grave.

2° La surdité relative de l'oreille droite persistera probablement.

3° Les troubles de la mémoire autorisent, par leur persistance et leur intensité, à faire les réserves les plus expresses sur leur durée et sur la possibilité pour M... de conserver ses occupations actuelles.

IX. Mme F... (*Marie*, *quarante-quatre ans*, 17, *rue du Delta.* — Mme F... était assise, dans le débit de V..., à la table sur laquelle était le portrait de Ravachol, le dos tourné du côté du boulevard.

Elle n'a pas entendu le bruit de l'explosion, mais seulement un sifflement. Elle a perdu ses jupons et son corsage a été dégrafé. Le visage et les mains étaient couverts d'un enduit noirâtre. Les cheveux n'ont pas été brûlés.

Le bras gauche a été meurtri, probablement par quelqu'un qui l'a attirée au dehors.

Les mains ont eu quelques écorchures.

Trois ou quatre jours après l'explosion, la peau de la jambe droite, et même, mais à un degré moindre, de la jambe gauche a été couverte par une ecchymose ayant toute l'étendue de la jambe. Cette ecchymose est encore très apparente aujourd'hui 7 mai.

Depuis lors, Mme F... a des palpitations de cœur, des troubles nerveux au moindre bruit, une sonnerie dans l'oreille droite, aucun bruit dans l'oreille gauche.

Conclusions. — Les blessures reçues par Mme F... ne présentent aucune gravité, elles n'auront aucune conséquence pour l'avenir.

X. Mme T... (*Charlotte*), *quarante-quatre ans*, 19, *rue du Delta.* —

Mme T... était assise à la même table que Mme F..., la face tournée
du côté du boulevard. Elle n'a eu ni brûlure, ni ecchymose. Elle
a perdu son jupon et a eu son corsage dégrafé. Les cheveux n'ont
pas été brûlés, mais ils ont été défaits. Le visage et les mains ont
été couverts d'une matière noire.

Depuis l'accident, elle a des bourdonnements d'oreilles, des
palpitations de cœur, une certaine difficulté à prononcer certains
mots.

Il n'y a pas de troubles de la sensibilité cutanée, ni de rétrécis-
sement apparent du champ visuel.

Conclusions. — Les troubles éprouvés par Mme T... ont eu peu
de gravité et ne paraissent pas avoir de conséquence dans l'avenir.

XI. *Mme G..., demeurant, 178, rue du Faubourg-Saint-Denis.* —
Mme G..., trente-deux ans, teinturière, était sur l'impériale d'un
tramway qui passait devant le restaurant V... au moment de
l'explosion.

Elle a reçu deux blessures au pied droit. Le pied est resté
enflé et a obligé Mme G... à ne pas travailler pendant trois
semaines.

Aujourd'hui, 18 mai, on voit sur la peau de la région antérieure
du tibia, dans son tiers inférieur, une tache ecchymotique diffuse.
Cette contusion est guérie.

Mais sur la face dorsale du pied, on trouve une tuméfaction
fluctuante, sans chaleur, ni rougeur, un peu douloureuse. Cette
tuméfaction augmente par la marche, oblige la blessée à ne pas
plier le pied. Elle est constituée par un liquide non purulent, conséquence de l'épanchement sanguin consécutif à la blessure.

Mme G... nous déclare que son mari qui était assis à côté d'elle
a reçu une contusion à la partie externe de la jambe gauche,
près du genou. Cette contusion sans gravité a été rapidement
guérie.

Conclusions. — Les contusions reçues par Mme G... ont entraîné
une impossibilité absolue de travailler pendant vingt et un jours.
Elle lui rendront tout travail difficile pendant au moins deux ou
trois mois comptés à partir de l'accident.

XII. *Examen des vêtements. 1° Petit local étiqueté H....* — Débris
de laine, matières noires, graisse. Petits fragments de bois;
fragments osseux d'un os spongieux ; débris musculaires.

2° *Petit bocal étiqueté G....* — Fragment de bois de 1 centimètre et demi sur 1 centimètre environ, imprégné de sang ; sur ce fragment, une petite masse noire formée de chair musculaire, de parcelles noires amorphes, de filaments de laine et de coton.

3° *Vêtements de V....* — a. *Pantalon gris.* — Complètement déchiré, coupé aux ciseaux en divers endroits. Nombreuses taches de sang de peu d'épaisseur sur les fesses droite et gauche (à l'extérieur de l'étoffe seulement) ; taches de sang épaisses, imprégnant complètement l'étoffe, au bas de la jambe gauche ; taches de plâtre en divers endroits, notamment sur la fesse droite. La moitié de l'étoffe de la jambe droite a disparu ; de la jambe gauche, il ne reste presque plus rien qu'une lanière étroite et effiloquée. Débris de verre adhérents à l'étoffe, très petits, très minces. Quelques débris d'étain.

b. *Jaquette noire.* — Déchirée à la couture au niveau des reins du côté gauche. Sur le haut de la manche droite, et un peu partout, des débris très petits et très fins d'étain (du comptoir ?). Diverses taches de plâtre, sur l'épaule gauche, grande tache d'encre violette ; au bas, du côté droit, taches de boue. Il n'y a pas de sang en quantité notable.

c. *Gilet de drap noir.* — Tache de sang au bas du collet, côté droit ; débris de verre et d'étain autour du col.

d. *Chemise à carreaux noirs.* — Taches de sang au-dessous du col, côté droit ; sur le col, taches d'encre violette. Autres taches de sang, peu étendues.

e. *Mouchoir jaune.* — Sans intérêt.

f. *Cravate.* — Quelques petites taches de sang. Dans un repli de la cravate se trouve un petit fragment de faïence.

4° *Vêtements de Hamonod.* — a. *Soulier droit.* — Taches de sang très abondantes ; à l'extrémité, taches de plâtre. La semelle est décollée sur le rebord droit ; très nombreuses déchirures sur le côté droit ; lambeaux de cuir arrachés, principalement sur la partie avoisinant la cheville. Une partie du talon est enlevée. Le *soulier gauche* est intact, et porte quelques taches de sang.

b. *Chaussette.* — Complètement déchirée sur le cou-de-pied. Imprégnée de sang. L'autre chaussette n'a pas de déchirures.

c. *Veston quadrillé brun.* — Déchirure au milieu du dos montant jusqu'au col. L'étoffe et surtout la doublure est effiloquée en minces lanières. Le bas du dos, la poche droite, complètement lacérés. Les taches de sang sont de peu d'importance.

d. *Pantalon.* — Il n'en reste que fort peu de chose : la ceinture, la région des reins, le côté externe de la jambe gauche ; taches de sang dans cette dernière partie, ainsi que sur la doublure du fond. Un morceau est détaché du bas de l'une des jambes.

e. *Gilet.* — Une déchirure sous l'aisselle droite ; au-dessous, tache de sang étendue. Le reste en bon état.

f. *Chemise.* — Déchirure et tache de sang correspondant à la déchirure du gilet. Trous et taches de sang, dans la région des fesses. Tâches noires ou grises un peu partout.

5° *Vêtements de G... (Léger).* — a. *Cravate.* — Maculée de sang.

b. *Pantalon.* — La jambe gauche est presque entièrement déchirée le long des deux coutures. Déchirures transversales, à la partie postérieure de la cuisse gauche. Jambe droite : morceaux enlevés à la partie antérieure ; déchirures le long des coutures. (Les déchirures longitudinales ne paraissent pas dues à l'explosion.) Pas de sang.

c. *Gilet.* — Un peu de sang sur la doublure. Pas de déchirures caractéristiques.

d. *Morceau de drap gris.* — Enveloppé dans un papier portant des indications pour les courses.

e. *Chemise.* — Taches de sang en gouttes sur le col et le plastron. Trous et taches de sang dans la région deltoïdienne droite.

f. *Veston.* — Trous et taches de sang, peu abondantes, dans la région deltoïdienne droite. Autres taches de sang, dans la doublure, sur un bouton, sur le bas du revers du collet gauche.

g. *Bottines.* — En bon état. Sang sur la bottine droite.

h. *Chaussettes.* — Rien.

6° *Tube de verre.* — A l'orifice d'un bout de tube de verre, quelques parcelles d'une trace de matière noire. Au microscope, grains amorphes, très petits, dont l'examen ne révèle rien de particulier ; ils sont analogues à du noir de fumée.

7° Dans les taches blanches, ou débris de poussières recueillis sur plusieurs de ces vêtements, j'ai cherché, sans succès, la présence de *diatomées*, qui auraient pu démontrer que l'engin contenait de la dynamite. Mais la dynamite est souvent faite avec des produits ne contenant pas de diatomées, notre examen ne permet donc pas de rejeter cette hypothèse.

33. Explosion à l'hôtel de Sagan. — Je soussigné, Jules Socquet, docteur en médecine, commis par M. Anquetil (Émile), juge d'instruction près le tribunal de première instance du département de la Seine, en vertu d'une ordonnance en date du 1er mars 1892, ainsi conçue :

« Vu la procédure commencée contre « inconnu », inculpé de destruction d'immeubles par matière explosible.

« Attendu la nécessité de constater judiciairement l'état où se trouve en ce moment le sieur P... (Joseph), quarante-cinq ans, concierge de l'hôtel de Sagan, rue Saint-Dominique, 57, blessé par suite de cette explosion.

« Ordonnons qu'il y sera procédé par M. Socquet, docteur en médecine, lequel après avoir reconnu l'état où se trouve ledit P..., actuellement obligé de garder la chambre, s'expliquera sur les causes de ses blessures, ainsi que sur les conséquences qu'elles pourront avoir. »

Serment préalablement prêté, ai procédé à cet examen les 3, 9 et 15 mars 1892.

Le sieur P... (Joseph), âgé de quarante-cinq ans, est grand et paraît vigoureux. L'attentat dont il aurait été victime remonterait au 29 février. Ce jour-là, nous dit-il, il aurait été atteint à la face, par différents objets résultant d'une explosion qui aurait eu lieu près de lui. Lors de notre première visite, on constatait, sur la paupière inférieure de l'œil droit, au niveau du rebord orbitaire, une petite plaie contuse de 5 à 6 millimètres de longueur. Cette plaie aurait occasionné une hémorrhagie abondante.

Sur l'œil gauche, on constate une infiltration grisâtre de la cornée, située à la partie externe et inférieure. Cette infiltration avait complètement disparu lors de notre dernière visite; il persistait seulement une légère douleur.

Le 15 mars, on perçoit très nettement, à l'aide du spéculum, une perforation de la membrane du tympan gauche. Le blessé nous déclare avoir complètement perdu l'ouïe de ce côté.

La vue est complètement revenue, et la peau de la paupière inférieure droite est cicatrisée.

Conclusions. — 1° L'attentat dont le sieur P... (Joseph) a été victime le 29 février a eu pour conséquences immédiates une plaie contuse de la paupière inférieure droite, et une perforation de la membrane du tympan gauche.

2° La perforation de la membrane du tympan constitue une infirmité permanente, caractérisée par la perte de l'ouïe de ce côté.

3° La durée de l'incapacité absolue de travail sera de trois semaines environ.

34. Affaire Vaillant. — A. Premier rapport. — Je soussigné, Jules Socquet, docteur en médecine, commis par M. Meyer, juge d'instruction près le tribunal de première instance du département de la Seine, en vertu d'une ordonnance, en date du 10 décembre 1893, ainsi conçue :

« Vu la procédure commencée contre :

« Vaillant (Auguste), détenu, inculpé de tentative d'assassinat et de destruction d'édifice.

« Attendu qu'il y a lieu de constater les blessures reçues par les personnes dont les noms sont ci-après énoncés :

« 1° M. O... (Joseph-Alexandre), demeurant 121, rue d'Aguesseau, à Boulogne-sur-Seine ;

« 2° M. D... (André), demeurant, 11, rue Piron ;

« 3° M. L. C... (Albert), député, demeurant, 6, rue Thénard ;

« 4° M. D... (Pierre), demeurant, 93, rue Lafayette ;

« 5° M. H... (Charles), demeurant, 25, rue du Petit-Musc ;

« 6° M. M... (Antoine), demeurant, 152, rue Montmartre ;

« 7° M. L.... (Marius), demeurant, 103, rue Saint-Dominique :

« 8° M. R... (Pierre), demeurant, 6, rue de Romainville, à Bobigny ;

« 9° M. V... (Albert), demeurant, 35, rue du Niger ;

« 10° Mme P... (Pauline), demeurant, 29, rue Cambon ;

« 11° M. I...
« 12° Mlle I...   demeurant, 23, rue Hauteville ;

« 13° M. B...-G... (Eugène), demeurant, 6, rue Descourbes ;

« 14° M. le colonel V... X..., demeurant à l'hôtel du Louvre ;

« 15° M. T... (Paul), demeurant, 71, rue des Batignolles ;

« 16° M. L... (Émile)
« 17° Mme L... (Marie)   demeurant, 146, rue de la Chapelle ;

« 18° M. F...
« 19° Mme F...   demeurant à l'hôtel Terminus;

« Commettons, à cet effet, M. Socquet, docteur en médecine. »

Serment préalablement prêté, ai procédé à ces divers examens.

I. *Examen de M. O..., le 12 décembre 1893.* — M. O... (Joseph-Alexandre), âgé de trente-cinq ans, est de taille moyenne et paraît assez vigoureux. Le 9 décembre dernier, au moment de l'explosion, M. O... se trouvait, nous dit-il, dans la tribune avec billets. Il aurait éprouvé une « forte commotion » sur le côté gauche de la face et depuis il aurait des douleurs de tête et un peu de surdité à gauche. Outre cette commotion, il aurait été blessé, par deux projectiles, à l'avant-bras droit.

On constate actuellement sur la face postérieure de l'avant-bras droit, deux petites plaies contuses, linéaires, mesurant chacune un centimètre de longueur. Ces deux plaies sont actuellement recouvertes d'une croûte sanguine. Sur les autres parties du corps, on ne constate aucune trace de violences.

Résumé. — 1° M. O... a été atteint à l'avant-bras droit par deux projectiles ayant occasionné chacun une petite plaie contuse.

2° Ces blessures et la commotion qu'il déclare avoir ressentie n'entraîneront aucune infirmité permanente ou temporaire. La durée de l'incapacité absolue de travail sera de douze à quinze jours environ.

II. *Examen de M. D..., le 12 décembre 1893.* — M. D... (André), âgé de vingt-cinq ans, ingénieur civil, nous déclare qu'au moment de l'accident il se trouvait dans une tribune de face. Il aurait été atteint par un projectile au niveau de l'oreille gauche; la blessure aurait occasionné une hémorrhagie assez abondante.

On constate actuellement sur l'oreille gauche deux petites plaies contuses, dont l'une, située au niveau du tragus, mesure 1 centimètre et demi de longueur, et l'autre, située à la partie médiane du pavillon, mesure un centimètre; ces deux plaies sont recouvertes chacune d'une croûte sanguine noirâtre. Pas de traces de violences sur les autres parties du corps.

Résumé. — 1° Le sieur D... (André) porte sur l'oreille gauche deux petites plaies contuses résultant de la projection d'un clou.

2° Cette blessure n'a pas entraîné d'incapacité absolue de travail.

III. *Examen de M. L. C... (Albert), le 11 décembre 1893.* — M. L. C... (Albert), âgé de trente-six ans, député, est de petite taille, mais paraît assez vigoureux. Au moment de l'explosion, M. L... se tenait la tête appuyée sur la main gauche, le pouce placé entre l'indicateur et le médius. C'est sur ces trois doigts que nous constatons les blessures suivantes :

1° Sur la face palmaire du pouce gauche, se trouvent deux petites plaies contuses, irrégulières, superposées, mesurant chacune 1 centimètre et demi de longueur.

2° Sur la face interne du doigt indicateur, se trouve une petite plaie contuse, assez régulière, n'intéressant que la peau.

3° Sur la face externe du doigt médius, au même niveau que sur le doigt indicateur, se trouve une petite plaie analogue à la précédente.

Ces blessures auraient occasionné une hémorrhagie assez abondante.

Résumé. — 1° M. L. C... porte sur les trois premiers doigts de la main gauche des petites plaies contuses assez superficielles.

2° Ces blessures n'ont pas entraîné d'incapacité absolue de travail.

IV. *Examen de D... (Pierre), les 11 et 19 décembre 1893.* — M. D... (Pierre), âgé de trente-deux ans, est de taille moyenne et paraît vigoureux. Le 9 décembre, nous dit-il, il se trouvait dans la tribune du bureau, debout au troisième rang, au moment de l'explosion ; il aurait été blessé à la tête.

Le 11 décembre, lors de notre première visite à l'hôpital Lariboisière où le blessé est en traitement, on constatait :

α. A la région temporale droite, immédiatement au niveau de l'oreille, au commencement du tragus, une plaie assez nette, bien qu'à bords un peu contus, dirigée de haut en bas, d'avant en arrière et mesurant 2 centimètres et demi de longueur. La partie supérieure de l'oreille est soulevée par un peu de gonflement ; la peau présente à ce niveau une teinte ecchymotique. Le chirurgien traitant a retiré, de cette plaie, un clou à sabot à grosse tête. Le temporal, immédiatement au-dessus du conduit auditif, a été dénudé par le projectile.

β. Au niveau du sillon jugo-nasal gauche, une petite plaie contuse, mesurant un centimètre environ de longueur.

γ. Au niveau de l'insertion inférieure du deltoïde gauche, une plaie contuse superficielle, mesurant 3 centimètres et demi de longueur, un peu obliquement dirigée. A 1 centimètre au-dessus de cette plaie, se trouvent plusieurs petites éraflures parallèles entourées d'une zone ecchymotique.

Le blessé a quitté l'hôpital le 19 décembre ; ce jour-là, on constate que les plaies de la face et du bras gauche sont cicatrisées. La plaie du crâne est en voie de cicatrisation. Le blessé nous déclare éprouver quelques douleurs de tête et des fourmillements ; le sommeil et l'appétit seraient bons.

Résumé. — 1° Le sieur D... (Pierre) porte à la région temporale droite, une plaie contuse allant jusqu'à l'os, occasionnée par la pénétration d'un clou à sabot à grosse tête.

2° Il porte également sur la face et le bras gauche, deux petites plaies avec contusion ecchymotique.

3° S'il ne survient aucune complication tardive, actuellement impossible à prévoir, la durée de l'incapacité absolue de travail sera de trois à quatre semaines environ.

V. *Examen de M. H..., le 11 décembre 1893.* — M. H... (Charles), âgé de soixante-six ans, est grand et paraît assez vigoureux. Au moment de l'explosion, cet homme se trouvait debout, dans la tribune publique ; il aurait été blessé au bras gauche, et la blessure n'aurait pas occasionné d'hémorrhagie abondante.

Actuellement on constate à la partie médiane de la face postéro-externe du bras gauche, une petite plaie circulaire, noirâtre, mesurant 5 à 6 millimètres de diamètre, entourée d'une zone inflammatoire et rougeâtre. Le bras est gonflé et un peu douloureux à la pression, le blessé accuse quelques engourdissements dans le doigt médius. Sur les autres parties du corps, il n'y a pas de traces de violences.

Résumé. — 1° Le sieur H... porte à la partie médiane du bras gauche, une petite plaie circulaire, faite par un instrument piquant, tel que la pointe d'un clou.

2° Cette blessure n'occasionnera aucune infirmité permanente ou temporaire ; la durée de l'incapacité de travail, sauf complications, sera de douze à quinze jours environ.

VI. *Examen du sieur M..., le 12 décembre 1893.* — Le sieur M... (Antoine), âgé de trente-neuf ans, de taille assez grande, vigoureux, se trouvait, nous dit-il, au deuxième rang de la tribune avec billets. Au moment de l'accident, il aurait ressenti une commotion qui l'aurait renversé sur le côté droit, et l'aurait rendu sourd près de quarante-huit heures.

Actuellement, on constate les blessures suivantes :

α. Un peu au-dessus de la rotule droite, se trouve une petite plaie de 5 à 6 millimètres de diamètre recouverte d'une croûte noirâtre. Sous la peau, se trouve un peu d'emphysème sous-cutané.

3. Au niveau du tiers externe et inférieur de la jambe droite se trouve une petite plaie contuse de 1 centimètre et demi environ de diamètre.

Le blessé marche difficilement et éprouve un peu de gêne dans les mouvements de l'articulation du genou droit.

Résumé. — 1° Le sieur M... (Antoine) porte sur la jambe droite deux petites plaies, dont une, la supérieure, a été faite par un instrument piquant, tel qu'une pointe de clou.

2° S'il ne survient aucune complication, la durée de l'incapacité de travail sera de quinze jours environ.

VII. *Examen du sieur L... Marius, le 19 décembre 1893.* — Le sieur L... Marius, âgé de trente-cinq ans, exerçant la profession de cuisinier, est de taille moyenne et paraît assez vigoureux; il se trouvait, nous dit-il, à la première tribune avec cartes. Au moment de l'explosion, il aurait été blessé à la tête; les plaies auraient occasionné une hémorrhagie abondante.

On constate actuellement, sur le cuir chevelu, deux plaies contuses : une de ces plaies, comprenant toute l'épaisseur du cuir chevelu, siège sur le sommet du crâne ; elle mesure 5 à 6 millimètres de longueur. L'autre est située à la région antérieure et médiane du pariétal droit, elle mesure 3 centimètres de longueur. Ses bords sont contus, irréguliers et sa direction est oblique de haut en bas et d'avant en arrière. — Ces deux plaies sont actuellement en voie de cicatrisation, mais le blessé accuse encore des étourdissements qui l'empêchent de reprendre son travail.

Résumé. — 1° Le sieur L... (Marius) porte sur le cuir chevelu deux plaies contuses, faites avec un instrument contondant, tel qu'un clou à sabot, à tête carrée.

2° Les blessures entraîneront une incapacité absolue de travail de quinze à dix-huit jours environ.

VIII. *Examen du sieur R... (Pierre), le 12 décembre 1893.* — Le sieur R... (Pierre-Léopold), marchand de vin, âgé de quarante ans, est de taille moyenne et paraît vigoureux. Le 9 décembre dernier, il se trouvait, nous dit-il, dans la tribune du barreau.

On constate actuellement sur la peau du front, au niveau de la bosse frontale droite, une plaie contuse, irrégulière, mesurant 3 centimètres de largeur. La région droite du crâne est douloureuse à la pression ; le blessé accuse des douleurs de tête, et il déclare avoir des étourdissements. Le sommeil serait agité et troublé par des cauchemars affreux ; l'appétit serait assez bien conservé.

Résumé. — 1° Le sieur R... (Pierre), porte à la région droite du front une plaie contuse faite avec un instrument contondant, tel qu'un gros clou à sabot.

2° S'il ne survient aucune complication, telle qu'un érysipèle, la durée de l'incapacité absolue du travail sera de dix jours environ.

IX. *Examen du sieur V... (Albert), le 12 décembre 1893.* — Le sieur V... (Albert), âgé de trente-cinq ans, est grand et paraît vigoureux ; il se trouvait, nous dit-il, au troisième rang de la tribune publique avec billets.

Actuellement on constate les blessures suivantes :

α. A la partie supérieure du front, près de la naissance du cuir chevelu, un peu à gauche de la ligne médiane, se trouve une plaie verticale, à bords contus, recouverte d'une croûte sanguine, et mesurant 1 centimètre et demi de longueur.

β. A la partie supérieure de l'aile gauche du nez, se trouve une petite plaie contuse, mesurant 8 à 10 millimètres de longueur.

Ces deux plaies, mais principalement celle du front, auraient occasionné une hémorrhagie assez abondante.

Résumé. — 1° Le sieur V... (Albert) porte, au front et au nez, deux plaies faites avec un instrument contondant, tel qu'un clou à sabot.

2° La durée de l'incapacité absolue de travail sera de huit jours, environ.

X. *Examen de Mme P..., les 11 et 19 décembre 1893.* — Mme P..., née D. V... (Pauline), âgée de trente-cinq ans, est grande et paraît assez vigoureuse. Cette dame a été blessée à l'avant-bras droit par la tête d'un clou.

On constate actuellement sur la face postérieure de l'avant-bras droit, à l'union du tiers inférieur avec le tiers moyen, une plaie contuse, à bords déchiquetés, de forme circulaire, mesurant 2 centimètres de diamètre. Cette plaie présente un décollement sous-cutané, à la partie supérieure, de 3 centimètres de longueur environ. A la partie supérieure de l'avant-bras se trouve une teinte ecchymotique assez étendue. Le bras est légèrement enflé, mais les mouvements des doigts s'accomplissent normalement. Cette blessure aurait occasionné une hémorrhagie assez abondante. Sur les autres parties du corps, il n'y aurait pas de traces de violences.

A notre seconde visite, la plaie était en voie de cicatrisation : il n'était survenu aucune complication.

Résumé. — 1° Mme P... porte sur l'avant-bras droit une plaie contuse faite par la tête d'un clou à sabot.

2° Cette blessure occasionnera une incapacité de travail de trois semaines environ.

XI. *Examen de M. I...* (*Charles*), *le 12 décembre 1893.* — Le sieur I... (Charles), âgé de cinquante-deux ans, est de taille moyenne et ne parait pas très vigoureux. Le 9 décembre dernier, il se trouvait, avec sa sœur, dans la tribune avec billets. Il aurait été atteint à la tête par deux projectiles.

On constate actuellement que sur le cuir chevelu, au niveau de la partie supérieure du temporal droit, se trouvent deux plaies : l'une de 5 centimètres de longueur intéresse toute l'épaisseur de la peau ; le périoste est à nu sur une longueur de 3 centimètres environ. La seconde, située au-dessus et en arrière de la première, est aussi grande, mais moins profonde.

Sur la joue, au niveau de l'os malaire gauche, se trouve une contusion ecchymotique doublée d'un épanchement sanguin ayant envahi tout le pourtour de l'orbite.

Ces plaies auraient abondamment saigné.

Résumé. — 1° Le sieur I... (Charles) présente deux plaies contuses du cuir chevelu et une contusion ecchymotique de la joue gauche.

2° Ces blessures n'occasionneront aucune infirmité permanente ou temporaire ; la durée de l'incapacité absolue de travail sera de dix-huit à vingt jours environ.

XII. *Examen de Mlle I...*, *le 11 décembre 1893.* — La demoiselle I... (Marie), âgée de cinquante-trois, se trouvait avec son frère dans la tribune avec billets, au moment de l'explosion. Elle a été blessée au niveau de l'aile droite du nez par la pointe d'un clou.

Sur l'aile droite du nez, un peu au-dessus du sillon de l'aile du nez, se trouve une petite plaie de quelques millimètres de diamètre, comprenant toute l'épaisseur de la paroi nasale. Cette plaie a donné naissance à une légère suppuration qui n'était pas encore tarie le 16 décembre, ainsi que le déclare son médecin traitant de Bayeux.

Résumé. — 1° La demoiselle I... (Marie) porte sur l'aile droite du nez une petite plaie circulaire comprenant toute l'épaisseur de la paroi nasale et ayant été faite par la pointe d'un clou.

2° La durée de l'incapacité absolue de travail sera de douze à quinze jours environ.

XIII. *Examen de M. B...-G..., le 11 décembre 1893.* — M. B...-G..., (Eugène), âgé de trente-six ans, est grand et paraît assez vigoureux. Lors de l'explosion, il se trouvait, nous dit-il, dans la tribune de la presse, en face de l'endroit d'où l'engin est parti. Il a été atteint au front, est descendu pour se faire panser, puis a eu une perte de connaissance.

Lors de notre visite, nous trouvons le malade levé, sans fièvre, mais un peu agité. Il porte sur la peau du front, au niveau de la bosse frontale droite, une petite plaie recouverte d'un pansement iodoformé. Cette blessure aurait occasionné une hémorrhagie assez abondante. Le sommeil aurait été un peu agité les deux premières nuits. Sur les autres parties du corps, il n'y a aucune trace de violence.

Résumé. — 1° M. B...-G... (Eugène) porte sur le front, au niveau de la région frontale droite, une plaie faite avec un instrument contondant, tel qu'un clou à sabot.

2° La durée de l'incapacité absolue de travail sera de huit à dix jours environ, s'il ne survient aucune complication.

XIV. *Examen du colonel V...-N..., les 10 et 14 décembre.* — Le colonel V...-N... (Joan), âgé de quarante-huit ans, est de taille un peu petite, mais paraît assez vigoureux. Le 9 décembre dernier, au moment de l'explosion, il était debout dans la tribune diplomatique, la main gauche portée à la moustache. Il a été blessé à la main gauche et au bord gauche du maxillaire inférieur par un clou à sabot qui a pénétré sous la peau de la mâchoire et qui a été retiré par un des médecins de la Chambre des députés.

On constate actuellement les blessures suivantes :

1° A la partie médiane du bord inférieur et gauche du maxillaire inférieur, se trouve une plaie linéaire verticale, pratiquée par le médecin qui a extrait le corps étranger qui avait pénétré.

β. Au niveau de l'éminence thénar de la main gauche se trouve une plaie contuse mesurant 2 centimètres environ de longueur.

Ces deux plaies auraient occasionné une légère hémorrhagie. Lors de notre seconde visite, elles étaient en voie de cicatrisation.

Résumé. — 1° Le colonel V...N... (Joan) porte sur le côté gauche de la mâchoire inférieure une plaie produite par pénétration d'un clou à sabot. La plaie contuse de la main gauche a été produite par le passage du clou, le colonel ayant, au moment de l'explosion, la main portée à la figure.

2° L'incapacité absolue de travail sera de six à huit jours environ.

XV. *Examen du sieur T... (Paul), le 10 décembre 1893.* — Le sieur T... (Paul), âgé de quarante et un ans, est de taille moyenne et paraît assez vigoureux. Cet homme a été blessé à la tête et à la région du sein gauche.

On constate actuellement les blessures suivantes :

α. Sur le cuir chevelu, au niveau de la partie supérieure du pariétal droit, se trouve une plaie contuse, avec décollement des bords de la plaie, mesurant 2 centimètres de longueur environ. Cette blessure aurait occasionné une hémorrhagie abondante.

β. Au niveau de la région précordiale, à 5 centimètres au-dessus et un peu en dehors du mamelon gauche, se trouve une plaie contuse, circulaire, de 15 millimètres de diamètre. Cette plaie est entourée d'une vaste ecchymose, mesurant 20 centimètres de longueur sur 6 centimètres de hauteur. — Le paletot, le gilet et la chemise ont été traversés au niveau de cette plaie.

L'auscultation de la poitrine et du cœur ne révèle actuellement aucun bruit de souffle anormal. Le blessé n'a pas eu de crachements de sang.

Résumé. — 1° Le sieur T... (Paul) porte sur le cuir chevelu et à la région du sein gauche, deux plaies contuses faites par des clous à sabot; la plaie du sein aurait été faite par la tête du clou.

2° S'il ne survient aucune complication, la durée de l'incapacité absolue de travail sera de quinze à dix-huit jours environ.

XVI. *Examen de M. L... (Émile), le 12 décembre 1893.* — Le sieur L... (Émile), âgée de trente-huit ans, est grand et paraît vigoureux. Il se trouvait placé derrière sa femme, au troisième rang de la tribune aux billets, au moment de l'explosion. Il aurait été atteint à la face par plusieurs projectiles et les blessures auraient occasionné une hémorrhagie abondante.

Actuellement on constate les blessures suivantes :

α. Sur la paupière supérieure de l'œil gauche, au niveau de la partie médiane, près de la voûte orbitaire, se trouve une petite plaie contuse. Les paupières de l'œil gauche sont doublées d'un épanchement sanguin.

β. Sur le bord de l'arcade sourcilière, se trouve une petite plaie contuse de 3 millimètres de longueur.

γ. A la partie supérieure de l'aile gauche du nez, se trouve une petite plaie contuse, mesurant 15 millimètres environ de longueur.

Résumé. — 1° Le sieur L... (Émile) porte sur le côté gauche de la face des petites plaies contuses et une contusion ecchymotique des paupières.

2° Ces blessures n'ont pas occasionné d'incapacité absolue de travail proprement dite, mais une certaine gêne pendant sept ou huit jours environ.

XVII. *Examen de Mme L..., le 12 décembre 1893.* — Mme L..., née Marie N..., âgée de trente-un ans, est grande et paraît assez vigoureuse. Lors de l'explosion, cette dame se trouvait dans la même tribune que son mari, assise au deuxième rang: elle aurait été blessée au genou gauche par deux projectiles. Son mari l'aurait accompagnée quelques pas dans le couloir (cinq ou six environ), puis, subitement, elle n'aurait pu continuer la marche, la jambe gauche ne la soutenait plus, « se pliant aussi bien en avant qu'en arrière, ainsi qu'une jambe de polichinelle »; la rotule était fracturée.

Actuellement, on constate que la jambe gauche est placée dans un appareil plâtré ; la rotule présente une fracture comminutive, étoilée. Sur le bord externe et supérieur de la rotule, se trouvent deux plaies, dont une petite, peu profonde, de 5 à 6 millimètres de diamètre ; l'autre, plus grande, mesure près de 2 centimètres de diamètre. Cette dernière plaie communique avec l'articulation du genou.

Conclusions. — 1° Mme L... est atteinte d'une fracture comminutive de la rotule gauche, avec plaie pénétrante de l'articulation et hémi-arthrose. Ces lésions sont le résultat de chocs violents, tels que ceux occasionnés par la projection de clous à sabot à tête carrée.

2° Il nous est actuellement impossible de prévoir quelles seront les conséquences définitives de ces blessures. En effet, la communication de la plaie avec l'articulation, d'une part, et la nature du projectile plus ou moins septique, d'autre part, doivent nous faire craindre des complications très graves, pouvant nécessiter l'amputation de la cuisse.

3° Un nouvel examen, pratiqué dans un délai de deux ou trois mois environ, est indispensable pour se prononcer sur les conséquences définitives.

4° Si aucune des complications graves qui sont à craindre actuellement ne survient, la durée de l'incapacité absolue de travail sera de cinq à six mois environ.

XVIII. *Examen de M. et Mme F...*, *le 10 décembre 1893.* — Lorsque le dimanche 10 décembre, nous nous sommes rendu à l'hôtel Terminus, à l'effet de procéder à l'examen médical de M. et Mme F..., il nous a été déclaré que ces personnes avaient quitté l'hôtel le matin même pour une destination inconnue.

En conséquence, vu l'impossibilité matérielle d'examiner M. et Mme F..., nous avons rédigé le présent rapport.

Conclusions générales. — 1° Toutes les personnes que nous avons examinées ont été blessées par des projectiles identiques, tels que des clous à sabot à tête carrée.

2° Chez quelques-uns des blessés, notamment chez le sieur D... et chez le colonel V...N..., les projectiles ont pénétré et ont dû être retirés par les médecins traitants.

3° Ces projectiles ont fait des plaies contuses de forme différente, suivant la partie du projectile qui a contusionné. En effet, la plaie était un peu large, quand la tête du clou avait porté; petite et circulaire, quand, au contraire, c'était la pointe du clou ; enfin, la plaie était quelquefois longue et linéaire, si le clou n'avait touché que tangentiellement la région atteinte.

4° A l'exception des blessures constatées sur Mme L...., blessures susceptibles d'occasionner des complications graves, pouvant rendre nécessaire l'amputation de la cuisse gauche, et, sauf complication actuellement impossible à prévoir chez les autres blessés, toutes ces blessures guériront sans entraîner d'infirmité permanente ou temporaire. — La durée de l'incapacité absolue de travail variera, suivant les blessés, entre huit jours et quatre semaines environ.

B. Deuxième rapport. — Je soussigné, Jules Socquet, médecin-expert près le tribunal de première instance du département de la Seine, commis par M. Caze, président de la cour d'assises de la Seine, pour le premier trimestre de l'année 1894, en vertu d'une ordonnance en date du 30 décembre 1893, ainsi conçue :

« Considérant que le nommé Vaillant doit comparaître devant le jury, le vendredi 5 janvier 1894, sous l'accusation de tentative d'homicide volontaire.

« Qu'il y a lieu de savoir, quel est l'état actuel des blessures reçues par les sieurs D..., colonel V...N... et la dame L..., celle-ci demeurant à Paris, 146, rue de la Chapelle.

« Commettons M. le Dr Socquet, pour examiner l'état actuel des blessures reçues par le sieur D..., par le colonel V... N... et la dame L..., le 9 décembre 1893, et nous transmettre son rapport avant l'audience du 5 janvier prochain. »

Serment préalablement prêté, ai procédé à ces divers examens le 31 décembre 1893.

1° Le sieur D..., demeurant, 93, rue Lafayette, est complètement rétabli ; il a pu reprendre son service d'infirmier, il y a huit jours environ, bien que la plaie siégeant au niveau de la région temporale droite ne soit pas entièrement cicatrisée.

1° Le colonel V...-N..., qui était descendu à l'hôtel du Louvre le 7 décembre, aurait quitté ledit hôtel, le 14 décembre, pour se rendre à Châteauroux. Nous n'avons donc pu procéder à un nouvel examen.

3° Mme L..., demeurant, 146, rue de la Chapelle, est toujours alitée, le membre inférieur gauche placé dans un appareil plâtré. Des deux plaies qui siégeaient sur le bord externe et supérieur de la rotule gauche, une, la plus petite et la plus superficielle, est cicatrisée, l'autre donne lieu à un léger écoulement séro-sanguinolent. Ces jours derniers, cette dame aurait eu des frissons et la fièvre. En résumé, bien que l'état de Mme L... se soit un peu amélioré, elle ne pourra quitter la chambre avant trois mois environ, s'il ne survient aucune complication. Il est possible que cette dame ne recouvre jamais l'usage complet des mouvements de l'articulation du genou gauche, ce qui constituerait une infirmité définitive et permanente.

35. Affaire Émile Henry, hôtel Terminus. — Je soussigné, Jules Socquet, médecin expert près le tribunal de première instance du département de la Seine, commis par M. Henri Meyer, juge d'instruction près le tribunal de première instance du département de la Seine, en vertu d'une ordonnance en date du 13 février 1894, ainsi conçue :

« Vu la procédure en cours contre X... dit B... détenu, inculpé de tentative d'assassinat.

« Commettons M. Socquet, à l'effet de constater les blessures reçues par :

« 1° M. E..., 24, rue d'Amsterdam ;

« 2° Mme E...-S..., même adresse ;

« 3° Mme S...-L..., belle-sœur des époux E..., 24, rue d'Amsterdam ;

« 4° M. B..., architecte de la Chambre des députés, place Vintimille, 1 ;

« 5° M. L...(Léon), garçon de café à l'hôtel Terminus ;

« 6° M. S... (Louis), garçon au café Terminus, demeurant, 119, rue de Rome.

« 7° A... (Auguste), garçon au café Terminus, demeurant rue du Rocher, 88. »

Serment préalablement prêté, ai procédé à ces divers examens le 14 février 1894.

I. *Examen de M. E...* — Le sieur E... (Jacob), âgé de soixante ans, est de taille moyenne et ne paraît pas très vigoureux. Cet homme a été blessé à l'oreille gauche et au pied gauche. Actuellement on constate :

1° Au niveau de la région temporo-maxillaire gauche, une éraflure de la peau, mesurant 3 centimètres de longueur.

2° Le bourrelet de l'oreille gauche a été sectionné dans toute sa hauteur ; cette blessure a occasionné une hémorrhagie assez abondante ; les bords ont été réunis, et la plaie est en voie de cicatrisation.

3° Sur la face dorsale du pied gauche, au niveau du premier métatarsien, se trouve une petite plaie contuse, mesurant 5 à 6 millimètres de diamètre, recouverte d'une croûte sanguine. A la partie inférieure de la jambe gauche, se trouve une petite plaie contuse de 3 à 4 millimètres de diamètre : Ces deux plaies sont entourées d'une zone inflammatoire.

Le pantalon et le pardessus d'hiver que portait le blessé présentent plusieurs petites déchirures, dont quelques-unes mesurent 1 centimètre.

II. *Examen de Mme E..., née S...* — Mme E..., née S... (Mathilde), âgée de quarante-neuf ans, est forte et vigoureuse. Cette dame présente sur la région antérieure du pied droit, au niveau de l'articulation tibio-tarsienne, deux petites plaies contuses, dont l'une mesure 1 centimètre de diamètre, l'autre un demi-centimètre. Ces deux plaies sont recouvertes d'une croûte sanguine noirâtre, et entourées d'une zone inflammatoire de 8 à 10 centimètres de diamètre.

III. *Examen de Mme S...-L...* — Mme S...-L... (Hermance) est âgée de quarante-trois ans. Cette dame porte sur la jambe gauche, à l'union du tiers inférieur avec le tiers moyen, et sur la face antéro-externe, une petite plaie contuse mesurant 1 centimètre et demi de longueur sur 1 centimètre de hauteur. Cette plaie, recouverte d'une croûte sanguine, est entourée d'une zone inflammatoire mesurant 5 centimètres de diamètre.

IV. *Examen de M. B...* — M. B... (Albert), âgé de quarante-trois ans, est de taille moyenne et paraît assez vigoureux. On constate actuellement sur la face dorsale de la main droite, au niveau du quatrième métacarpien, une plaie contuse de forme triangulaire, dont chaque côté mesure 7 à 8 millimètres de longueur.

Sur le doigt médius, se trouve, au niveau de l'articulation de la première et de la deuxième phalange, une petite plaie de 2 à 3 millimètres de diamètre. Ce doigt est complètement engourdi; la main est légèrement gonflée.

V. *Examen du sieur L...* — Le sieur L... (Rémond), âgé de vingt-quatre ans, est de taille moyenne, et paraît assez vigoureux. Cet homme a été blessé aux membres inférieurs, à la cuisse droite et à la cheville gauche.

On constate actuellement sur la face antérieure de la cuisse droite, au niveau de la partie médiane, une petite plaie contuse, circulaire, recouverte d'une croûte sanguine et mesurant 1 centimètre de diamètre. Cette plaie est entourée d'une petite zone ecchymotique.

Un peu au-dessus et en avant de la malléole interne du pied gauche, se trouve une petite plaie contuse d'un centimètre de longueur, présentant un petit trajet, extrêmement douloureux à la pression, sur une longueur de 2 centimètres.

Le nerf saphène interne a dû être intéressé.

Le blessé n'a pas de fièvre; il mange et dort bien.

VI. *Examen de P...* (*Louis*). — Le sieur P... (Jean), dit L..., est âgé de trente-trois ans. Cet homme a été blessé à la main droite et à la fesse droite.

On constate actuellement :

1° Sur le bord interne de la main droite, au niveau de l'éminence hypothénar, une érosion de la peau, mesurant 1 centimètre de diamètre.

2° A la partie médiane de la fesse droite, une petite plaie contuse, mesurant 1 centimètre de diamètre. Cette plaie est recouverte d'une croûte noirâtre et entourée d'une zone inflammatoire de 5 centimètres de diamètre.

VII. *Examen de A...* (*Auguste*). — Le sieur A... (Auguste), âgé de vingt-sept ans, est de taille moyenne et paraît assez vigoureux ; cet homme aurait été blessé à la jambe droite.

Actuellement, on constate sur la face externe de la jambe droite, à l'union du tiers inférieur avec le tiers moyen, une petite plaie de forme triangulaire, dont chaque côté mesure 3 millimètres environ de longueur. Le médecin traitant aurait extrait de cette plaie un petit fragment de plomb. La plaie est recouverte d'une croûte noirâtre.

Conclusions. — 1° Les sieurs E... ; — femme E... ; — femme S...-L... ; — B... ; — L... ; — S... et A..., portent sur diverses parties du corps des petites plaies contuses.

2° Ces petites plaies contuses n'occasionnent aucune infirmité permanente ou temporaire.

3° La durée de l'incapacité absolue de travail variera entre huit jours et trois semaines environ.

36. Explosion au restaurant Foyot. — A. Premier rapport. — Je soussigné, Jules Socquet, docteur en médecine, commis par M. Anquetil, juge d'instruction près le tribunal de première instance du département de la Seine, en vertu d'une ordonnance, en date du 6 avril 1894, ainsi conçue :

« Vu la procédure commencée contre X..., inculpé de destruction volontaire d'édifice et de tentative d'assassinat sur la personne du sieur T..., demeurant rue Casimir-Delavigne, 9, et actuellement à l'hôpital de la Charité.

« Attendu la nécessité de constater judiciairement l'état où se trouve le sieur T...

« Ordonnons qu'il y sera procédé par M. Socquet, docteur en médecine, lequel après avoir reconnu l'état où se trouve le sieur T... s'expliquera sur les causes de ses blessures, ainsi que sur les conséquences qu'elles pourront avoir. »

Serment préalablement prêté, ai procédé à cet examen les 9, 14 et 22 avril 1894.

Le sieur T... (Laurent), âgé de quarante ans, est de taille moyenne et paraît assez vigoureux.

Le 4 avril courant, cet homme se trouvait près de la fenêtre où l'explosion s'est produite. Il a été sérieusement atteint par de nombreux débris de glace sur le côté droit de la face, sur tout le cuir chevelu, l'épaule et le bras droit.

Actuellement on constate : Sur le côté droit de la face, une large plaque de tatouage s'étendant de l'œil à la région postérieure de l'oreille. Au niveau de cette zone de tatouage, se trouvent deux plaies contuses; une située un peu en avant du conduit auditif externe, mesurant 3 centimètres environ de longueur ; le lambeau supérieur de cette plaie était décollé sur une assez grande étendue. Un peu en arrière de l'angle externe de l'œil se trouve une plaie de forme angulaire, dont un lambeau mesure 2 centimètres de longueur, l'autre 3 centimètres. Ces lambeaux étaient également décollés, ils forment avec la plaie précédente une sorte de plaie en séton. De ces plaies, on a retiré de nombreux fragments de verre.

L'oreille droite est le siège d'un écoulement purulent assez abondant ; l'ouïe, de ce côté, a considérablement diminué.

Derrière l'oreille droite, au niveau de l'apophyse mastoïde, et sur le cuir chevelu, on a retiré des fragments de verre de nombreuses petites plaies contuses.

Sur l'omoplate droite, se trouve également un tatouage assez abondant, et plusieurs petites plaies contuses de 1 centimètre à 1 centimètre et demi de longueur environ, disséminées sur un espace de 10 centimètres de diamètre. Sur la partie postéro-supérieure du bras droit, se trouvent cinq à six petites plaies contuses, toutes recouvertes d'une croûte sanguine. Les mouvements de l'épaule droite s'accomplissent normalement.

Conclusions. — 1° Le sieur T... (Laurent) porte sur le côté droit de la face, le cuir chevelu, l'épaule droite et le bras, de nombreuses petites plaies produites par la projection violente de fragments de glace.

2° La présence de tatouage sur la face indique que le blessé devait se trouver près de l'engin au moment de l'explosion.

3° Ces blessures n'occasionneront pas d'infirmité permanente ou temporaire; il y a cependant lieu de faire quelques réserves pour l'ouïe, du côté droit.

4° La durée de l'incapacité absolue de travail sera de six à sept semaines environ.

B. Deuxième rapport. — Je soussigné, Jules Socquet, docteur en médecine, commis par M. Anquetil, juge d'instruction près le tribunal de première instance du département de la Seine, en vertu d'une ordonnance, en date du 6 avril 1894, ainsi conçue :

« Vu la procédure commencée contre X.... inculpé de destruction volontaire d'édifice et tentative d'assassinat.

« Attendu la nécessité de constater judiciairement l'état où se trouve le sieur T... (Antoine), garçon au restaurant Foyot, actuellement à l'hôpital de la Charité.

« Ordonnons qu'il y sera procédé par M. Socquet, docteur en médecine, lequel après avoir reconnu l'état où se trouve le sieur T..., s'expliquera sur les causes de ses blessures, ainsi que sur les conséquences qu'elles pourront avoir. »

Serment préalablement prêté, ai procédé à cet examen les 9 et 20 avril 1894.

Le sieur T... (Antoine), âgé de vingt ans, est de petite taille, mais paraît assez vigoureux.

Le 4 avril, le sieur T... se trouvait dans la salle, tournant le dos à la fenêtre où s'est produite l'explosion ; il a été atteint dans le dos et renversé à terre, sur la face ; il déclare avoir eu une perte de connaissance très légère.

Transporté le jour même à l'hôpital de la Charité, l'interne de garde aurait retiré, du cuir chevelu, un grand nombre de petits fragments de verre.

Actuellement on constate :

1° Sur la face postérieure du crâne, une quinzaine de petites cicatrices, de dimensions variables, de 4 à 6 millimètres environ de diamètre.

2° Sur la région gauche du dos, à 5 centimètres de la ligne médiane, se trouve une plaie linéaire, transversale, mesurant

3 centimètres de longueur, d'où on a extrait un fragment de glace.

Le blessé accuse des douleurs de tête et une diminution très notable de l'ouïe, du côté gauche. On ne constate pas de perforation de la membrane du tympan.

Conclusions. — 1° Le sieur T... (Antoine) présente à la région postérieure du cuir chevelu, et au côté gauche du dos, une quinzaine de plaies, de dimensions variables, produites par des fragments de glace violemment projetés.

2° Ces blessures n'occasionneront aucune infirmité permanente ou temporaire.

3° La durée de l'incapacité absolue de travail sera de trois à quatre semaines environ.

C. Troisième rapport. — Je soussigné, Jules Socquet, docteur en médecine, commis par M. Anquetil, juge d'instruction près le tribunal de première instance du département de la Seine, en vertu d'une ordonnance en date du 6 avril 1894, ainsi conçue :

« Vu la procédure commencée contre X..., inculpé de destruction d'édifice et tentative d'assassinat.

« Attendu la nécessité de constater judiciairement l'état où se trouvent les nommés : 1° dame L..., caissière au restaurant Foyot ; 2° S... (Ernest), vingt ans, sommelier au restaurant Foyot.

« Ordonnons qu'il y sera procédé par M. Socquet, docteur en médecine, lequel après avoir reconnu l'état où se trouvent les susnommés, s'expliquera sur les causes de leurs blessures, ainsi que sur les conséquences qu'elles pourront avoir. »

Serment préalablement prêté, ai procédé à ces divers examens.

I. *Examen de M*^me *L..., le 10 avril 1894.* — La dame L..., née B... (Irma), âgée de trente-sept ans, est de taille moyenne et paraît assez vigoureuse.

Cette dame aurait été atteinte au front et à l'épaule droite par des débris de glace : elle aurait eu de nombreux fragments de verre et de poussière de verre dans les cheveux.

On constate actuellement, sur la bosse frontale droite, au niveau de la naissance du cuir chevelu, une petite érosion superficielle de la peau, à peine visible. — Sur l'épaule droite, une érosion de 1 centimètre de longueur environ.

Les deux ou trois premiers jours qui suivirent l'accident dont elle a été victime le 4 avril, la dame L... eut quelques troubles nerveux et une diminution notable de l'appétit. Actuellement ces troubles ont disparu et cette dame a pu reprendre ses fonctions de caissière après deux ou trois jours de repos.

II. *Examen du sieur S...., le 10 avril 1894.* — Le sieur S... (Ernest), âgé de vingt-sept ans, est grand et parait très vigoureux. Le 4 avril, il aurait été légèrement atteint à la joue droite, par un projectile qui n'aurait fait qu'érailler très légèrement la peau et n'aurait laissé aucune trace actuellement appréciable.

Depuis le 4 avril, cet homme serait pris tous les jours, à la même heure, huit heures et demie du soir environ, d'un mouvement nerveux et de tremblement. Les nuits seraient troublées par des cauchemars, l'appétit serait presque nul et les digestions laborieuses.

Conclusions. — 1° La dame L... et le sieur S... ont été très légèrement atteints à la figure par des débris de glace.

2° Ces blessures ont entrainé une incapacité absolue de travail de deux ou trois jours environ.

D. QUATRIÈME RAPPORT. — Je soussigné, Jules Socquet, docteur en médecine, commis par M. Anquetil, juge d'instruction près le tribunal de première instance du département de la Seine, en vertu d'une ordonnance, en date du 6 avril 1894, ainsi conçue :

« Vu la procédure commencée contre X..., inculpé de tentative d'assassinat et destruction volontaire d'édifice.

« Attendu la nécessité de constater judiciairement l'état où se trouve en ce moment la demoiselle H... (Berthe), dix-neuf ans, demoiselle de magasin, soignée à son domicile, rue Monge, 55 (a été pansée à l'hôpital de la Charité).

« Ordonnons qu'il y sera procédé par M. Socquet, docteur en médecine, lequel, après avoir reconnu l'état où se trouve la susnommée, s'expliquera sur les causes de ses blessures, ainsi que sur les conséquences qu'elles pourront avoir. »

Serment préalablement prêté, ai procédé à cet examen le 10 avril 1894.

Le demoiselle H... (Berthe), âgée de dix-neuf ans, est de taille moyenne et parait assez vigoureuse.

Cette demoiselle nous déclare que le 4 avril, elle se trouvait sur le trottoir du restaurant Foyot, rue de Vaugirard, au coin de la rue de Condé, au moment de l'explosion; par suite du choc elle aurait été projetée de l'autre côté de la rue et serait tombée sur le bras droit. Elle aurait eu une plaie contuse du cuir chevelu, qui aurait occasionné une hémorrhagie abondante.

Actuellement on constate sur la région gauche du crâne, au niveau de la partie supérieure du pariétal, une plaie linéaire du cuir chevelu, mesurant 5 centimètres de longueur. Les bords de cette plaie, qui a été faite par un instrument tranchant, tel qu'un fragment de glace, ont été réunis par quelques points de suture. Cette plaie est en voie de cicatrisation, mais il persiste encore un peu de douleur à la pression. — La blessée déclare que ses nuits sont très agitées et troublées par des cauchemars affreux ; elle se réveille fréquemment, en sursaut, croyant toujours entendre une nouvelle explosion.

Conclusions. — 1° La demoiselle H... (Berthe) porte sur la région gauche du cuir chevelu, une plaie linéaire, faite avec un instrument tranchant, tel qu'un débris de glace violemment projeté.

2° Cette blessure n'occasionnera aucune infirmité permanente ou temporaire ; elle a entraîné quelques troubles nerveux qui disparaîtront assez rapidement.

3° La durée de l'incapacité absolue de travail sera de trois semaines environ.

37. Affaire Pauwel. Église de la Madeleine. Explosion de bombe. — Je soussigné, Jules Socquet, docteur en médecine, commis par M. Espinas, juge d'instruction près le tribunal de première instance du département de la Seine, en vertu d'une ordonnance en date du 26 avril 1894, ainsi conçue :

« Vu la procédure commencée contre X.

« Attendu la nécessité de procéder à l'autopsie du cadavre de l'individu qui a été découvert, vers deux heures et demie, à l'entrée de l'église de la Madeleine.

« Ordonnons qu'il y sera procédé par M. Socquet. »

Serment préalablement prêté, ai procédé à cette autopsie le 1er mai 1894.

Le cadavre est celui d'un homme de taille moyenne (1^{m},71), paraissant bien constitué. Les vêtements dont il est recouvert sont absolument déchiquetés, en lambeaux. Les souliers, de gros brodequins, ont été percés par des projectiles.

La face, la partie supérieure du tronc et les jambes sont intactes.

Sur la région temporale droite, au niveau de la naissance du cuir chevelu, se trouve une petite plaie circulaire, de 5 à 6 millimètres de diamètre, entourée d'une zone noirâtre. Sous le cuir chevelu se trouve un très léger épanchement sanguin. Le temporal droit présente une fracture mesurant 9 millimètres de diamètre. A l'ouverture du crâne, on constate que la dure-mère, au niveau de la fracture, est perforée. Le cerveau a été traversé de part en part par une balle de revolver que nous retrouvons dans l'hémisphère cérébral gauche, au niveau des circonvolutions pariétales.

La région abdominale est largement ouverte, suivant une ligne passant au-dessous de l'épigastre, descendant de chaque côté sur la région des flancs, et venant se terminer au pubis. Les organes génitaux ont en partie disparu. — Les intestins sortent de la cavité abdominale, et l'on trouve dans celle-ci des débris de différente nature, tels que des morceaux de bois, des fragments de vitre avec du mastic sur le bord, des débris de boîte métallique, de nombreux petits rivets. — La colonne vertébrale est fracturée au niveau des premières vertèbres sacrées ; les os iliaques sont fracturés en plusieurs morceaux.

Sur la face antérieure de l'avant-bras droit se trouvent cinq petites plaies contuses, doublées chacune d'un épanchement sanguin mesurant 1 centimètre environ de diamètre ; dans l'intérieur de chacune de ces plaies, nous trouvons un rivet : quelques-uns de ces rivets ont pénétré assez profondément.

Sur le pouce et le doigt indicateur droits se trouvent plusieurs petites plaies, peu profondes.

Sur la face antérieure de l'avant-bras gauche se trouve une large suffusion sanguine ; le radius est fracturé à sa partie médiane. — Sur la main gauche, on constate que l'extrémité de la dernière phalange des doigts a disparu ; la face palmaire de la main, au niveau de l'éminence thénar, est largement ouverte, la face dorsale de la troisième phalange des trois derniers doigts présente une plaie contuse.

L'œsophage et la trachée sont sains.

Les poumons paraissent sains ; ils ne contiennent pas de tubercule et ne présentent pas d'ecchymoses sous-pleurales.

Le péricarde est vide. — Il n'y a pas d'ecchymoses sous-péricardiques. — Les cavités du cœur sont vides ; les valvules sont saines.

Les dernières fausses côtes sont fracturées des deux côtés.

Le lobe gauche du foie est largement déchiré.

L'estomac renferme quelques grammes de matières alimentaires en voie de digestion : la muqueuse est saine. Parmi les matières contenues dans l'estomac se trouvent quelques fragments de viande.

La rate est saine : Elle n'est pas diffluente.

Les reins paraissent sains ; ils se décortiquent facilement.

Les intestins sont largement ouverts ; ils présentent par places de petits orifices occasionnés par les projectiles contenus dans la bombe.

Dans l'épaisseur du muscle psoas iliaque nous trouvons quelques petits rivets ayant pénétré assez profondément.

La vessie est vide, la muqueuse est saine.

Le cerveau est sain, il ne présente aucune lésion, à l'exception du trajet occasionné par le passage de la balle du revolver.

Conclusions. — 1° Le cadavre porte à la région temporale droite une petite plaie circulaire faite avec une arme à feu, telle qu'un revolver.

2° La balle a fracturé le crâne et traversé le cerveau de part en part.

3° Cette plaie siège dans une région accessible à la main de la victime, elle peut avoir été faite par la victime elle-même, même après avoir été blessée par les projectiles de la bombe.

4° On constate sur ce cadavre une large plaie de toute la région abdominale, avec fractures multiples de la colonne vertébrale et des os iliaques, et de nombreuses petites plaies contuses, disséminées sur les bras et la partie supérieure des cuisses.

5° Ces dernières lésions sont le résultat de l'explosion d'une bombe chargée de nombreux petits rivets.

ADDITION

Explosions d'acétylène.

Lorsque j'ai rédigé la leçon sur les dangers d'explosions d'acétylène (1), aucun accident ne s'était encore produit, j'indiquais simplement un péril possible et je reproduisais le savant rapport lu par M. Vieille au Conseil d'hygiène (2).

Depuis lors ce qu'il était permis de prévoir s'est réalisé et des explosions se sont produites à Berlin, Lyon et Paris.

La dernière, celle qui est survenue à l'usine de M. Raoul Pictet, rue Championnet, le 20 octobre 189i, a vivement ému l'esprit public et a provoqué des craintes analogues à celles qu'a éveillés, il y a un demi-siècle, l'emploi du gaz d'éclairage.

Je suis convaincu que lorsque les ingénieurs, les ouvriers se seront familiarisés avec l'emploi de l'acétylène, lorsque les conditions dans lesquelles il est dangereux auront été scientifiquement précisées, celui-ci entrera dans la consommation courante et y sera accepté comme le gaz lui-même.

Nous sommes en ce moment dans la période d'expérimentation et d'apprentissage.

Malheureusement les enquêtes provoquées par ces diverses catastrophes ne sont pas encore publiées, et nous ne connais-

(1) Page 16.
(2) *Conseil d'hygiène de la Seine*, Séance du 17 juillet 1896.

sons les lésions produites sur les victimes que par les relations publiées par les journaux politiques. Le côté médico-légal se trouve donc encore mal connu.

Les conditions dans lesquelles peuvent se produire les explosions sont mieux déterminées grâce à un travail publié par MM. Berthelot et Vieille (1).

Il résulte de leurs expériences que sous la pression atmosphérique et à pression constante, la décomposition provoquée en un de ses points ne se propage pas à une distance notable, que cette décomposition soit provoquée par une étincelle, un point en ignition, une amorce au fulminate.

Mais si l'acétylène est soumis à une pression supérieure à deux atmosphères, l'acétylène a les propriétés des mélanges tonnants. La décomposition provoquée par un des moyens précédents se propage à toute la masse.

Les produits de la décomposition sont uniquement constitués par du carbone et de l'hydrogène. La température s'élève à 2750° environ. La pression développée serait onze fois aussi grande que la pression initiale.

La décomposition se propage également bien dans l'acétylène liquide, même en opérant par simple ignition au moyen d'un fil métallique incandescent.

Dans une bombe en acier de 49 centimètres cubes de capacité, chargée avec 18 grammes d'acétylène liquide, MM. Berthelot et Vieille ont obtenu la pression considérable de 5 564 kilogrammes par centimètre carré. La force explosive de l'acétylène liquide est donc voisine de celle du coton-poudre.

MM. Berthelot et Vieille terminent leur travail par la relation des expériences dans lesquelles le choc, la perforation du récipient par une balle n'ont pas déterminé l'explosion de l'acétylène liquide.

(1) Berthelot et Vieille, *Comptes rendus de l'Acad. des Sciences*, 5 octobre 1896.

Mais ils signalent les dangers de l'élévation de la température provoquée au moment de la fabrication par le contact de l'eau et du carbure de calcium, de la compression et de la décompression brusque, pouvant amener une élévation de température suffisante pour déterminer la décomposition de l'acétylène en ses éléments. Enfin si un choc capable de rompre une bouteille ne provoque pas une explosion directe, la friction des éléments métalliques les uns contre les autres ou contre des objets extérieurs est susceptible d'enflammer le mélange tonnant constitué par l'air et l'acétylène.

Tel est en ce moment l'état de la question. Nous ne pourrons en signaler le côté médical que lorsque les rapports auront été publiés.

38. Recherches sur les propriétés explosives de l'acétylène, par MM. Berthelot et Vieille (1). — « L'acétylène est un composé endothermique, dont la décomposition en éléments dégage à peu près la même quantité de chaleur que la combustion d'un volume égal d'hydrogène, formant de la vapeur d'eau. Ce caractère, découvert par M. Berthelot, l'a conduit à faire détoner l'acétylène au moyen de l'action excitatrice de l'amorce au fulminate de mercure, en opérant à volume constant (2).

« L'importance industrielle acquise récemment par l'acétylène dans l'éclairage nous a engagés à rechercher les conditions précises dans lesquelles ses propriétés explosives étaient susceptibles de se manifester, et, par conséquent, à signaler les précautions que réclame son emploi pour la pratique.

« I. *Influence de la pression.* — Sous la pression atmosphérique et à pression constante, l'acétylène ne propage pas, à une distance notable, la décomposition provoquée en un de ses points. Ni l'étincelle, ni la présence d'un point en ignition, ni même l'amorce au fulminate, n'exercent d'action, au delà du *voisinage de la région soumise directement à l'échauffement ou à la compres-*

(1) *Acad. des Sciences.* séance du 5 octobre 1896.
(2) Berthelot, *Sur la force des matières explosives*, t. I, p. 109.

sion. MM. Maquenne et Dixon ont publié, sur ce point, des observations intéressantes.

« Or nous avons observé qu'il en est tout autrement, dès que la condensation du gaz est accrue, et sous des pressions *supérieures à deux atmosphères*. L'acétylène manifeste alors les propriétés ordinaires des mélanges tonnants. Si l'on excite sa décomposition par simple ignition en un point, à l'aide d'un simple fil de platine ou de fer, porté à l'incandescence au moyen d'un courant électrique, elle se propage dans toute la masse, sans affaiblissement appréciable.

« Nous avons observé ce phénomène sous des longueurs de 4 mètres, dans des tubes de 20 millimètres de diamètre. Cette propriété peut être rapprochée de l'abaissement de la limite de combustibilité des mélanges tonnants sous pression : elle est vraisemblablement générale dans les gaz endothermiques.

« *Décomposition de l'acétylène gazeux*. — Le tableau suivant renferme les pressions et les durées de réaction, observées lors de l'inflammation de l'acétylène au moyen d'un fil métallique rougi au sein de la masse gazeuse, sous diverses pressions initiales :

Numéros de l'expérience. —	Pression initiale absolue Kg. par c. q.). Kg.	Pression observée aussitôt après réaction. Kg.	Durées de réaction en millièmes de seconde. ms	Rapport des pressions initiales et finales. —
38........	2,23	8,77	»	3,93
43........	2,23	10,73	»	4,81
28........	3,50	18.58	76,8	5,31
31........	3,43	19,33	»	5,63
39........	5,98	41,73	60,7	6,98
26........	5,98	43,43	»	7,26
32........	5,98	41,53	45,9	6,94
25........	11,23	92,73	26,1	8,24
40.	11,23	91,73	39,2	8,00
29........	21,13	21,37	16,4	10,13
30........	21,13	21,26	18,2	10,13

« La dernière vitesse est encore très inférieure à celle de l'onde explosive dans le mélange oxhydrique.

« Après la réaction, si l'on ouvre l'éprouvette en acier, munie d'un manomètre Crusher, dans laquelle a été opérée la décomposition, on la trouve entièrement remplie d'un charbon pulvérulent et volumineux, sorte de suie légèrement agglomérée, qui épouse la forme du récipient et peut en être retirée sous la forme d'une masse fragile. Quant au gaz provenant de la décomposition, il a été trouvé formé d'hydrogène pur. Aussi la pression finale, après refroidissement, est-elle exactement égale à la pression initiale.

« La décomposition s'effectue donc suivant la formule théorique

$$C^2H^2 = C^2 + H^2.$$

« Le tableau ci-dessus montre que, sous des pressions initiales de 21 kilogrammes environ, tensions égales à la moitié de la tension de vapeur saturée de l'acétylène liquide, à la température ambiante de 20°, l'explosion décuple la pression initiale.

« La température développée au moment de la décomposition explosive peut être évaluée de la façon suivante :

« La chaleur produite serait de $+58^{cal},1$, si le carbone se séparait à l'état de diamant ; mais pour l'état de carbone amorphe, elle se réduit à $+51^{cal},4$. D'autre part, la chaleur spécifique à volume constant de l'hydrogène, H^2, à haute température, est représentée, d'après son expérience, par la formule

$$4,8 + 0,0016\,(t - 1600).$$

« Admettons la chaleur spécifique moyenne, déterminée par M. Violle pour les hautes températures, nous aurons pour $C^2 = 28$ grammes la valeur

$$8,4 + 0,00144\ t.$$

« D'après ces nombres réunis et l'équation du second degré correspondant, la température de la décomposition à volume constant serait

$$t = 2750° \text{ environ.}$$

« Enfin la pression développée serait onze fois aussi grande que la pression initiale ; ce qui s'accorde suffisamment avec les résultats observés sous des pressions initiales de 21 kilogrammes, pressions assez fortes sans doute pour que le refroidissement produit par les parois puisse être négligé.

« Pour des pressions moindres, le refroidissement intervient en abaissant les températures, dont la vitesse des réactions est fonction, et même fonction variant suivant une loi très rapide.

« Ainsi, la durée de la décomposition de l'acétylène décroît rapidement, à mesure que la pression augmente, et cela non seulement à cause de l'influence moindre du refroidissement, mais aussi par l'effet de la condensation. Observons, d'ailleurs, que le rapport entre la pression initiale et la pression développée est calculé ici d'après les lois des gaz parfaits. Or, ce rapport doit s'élever de plus en plus au delà de la limite précédente, quand les pressions initiales deviennent plus considérables, en raison de la compressibilité croissante du gaz ; celle-ci faisant croître la densité de chargement plus vite que la pression, à mesure que le gaz s'approche de son point de liquéfaction.

« En même temps que la pression croît, la vitesse de la réaction, disons-nous, augmente, celle-ci s'accélérant avec la condensation gazeuse, et l'on tend de plus en plus à se rapprocher de la limite relative à l'état liquide. Ce sont là des relations générales, établies par les recherches de M. Berthelot, et notamment par ses expériences sur la formation des éthers. L'acétylène liquéfié en fournit de nouvelles vérifications.

« *Décomposition de l'acétylène liquide*. — En effet, la réaction se propage également bien dans l'acétylène liquide, même en opérant par simple ignition, au moyen d'un fil métallique incandescent.

« Dans une bombe en acier, de 48cc,96 de capacité, chargée avec 18 grammes d'acétylène liquide (poids évalué d'après le poids de charbon recueilli), on a obtenu la pression considérable de 5 564 kilogrammes par centimètre carré.

« Cette expérience conduit à attribuer à l'acétylène une force explosible de 9 500, c'est-à-dire voisine de celle du coton-poudre. La bombe renferme un bloc de charbon, aggloméré par la pression, à cassures brillantes et conchoïdales. Ce charbon ne renferme que des traces de graphite, d'après l'examen qu'a bien voulu en faire M. Moissan.

« La décomposition de l'acétylène liquide par ignition simple est relativement lente. Dans une expérience (n° 41) pour laquelle la densité de chargement était voisine à 0,15, la pression maximum de 1 500 kilogrammes par centimètre carré a été atteinte en 9ms,41 (9 millièmes de seconde). Le tracé recueilli sur son cylindre enregistreur indique un fonctionnement statique de l'appareil Crusher, en deux phases distinctes, l'une durant environ un millième de seconde (soit $1^{ms},17$), élève la pression à 1 500 kilogrammes au bout de $9^{ms},41$, en tout. Ces deux phases répondent, probablement, l'une à la décomposition de la partie gazeuse, l'autre à celle de la partie liquide.

« Nous avons retrouvé les mêmes caractères de discontinuité dans plusieurs tracés, concernant la décomposition de mélanges gazeux et liquides.

« Il résulte de ce qui précède que toutes les fois qu'une masse d'acétylène gazeuse ou liquide, *sous pression*, et surtout à volume constant, sera soumise à une action susceptible d'entraîner la décomposition de l'un de ses points, et, par suite, une élévation locale de température correspondante, la réaction sera susceptible de se propager dans toute la masse. Il reste à examiner dans quelles conditions cette décomposition en éléments peut être obtenue.

« II. *Effets du choc.* — On a soumis au choc, obtenu soit par chute libre du récipient, soit par l'écrasement au moyen d'un mouton, des récipients en acier de 1 litre environ, chargés, les uns d'acétylène gazeux comprimé à 10 atmosphères, les autres d'acétylène liquide, à la densité de chargement 0,3 (300 grammes au litre).

« La chute réitérée des récipients tombant d'une hauteur de 6 mètres sur une enclume en acier de grande masse n'a donné lieu à aucune explosion.

« L'écrasement des mêmes récipients, sous un mouton de 280 kilogrammes tombant de 6 mètres de hauteur, n'a produit ni explosion ni inflammation, dans le cas de l'acétylène gazeux comprimé à 10 atmosphères.

« Pour l'acétylène liquide, dans notre expérience, le choc a été suivi à faible intervalle d'une explosion. Ce phénomène paraît attribuable, non à l'acétylène pur, mais à l'inflammation du mélange tonnant d'acétylène et d'air, formé dans l'instant qui suit la rupture du récipient. L'inflammation est déterminée sans doute par les étincelles que produit la friction des pièces métalliques projetées. Ce qui nous amène à cette opinion, c'est l'examen de la bouteille. En effet, celle-ci a été simplement rompue par le choc, sans fragmentation, ni trace de dépôt charbonneux ;

d'où il résulte que l'acétylène n'a pas été décomposé en ses éléments, mais qu'il a simplement brûlé sous l'influence de l'oxygène de l'air.

« De semblables inflammations, consécutives à la rupture violente d'un récipient chargé de gaz combustible, ont, du reste, été observées dans de nombreuses circonstances, et notamment dans certaines ruptures de récipients chargés d'hydrogène, comprimé à plusieurs centaines d'atmosphères.

« Une bouteille en fer forgé, chargée d'acétylène gazeux comprimé à 10 atmosphères, a subi également sans explosion le choc d'une balle animée d'une vitesse suffisante pour perforer la paroi antérieure et déprimer la seconde paroi.

« Détonation par une amorce au fulminate.

« Une bouteille de fer, chargée d'acétylène liquide, a été munie d'une douille mince, permettant d'introduire une amorce de 1gr,5 de fulminate de mercure, au milieu du liquide. Le tout a détoné avec violence, par l'inflammation de l'amorce. La fragmentation de la bouteille présentait les caractères observés dans l'emploi des explosifs proprement dits. Les débris sont recouverts de carbone, provenant de la décomposition de l'acétylène en ses éléments.

« III. *Effets caloriques*. — Plusieurs causes d'élévation de température locale paraissent devoir être signalées dans les opérations industrielles de préparation, ou d'emploi de l'acétylène.

« 1° La première résulte de l'attaque du carbure de calcium en excès par petites quantités d'eau, dans un appareil clos. M. Pictet a rapporté un accident de cette nature. Il a lieu dès lors de redouter, dans la réaction de l'eau sur le carbure, des élévations de température locales, susceptibles de porter quelques points de la masse à l'incandescence : l'ignition de ces points suffisant, d'après les expériences que nous venons d'exposer, pour déterminer l'explosion de toute la masse du gaz comprimé.

« L'élévation locale de la température ainsi provoquée peut d'ailleurs développer des effets successifs, c'est-à-dire déterminer d'abord la formation des polymères condensés de l'acétylène (benzine, styrolène, hydrure de naphtaline, etc.), étudiés en détail par l'un de nous (*Annales de chimie et de physique*, 4ᵉ série, t. XII, p. 52; 1867). Cette formation même dégage de la chaleur, et la température s'élève ainsi, dans certaines conditions, jusqu'au degré où la décomposition de l'acétylène en ses éléments devient totale, et même explosive.

« 2° D'autres causes de danger, dans les opérations industrielles, peuvent résulter des phénomènes de compression brusque, lors du chargement des réservoirs du gaz; ainsi que des phénomènes de compression adiabatique, qui accompagnent l'ouverture brusque d'un récipient d'acétylène sur un détenteur, ou sur tout autre réservoir de faible capacité. On sait, en effet, qu'il a été établi, par des expériences effectuées sur des bouteilles d'acide carbonique liquide, munies de leur détenteur, que l'ouverture brusque du robinet détermine, dans ce détenteur, une élévation de température susceptible d'entraîner la carbonisation de copeaux de bois, placés dans son intérieur. Dans le cas de l'acétylène, des températures de cet ordre pourraient entraîner une décomposition locale susceptible de se propager, *a retro*, dans le milieu gazeux maintenu sous pression, et jusqu'au réservoir.

« 3° Un choc brusque, dû à une cause extérieure capable de rompre la bouteille, ne paraît pas de nature à déterminer directement l'explosion de l'acétylène. Mais la friction des fragments métalliques les uns contre les autres, ou contre les objets extérieurs, est susceptible d'enflammer le mélange tonnant, constitué par l'acétylène et l'air, mélange formé consécutivement à la rupture du récipient.

« En résumé, il nous a paru utile et nécessaire de définir plus complètement, au point de vue théorique, et par des expériences précises, le caractère explosif de l'acétylène, et de signaler, au point de vue pratique, quels accidents peuvent se produire, dans les conditions de son emploi. Hâtons-nous d'ajouter que ces inconvénients ne sont pas, à nos yeux, de nature à compenser les avantages que présente cette matière éclairante, et à en limiter l'usage. Il est facile, en effet, de parer à ces risques par des dispositions convenables, indiquées par nos expériences; telles que, d'une part, l'opérateur évite un écoulement trop brusque du gaz comprimé au travers des détenteurs, et que, d'autre part, il prenne soin d'absorber à mesure la chaleur produite par les compressions et réactions intérieures des appareils, de façon à y prévenir toute élévation notable de température. »

TABLE DES MATIÈRES

FIN DE LA TABLE DES MATIÈRES.

4361-96. — CORBEIL. Imprimerie ÉD. CRÉTÉ.